栄養指導と患者ケアの

実践ヘルスカウンセリング

宗像恒次 編

Health Counseling

医歯薬出版株式会社

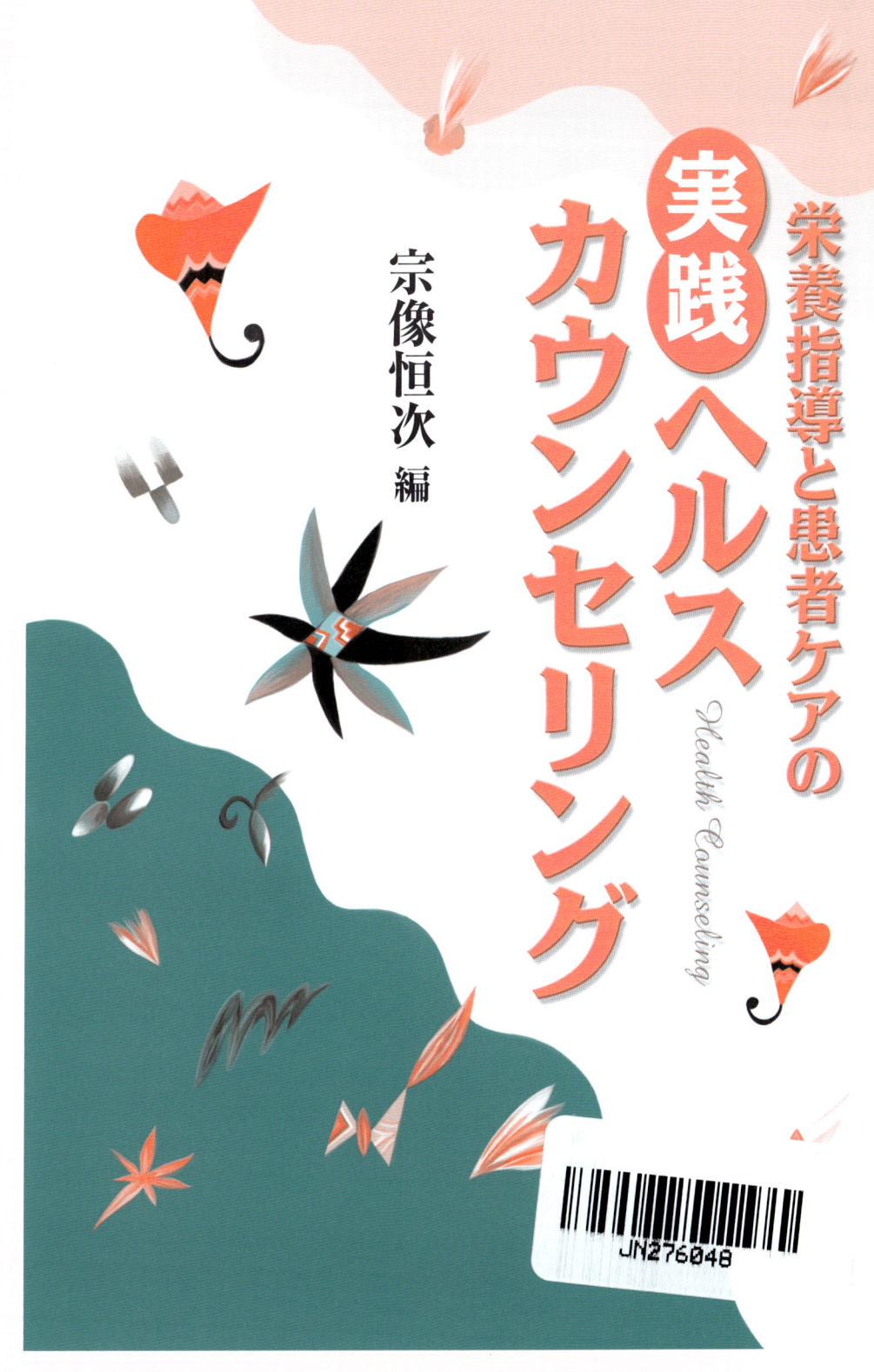

編 者

宗像 恒次 Munakata, Tsunetsugu　筑波大学名誉教授・筑波大学発SDS情動認知行動療法研究所所長
　　　　　　　　　　　　　　　　学会公認健康心理療法士

執筆者

西　修江 Nishi, Nobue　　　　　　管理栄養士
富山美佳子 Tomiyama, Mikako　　看護師
小森まり子 Komori, Mariko　　　　管理栄養士・認定心理士
宗像 恒次 Munakata, Tsunetsugu　編者に同じ
中野 智美 Nakano, Tomomi　　　　歯科衛生士
山内 惠子 Yamauchi, Keiko　　　　管理栄養士
八木 香里 Yagi, Kaori　　　　　　　管理栄養士
植松 節子 Uematsu, Setsuko　　　　管理栄養士
小塚 友美 Kozuka, Tomomi　　　　看護師
鈴木 浄美 Suzuki, Kiyomi　　　　　保健師
益子 育代 Masuko, Ikuyo　　　　　看護師
二井屋敬子 Niiya, Keiko　　　　　管理栄養士
所澤 和代 Shozawa, Kazuyo　　　　管理栄養士・日本糖尿病療養指導士・在宅訪問管理栄養士
橋本佐由理 Hashimoto, Sayuri　　　学会公認健康心理療法士

(執筆順)

イラスト　奈和 浩子

This book was originally published in Japanese
under the title of :

EIYOUSHIDOU TO KANJA-KEA NO JISSEN HERUSU KAUNSERINGU
(Health Counseling for Dietitians and Nurse)

Editor:
MUNAKATA, Tsunetsugu
　Professor emeritus, University of Tsukuba

© 2001　1st ed.

ISHIYAKU PUBLISHERS, INC.
　7-10, Honkomagome 1 chome, Bunkyo-ku,
　Tokyo 113-8612, Japan

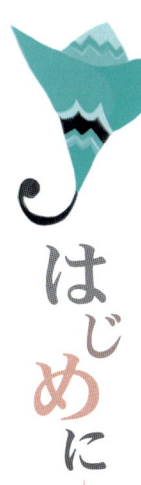

はじめに

編者 宗像恒次

　これまで栄養指導にカウンセリング技法を生かすというテーマを追求し，1994年の『栄養指導のためのカウンセリングテクニック』（臨床栄養別冊）に始まり，1996年の『栄養指導のためのヘルスカウンセリング』，さらに2001年の本書と，多くの読者の方々の好評を得たので3つの著作を上梓することができた．「アセスメント，情報提供，助言」というこれまでのガイダンスの方法に，「リスニング，共感的繰り返し，隠れた本当の要求の明確化」というカウンセリングの方法を効果的に組み合わせて成功した栄養指導の事例に読者の共感を得たためではないかと思う．

　新卒の栄養士が先生に教えてもらった通りに媒体を使って指導しているのに，「患者さんはなぜ私の言うとおりにしてくれないか」ととまどう．これを繰り返しそれに慣れてくると，「指導していて『はい，はい』と言っている人は，そう言っているけれども，きっとやらないだろうな」と思うようになる．「私はこの人にいったい何ができるだろう」と仕事が嫌いになる．だから仕事を適当にさばいてすましてしまう．「何のために仕事をしているのだろう」と悲しくもなるという話を聞いたことがある．

　これは無理のないことである．学校でガイダンスの方法しか学んでないからである．カウンセリングという言葉や理論を学校で聞いたかもしれないが，体験的に身についていないためである．またカウンセリングとガイダンスを組み合わせた栄養指導や患者ケアのできる臨床家や学校の先生がまだきわめて少ないためである．

　筆者は15年前からヘルスカウンセリング全国研修を開始し，保健医療者のための認定ヘルスカウンセラー資格研修セミナーを北海道から沖縄までの会場で年間延べ4,000人以上の参加者を得て進めてきている．幸い多くの認定ヘルスカウンセラーが誕生し，本書の執筆にも貢献してもらえるようになったが，前述の新卒の方の悔しさと悲しさに応えられるまでに保健医療界に普及するにはあと15年くらいはかかると思う．

　本書のカウンセリング法は，訓練されれば誰でもが活用できるように構造化されたカウンセリング技法（SAT）を用いている．これまでの心理カウンセリングの方法は基本的なカウンセリングの姿勢を知的に学ぶのにはよかったが，限られた時間で実際のケースに適用できるよう保健医療者の自己成長を促すには無理があるからである．

　本書を選び，手にとって読んでいただいている読者の方々に感謝したい．今後，有効的な栄養指導や患者ケアのために本カウンセリング法を活かし，ご自分の仕事に今までにはない充実感を得られますよう心から願っています．

2001年8月吉日

CONTENTS 目次

I PROLOGUE プロローグ

カウンセリングを活用して，援助者が変わる，患者が変わる ・・・・・・ 1
❶ 栄養士が変わる ・・・・・・・・・・・・・・・・・・・・・（西　修江）・ 1
●自分にどんな期待をもっているのだろうか？　　●栄養指導はガイダンスだけで患者に話が伝わっているのだろうか？　　●よほどの決意がなければ行動変容は難しい　　●相手の話をきちんと聴いているか　　●無視していた患者が話してくれるようになった　　●自分に少しずつ自信がもてるようになり楽になった
❷ 看護者が変わる ・・・・・・・・・・・・・・・・・・・・（富山美佳子）・ 4
●変化する病気　　●変わろうとする医療と看護　　●患者の自己決定を阻む看護者の価値観　　●その人なりの価値観に共感する　　●いま，看護者に変化が求められている

II GUIDANCE ガイダンス

1. 栄養士のヘルスカウンセリングの必要性 ・・・・・・・・・・（小森まり子）・ 7
❶ 栄養士に求められるもの ・・・・・・・・・・・・・・・・・・・・・・・ 7
❷ 栄養士に必要な3つのコミュニケーション法 ・・・・・・・・・・・・・・ 8
❸ 二重意思論 ・・・・・・・・・・・・・・・・・・・・・・・・・・・・・ 9
❹ 裏の意思に気づいたときはじめて呪縛から解放される ・・・・・・・・・ 10
❺ 栄養士に必要なカウンセリング技術とその学習過程における自己成長課題 ・ 11

2. ヘルスカウンセリング－SAT法による自立と成長の支援－ ・（宗像恒次）・ 12
❶ 健康相談とヘルスカウンセリングとの相違 ・・・・・・・・・・・・・・ 12
❷ 自己決定を促す構造化カウンセリング法（SAT） ・・・・・・・・・・・ 14
1. 保健行動のシーソーモデル・14　　2. 行動変容を妨げるもの・14　　3. 逃避的な心のパターンが行動変容を妨げる・16　　4. SAT法はなぜ行動変容を促すのか・18　　5. パーソナリティ変容を促し，自己成長を支える・25

III SEMINAR セミナー

1. SATカウンセリングの基本姿勢と技法 ・・・・・・・・・・・（中野智美）・ 33
❶ SATカウンセリングを支える4つの基本姿勢 ・・・・・・・・・・・・・ 33
1. 観察・33　　2. 傾聴・34　　3. 確認・35　　4. 共感・35
❷ SATカウンセリングの技法と効果 ・・・・・・・・・・・・・・・・・・ 37
1. 目標行動化のための技法・37　　2. 自己決定化のための技法・38　　3. 自己効力化のための技法・39　　4. 自己成長化のための技法・40

2. SATカウンセリングの体験学習法 ・・・・・・・・・・・・（小森まり子）・ 42
❶ ヘルスカウンセリング研修とは ・・・・・・・・・・・・・・・・・・・ 42
参加動機と研修後の感想・43
❷ 4つの基本姿勢 ・・・・・・・・・・・・・・・・・・・・・・・・・・ 44
1. 観察・44　　2. 傾聴・45　　3. 確認・46　　4. 共感・47

③ 基本技法と展開 ・・・ 48
　　1. 開いた質問から効果的沈黙へのプラクティス・48　　2. 共感的繰り返しと要約・50　　3. 感情・期待・心の本質的欲求の明確化法・51　　4. 自己イメージ連想法（自己関連想法）・55　　5. 心傷風景連想法と癒しの技法・56　　6. "癒し"の共感的励まし・58　　7. 矛盾の確認・59　　8. 矛盾する感情の心傷風景連想法・61　　9. 自己解釈・62　　10. 心の声の変更法　・63　　11. 再誕生・再養育カウンセリング法・65

Ⅳ 事　例　CASE PRESENTATION

1. 糖尿病患者のヘルスカウンセリング ・・・・・・・・・・・・・・・・・・・・・（山内惠子）・ 67
　❶ 糖尿病の現状 ・・・ 67
　❷ 糖尿病患者のセルフケア行動 ・・・・・・・・・・・・・・・・・・・・・・・・・・・・・・・・・・・・・・ 67
　❸ 食事療法とカウンセリング ・・ 69
　Case 1 　食事療法が守れない65歳女性の場合 ・・・・・・・・・・・・・・・・・・・・・・・・ 72
　Case 2 　家族からいろいろ言われるほどいい加減になるという事例 ・・・・・・ 74
　Case 3 　わかっていても間食がやめられない症例 ・・・・・・・・・・・・・・・・・・・・ 77
　Case 4 　インスリン導入目前のパニック状態から脱却した症例 ・・・・・・・・・ 78

2. 肥満症・脂質異常症患者のヘルスカウンセリング ・・・・・・・・・・（八木香里）・ 80
　❶ リバウンドしない減量 ・・・ 80
　❷ 肥満治療の流れ ・・・ 80
　Case 1 　肥満を伴う脂質異常症の主婦 ・・・・・・・・・・・・・・・・・・・・・・・・・・・・・・ 83
　❸ 患者の立場に立ったサポート ・・・・・・・・・・・・・・・・・・・・・・・・・・・・・・・・・・・・・ 86

3. 透析患者のセルフケアとヘルスカウンセリング ・・・・・・・・・・・・（植松節子）・ 87
　❶ わが国の透析患者の現状 ・・・ 87
　❷ 透析患者の心のケア ・・・ 87
　❸ 透析患者のセルフケア ・・・ 88
　❹ 水分管理をめぐる会話 ・・・ 89
　Case 1 　透析室での会話 ・・・ 89
　Case 2 　生活行動変容のカウンセリングシートを使った水分管理のアプローチ ・・・・ 91
　❺ カウンセリングの結果 ・・・ 95
　❻ 透析患者の継続フォローにカウンセリングは有効 ・・・・・・・・・・・・・・・・・・・・ 96
　❼ 透析患者へのPR ・・・ 97

4. 慢性腎不全患者のヘルスカウンセリング ・・・・・・・・・・・・・・・・・・（山内惠子）・ 98
　❶ 慢性腎不全とは ・・・ 98
　❷ 慢性腎不全の食事療法 ・・・ 99
　❸ 患者の心理状況 ・・ 100
　Case 1 　透析導入に対する不安をもつ慢性腎不全の症例 ・・・・・・・・・・・・・・ 102
　Case 2 　栄養指導により食事コントロールがよくなった慢性腎不全の症例 ・・・・ 107

5. 高血圧症患者のヘルスカウンセリング ・・・・・・・・・・・・・・・・・・・・（山内惠子）・ 113
　❶ 高血圧症とは ・・ 113
　❷ 高血圧症の食事療法と生活管理 ・・・・・・・・・・・・・・・・・・・・・・・・・・・・・・・・・・ 114
　❸ 高血圧とストレスや感情 ・・ 117
　Case 1 　カウンセリングによる運動指導が効果をあげた高血圧症例 ・・・・・ 117

Case 2 高血圧食の栄養指導への不平・不満がカウンセリングにより受け入れられた例・120

6. 拒食・過食のヘルスカウンセリング ・・・・・・・・・・・・・・・・（小塚友美）127
Case 1 寂しさのあまり胎児に戻りたいと拒食を続けるA子・・・・・・・・127
Case 2 言えない怒りを吐くことで表現するB子・・・・・・・・・・・・130
カウンセリングの心がまえ・・・・・・・・・・・・・・・・・・・・・・132

7. 高齢者の栄養指導とヘルスカウンセリング ・・・・・・・・・・（鈴木浄美）133
❶ 相手の訴えの背後にある本当のニードをキャッチする・・・・・・・133
Case 1 突然機嫌が悪くなった高齢の患者・・・・・・・・・・・・・・134
❷ 自己イメージ連想法により本当になりたい自分に気づく・・・・・・135
Case 2 糖尿病をもった高齢者・・・・・・・・・・・・・・・・・・・136
❸ できることから始めてみよう・・・・・・・・・・・・・・・・・・137

8. アレルギー患児とヘルスカウンセリング ・・・・・・・・・・・・（益子育代）138
❶ アレルギー疾患における治療上の問題・・・・・・・・・・・・・・138
❷ アレルギーの心理的アセスメント・・・・・・・・・・・・・・・・138
Case 1 アトピー性皮膚炎患者の心理的ケア・・・・・・・・・・・・140
❸ ストレス対処にカウンセリングが果たす役割・・・・・・・・・・・147

9. うつ病患者へのヘルスカウンセリング ・・・・・・・・・・・・（二井屋敬子）148
Case 1 若い女性のうつ病患者・・・・・・・・・・・・・・・・・・148

V APPLICATION & MATERIALS
手法と教材

1. 30分の栄養指導で使えるSATカウンセリングテクニック・・（所澤和代）155
❶「教える栄養指導」から「一緒に考える栄養指導」へ・・・・・・・155
❷ 3つの健康・・・・・・・・・・・・・・・・・・・・・・・・・・156
❸ SATカウンセリング利用の方法・・・・・・・・・・・・・・・・156
Case 1 食事療法なんかできっこないよ・・・・・・・・・・・・・・169
Case 2 この前教わったとおりにやっているのにやせないんです・・・171
Case 3 のらりくらりと答えをはぐらかす・・・・・・・・・・・・・173

2. 栄養指導におけるセルフガイダンス法 ・・・・・・・（所澤和代・宗像恒次）175
❶ セルフモニタリング・・・・・・・・・・・・・・・・・・・・・・175
❷ 3方向からモニターする必要性・・・・・・・・・・・・・・・・・175
❸ 実践手順・・・・・・・・・・・・・・・・・・・・・・・・・・・176

3. 運動指導におけるセルフガイダンス法とSATカウンセリング法 （橋本佐由理）185
❶ 運動行動の現状・・・・・・・・・・・・・・・・・・・・・・・・185
❷ 運動行動の実行や継続にかかわる要因・・・・・・・・・・・・・・185
❸ セルフケア行動を支援する・・・・・・・・・・・・・・・・・・・186
❹ セルフガイダンス法とは・・・・・・・・・・・・・・・・・・・・187
❺ 運動指導におけるセルフガイダンス法・・・・・・・・・・・・・・188

文　献・・・197　　索　引・・・198

I プロローグ

カウンセリングを活用して，援助者が変わる，患者が変わる

1 栄養士が変わる

● 自分にどんな期待をもっているのだろうか？

　患者指導がうまくなりたい．患者とうまくコミュニケーションが取りたい．それとも何度も同じことを話しているのにいつまでたっても症状がよくならない患者を何とかしたい．いままでの指導ではガイダンス中心の指導を行ってはいないだろうか．

● 栄養指導はガイダンスだけで患者に話が伝わっているのだろうか？

　私はカウンセリングを利用して指導していくまでは，ガイダンス中心の指導であった．かぎりある時間のなかでパンフレットやフードモデルを利用して，成分表や交換表を基にできるだけわかりやすく説明し，「わからないことがあったら何でも聞いてください」と話す．「わかりました」と言って帰ったにもかかわらず，困ったような暗い顔をして帰っていく姿を見て，本当にわかったのかなという気持ちや，説明が悪かったのかもしれないという不安があった．検査値の改善がみられず，再度指導の指示がくると，あれだけ丁寧に話したのになぜできないのかと相手に腹を立て，指導方法に自信をなくし，悩んだこともあった．

● よほどの決意がなければ行動変容は難しい

　病気を治そう，自分をよくしようとするエネルギーは誰もがもっている．ただ，それを応援する自分の気持ちが強くなければ，長年培った食歴を含む生活は命のためとはいえ，誘惑が多い時世，よほどの決意がない限り行動を変えるのは難しい．一方的なガイダンス中心の栄養指導では，ほとんどの患者は改善できず，治療がうまく進まないで過ぎていくことにもなる．

🌑 相手の話をきちんと聴いているか

　相手とキャッチボールのようなコミュニケーションを取るためには，相手の話を気持ちや感情のレベルまで理解した聴き方が必要になってくる．その聴き方ができるようになると，患者自身が自分の本当に言いたいことがわかり，表情や気持ちの変化にも気がつくことができる．

　私が人の話を聴くことが難しいことに気づいたのは，ヘルスカウンセリングのセミナーであった．相手の話を確認するために「いまの話はこういうお話でしたよね」と言っても相手の表情が止まり，相手が同じことをまた繰り返して話してくる．これは相手の話をよく聴けていない結果で，何度も話の内容を繰り返し，相手に了解を得るのに苦労したことを覚えている．相手と自分の気持ちがぴったりすると，本当の言いたいことがわかって，相手もこちらも穏やかな表情に変わってくる．いままで患者の話をきちんと聴けていなかったこと，相手と同じ気持ちで話を聴くことの難しさと大切さがわかった．積極的に繰り返し話をしてくれ，自分の本当の言いたいことをわかってほしいという気持ちが強ければ，時間はかかっても話が続けられるが，この人に話してもわかってもらえないという気持ちがあれば，その瞬間からコミュニケーションが成り立っていないことになる．

　カウンセリングを勉強することで栄養相談の意味がわかり，話を聴くことに注意をするようになった．

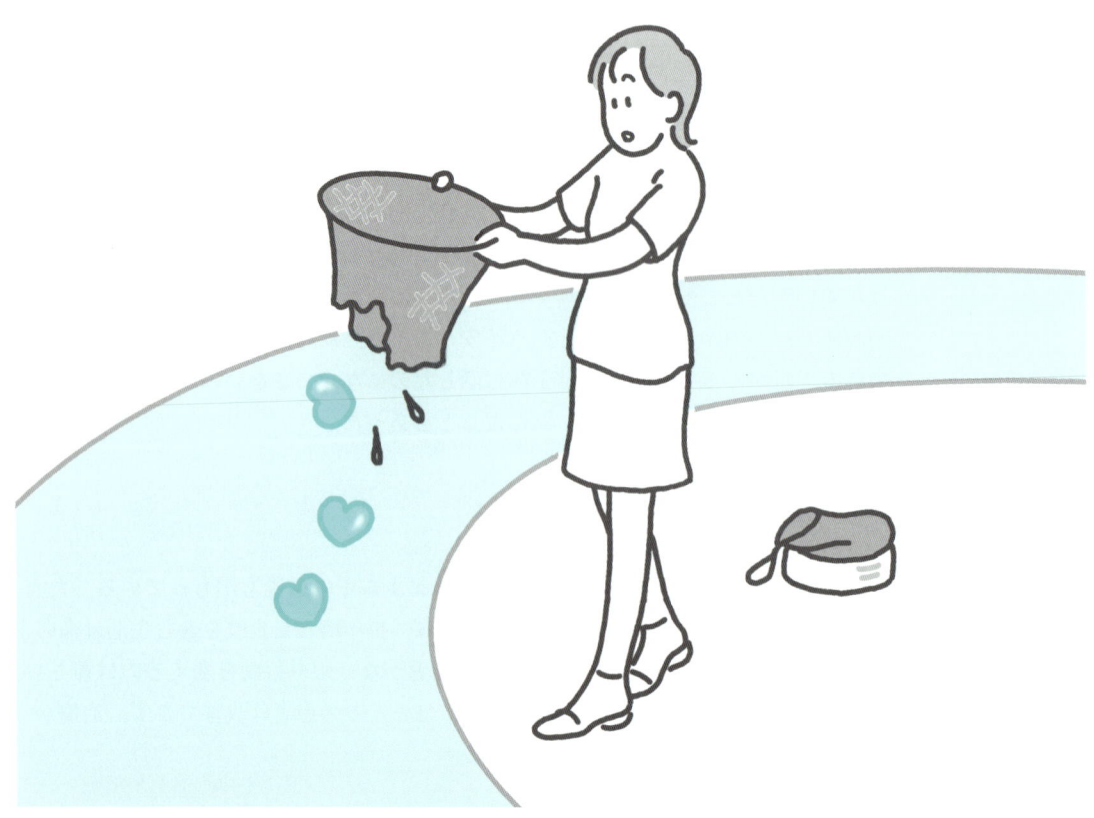

🔵 無視していた患者が話してくれるようになった

　現在，人工透析のクリニックで栄養指導をしている．同じ患者との付き合いも長く，食事調査をするにしても，だいたいの食事内容はわかる．それにもかかわらず同じように聴いていた．そんな相手の気持ちやニードも聴かない，繰り返しの調査に腹を立てたのか，突然話してくれない患者がいた．そのときに「私は透析経験も長いし検査値の問題もわかっているから，原因も聴かなくてもいいし，あなたとは話したくない」と言われ，途方にくれ，これからどうしようと思っていた．しかし相手が受け入れてくれていないのに，無理に話もできず時間は経ち，焦りや無力感ばかり増した．

　カウンセリングの技術を習うことで，患者指導の姿勢が少しずつ変わり，ガイダンス中心の指導からカウンセリングを取り入れた，問題を一緒に考え，本人に行動を決めてもらうスタイルに変えていくことができるようになった．時間はかかったが，話したくないといっていた患者も食事に絡んだいろいろの相談をしにくるまでになり，よく話を聴いてくれるからと，自分の気持ちを整理して帰っていくまでになった．

🔵 自分に少しずつ自信がもてるようになり楽になった

　ヘルスカウンセリングを勉強するうちに，私一人が栄養指導をするべき，食事の話を聴くべきという気負いもなくなり，ゆとりをもって話が聴けるようになった．患者の本当の気持ちが聴けることで信頼関係ができ，治療の役にもたっている．また，自分の癖もわかって，客観的に自分を見る余裕ももてるようになった．

2 看護者が変わる

変化する病気

　近年の疾病構造が変化し，病気のない健康が一番の時代から，病気とうまく付き合い暮らす，一病息災「病気と共生」の時代へと変化している．そして病気とうまく付き合っていくためには，患者自身の自己管理能力や自己決定能力が必要となる．
　しかし，日常生活を整えたり，必要な治療や服薬を継続することは，努力なしにできるものではない．仕事場で薬を飲むと「不健康で，仕事ができない奴だと思われやしないか」，「リストラの対象になるのではないか」．学校でアレルギーがあるため皆と同じ給食を食べられなくて「仲間はずれになるんじゃないか」といった不安は後をつきない．一病息災の時代といっても，相変わらず人々の間で病気にはマイナスのイメージがつきまとい，場合によっては「恥ずかしい，知られたくない」事柄の一つとなっている．そんなわけで，継続した受診・服薬・食事のコントロールといった自己管理ができず，病気とうまく付き合う方法が見いだせない患者は少なくない．

変わろうとする医療と看護

　医療の世界でも，延命よりその人らしい生き方を支える Quality of Life（生活の質）が大切であるといわれて幾久しい．医療者は患者の生きがいに添えなくてはいけない時代になってきた．
　そのため，患者の日常生活全般にわたる援助を担当する看護者は，個別性を重視し，精神的に，身体的に，社会的にと多くの情報を収集し，総合的にアセスメントし看護を行っている．そして患者の生活全般を考慮し，必要性を説明したり，その人に合わせた具体的な方法を共に考えたり，自己管理できないことによる危険性を説いているのである．しかし，そういった親身なかかわりをしても，患者の行動が変わることは約1割であるといわれている．

患者の自己決定を阻む看護者の価値観

　病気とうまく付き合っていかなければならない場合には，患者自身が，自分なりの方法で自己管理の方法を自己決定していくことを，支えることが必要となる．
　多くの場合，看護者のなかには大前提のように，「健康をとり戻すために」という強い思いがあるのではないだろうか．「患者に健康になって退院してほしい」看護者なら誰でもがそう願って当然のことだろうと思う．患者だって健康になりたいと思っているに違いないのである．看護者が患者の価値観に添おうとするとき，障害となるのは看護者自身の「健康をとり戻してほしい」という価値観である．
　一つの例ではあるが，あるとき肝硬変の患者に，肝臓の解剖生理を始めとして，

体位の変化と肝血流量の関係や食後の肝血流量の減少などを丁寧に1週間のプログラムを組んで指導した．患者は「本当によくわかる．肝臓って大切なのね……養生が一番なのね」と積極的な姿勢で，説明を聞いていた．そして主婦であること，家族は定年後の夫のみであること，患者の几帳面な性格のことなど，いろいろ考慮して日常生活の注意の指導にいたった．すると「食後に食器の後片づけを後にしてそのまま横になれなんて，昔から食べてすぐ寝ると牛になるって言うじゃないの．そんなだらしのないことを私にしろって言うの！」と怒ってしまった．病気のことも考えると食後1時間ぐらいは横になったほうがよいと思っていたし，またそれが患者の望む「健康になって，早く家に帰って主婦としての役割を果たしたい」という思いを実現，継続するためにも必要なことであると考えていた．

「そんなことでは病気になってしまう」「もっと自覚をもたないと自己管理ができない」「ここでがんばらないと後でもっと悪化してしまう」，専門家の先を見通した優しさなのだが，こんな気持ちが患者の思いに共感するときに邪魔になるのである．

● その人なりの価値観に共感する

患者にとっては健康も大切だけど，仕事の付き合いが一番であったり，家事がもっとも大切なこと，と思っているかもしれない．自分とは違う患者の思い，価値観に共感することが大切になる．そしていま，患者が病気に関して感じている「食事療法なんてできっこない」「自分だけが貧乏くじ引いたみたい」前向きになれない患者の思いもそのまま受け止めていくことが重要になる．それらをわかったうえで，いま患者のもつ気持ちを押し殺したり，否定したりすることなく，患者の生きがいを尊重できる方法を共に考えていくプロセスが必要である．

前述の肝硬変の患者の場合も，患者の思いに共感することに努め，接していくなかで，「いままで一流の主婦としての誇りをもっていたこと．夫もそんな自分を仲間内で自慢していてくれている．そんな夫を裏切るようなことはできない」――食後に

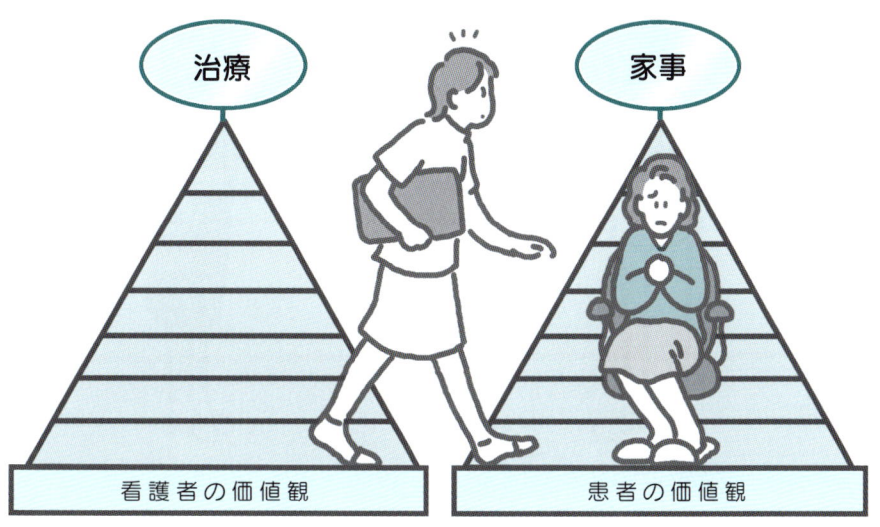

横になることを，自らの自尊心を傷つけ，夫の期待も裏切ることとしてとらえていたのである．「健康が…」と思う気持ちを横に置いて聴くことができれば，「なるほど，いままでそんなふうに思って生活していたのか」とその人なりの価値観に共感できる．

　共感を十分にしただけであるが，患者は，「そうね…，せっかくお父さんも定年になってこれから楽しくなるのだもの，健康でなければ何にもできなくなっちゃうから」「お父さんと話し合ってみる．きっとわかってもらえるわ」といい，夫に「何言ってんだ，そんなことなら俺だって洗い物ぐらいはできるんだ．いままでがんばりすぎたんだ，俺より長生きしてもらわないと困るんだから…」と言われ，支えられ食後の安静が守れるようになった．患者と一緒に感激の涙があふれたのを覚えている．

　理想的なパターンに患者を当てはめたり，近づけるのではなく，患者がセルフケアの方法を見いだし，自己決定することを支えていくことこそが，患者が自分なりの病気との付き合い方を見いだすための援助になるのである．

🔵 いま，看護者に変化が求められている

　看護者が患者の思いに共感できなくては，患者は自由に自己決定してはいけない．そして，患者の行動変容は患者によってのみ，決定し実行される．いま看護者には，自分の価値観を知り，真の意味での共感ができる能力が必要とされているのである．共感とは，相手の思いを相手のこととして，わがことのように理解することである．「自分が患者の立場だったら」と考えることとは異なる．自分の考えと，人の考えをしっかり分けて考えられたり，鏡のように相手の気持ちを自分のなかに映すことができなければならない．患者とともに喜び，ともに苦しみ，不安を乗り越える，そんな共感的な看護への道は，カウンセリングを学ぶことによって開かれるであろう．

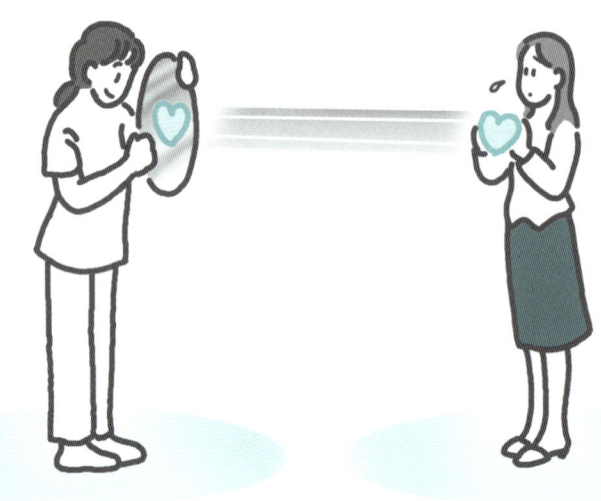

II ガイダンス

1. 栄養士のヘルスカウンセリングの必要性

❶ 栄養士に求められるもの

　現代の栄養士にとって"栄養指導"と"マネージメント"というのは専門性が求められる重要業務といえる．しかし，患者や経営・能力開発に変化を促すこれらの業務は，かなり特殊かつ高度な技能といえるであろう．この技能は単に経験があるだけで身につくものではなく，理論的，体験的に習得することが必要である．

　たとえば，栄養指導において，栄養や病理について知識や情報を懇切丁寧に伝え，それを患者に理解してもらったとしても，実行できるとは限らないことを十分感じているであろう．患者の行動変容を促す指導には，その行動の背後にあるその人の行動を実質的に操作している"隠れた意思"を見いだし，いまの行動を修正する方法を導入しなければならないのである．また，栄養士には栄養や調理の管理だけでなく，経営・財務・人材教育開発などについてのマネージメント力も必要なのである．栄養業務の本質への方向性を見極め，現状の問題提起とそれに必要なプログラムの修正，作業分担，研修の実行など常にフィードバックによって達成し続けていくことである．このためには，人の心に変化をもたらすテクニックをもたなければならない．

　これらの能力を支えるものは，人を動機づける心の仕組みを理解したコミュニケーションテクニックと，現状を分析し必要な行動を見極め，現実的に実行できるパーソナリティへと自己成長することである．それには自己理解を含めた人間理解と自己決定を支援するカウンセリングテクニックを学ぶことが必要だといえる．

　もちろん，栄養指導やマネージメントには，栄養士としての基礎的能力（基礎栄養学，臨床栄養学，生理学，調理学，教育学，衛生学，解剖学など）は，踏まえていることは当然必要である．しかし，知識だけではプロフェッショナルとはいえないのである．

　それは日本社会が高学歴化，情報化時代にあって，たくさんの本やテレビ，インターネットなどを使って最先端の情報が飛び交い，いつでもどこでも誰にでも必要な情報がもてる時代だからである．特別な専門家でなくても知識をもつことはとても容易なことなのである．つまり診断結果さえわかれば，それがどのような病気で

あるか，どのような薬が出されているか，どのような生活や食事が必要か，などといった最新の情報はその本人のほうが多くもっていることもあるくらいである．また，多くの人々は自分の問題について一方的に指示されるのではなく，自分で決めていきたいと望んでいることも確かである．アメリカのある雑誌によると，患者が自分の病気についてインターネットで治療法を調べ，主治医にこの方法で治療してほしいと情報をもっていく時代だと掲載している．その治療法についてはその主治医は知らなかったということだ．自分の病気のみに関する知識となると，いろいろな患者を扱う専門家はむしろ太刀打ちできないかもしれない．そして，このようなことは日本でも起こってきている．インターネット上での歯科相談や難病の会など患者の主体的治療参加が行われている．

このように単なる知識をもって専門家とはいえないのである．これまでの専門的知識はむしろ病気の常識ということになっていくであろう．

では専門家がすべきことはなにかということになる．それは，患者が自らの行動改善の必要性に気づき，自らの意思で動機を強め，負担を軽減して行動変容を行おうとするセルフケア行動を助け育てることにあるといえる．

❷ 栄養士に必要な3つのコミュニケーション法

ではつぎに，患者の行動変容にとって必要な3つのコミュニケーション法（宗像恒次，1997）について触れてみよう．

一つはヘルスガイダンスである．これは善意の誘導型で，専門家の指導の下で決めていくことである．保健医療の専門知識と技能をもった専門家がアセスメントして，善意と思いやりをもって必要な情報の提供や指示，助言を行うものである．患者にはその助言を守る（コンプライアンス）行動をとることが求められる．ヘルスガイダンスで，患者の主体性や主体性の尊重が強調されることがあっても，結局は専門家の助言に従うことが期待されるのである．患者は専門家の正しい判断や処置に自らを委ね任せることを求め，一方的専門家はその時代の最善の権威ある援助法をとることが求められる．

つぎにヘルスコンサルテーションという方法である．これは自己決定重視型である．たとえば歯科クリニックでよく見られるように，「Aという方法をとると治療費がいくらかかり，このような治療効果があります．また，Bという治療法の場合では，このようになります．どちらになさいますか？」と必要な治療法について十分に説明し，患者の都合や状況にあった方法を紹介したり，アドバイスしたり，相談しながら自己決定を尊重するものである．

しかし，自己決定を尊重されたとしても，自分のことでありながら決断できないことは意外に多いものである．このような場合にはヘルスカウンセリングという方法が有効である．これは行動や訴えの背後にある感情や意思の気づきによる自己決定を支援するものである．「どういう治療法がいいか，自分で決められない」「食事，運動，休養，服薬など，必要な自己治療法がわかっていながら実行できない」とい

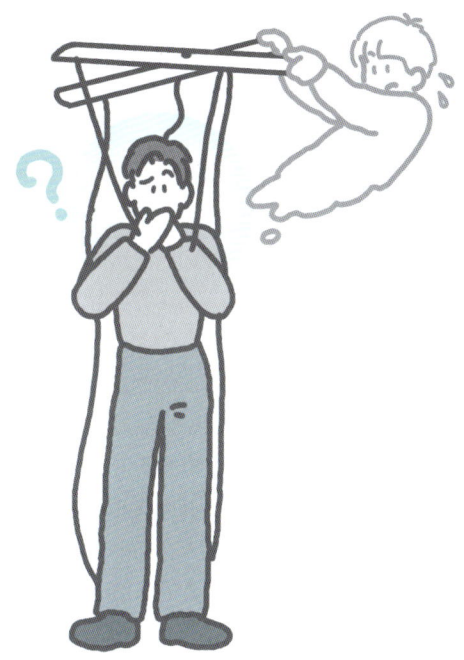

った患者に対して効果的な支援法である．さらに，保健医療者からみた「何が言いたいのかわからない」「本当のことを言っていないような気がする」「どう対処してよいかわからない」などと感じたその患者こそヘルスカウンセリングが必要な人である．

　ヘルスカウンセリングは専門家としての枠組みは一応脇に置き，相手がどのように考えどのように感じているのかを知ったり，共感したりすることに重点をおくことである．なぜならば，専門的な診断や意見をもって相手の話を聞いていると，相手の言いたいことや本当の問題の明確化，話の背後にある隠れた感情への気づきを促すことが妨げられるからである．このように相手の気持ちのままに受け止めず，自分の考えや気持ち，感情が出てしまうことをブロッキング現象（思い込み，意見，解釈，批判，否定，決め付け，価値観，感情などである）という．このブロッキングを外し，相手の気持ちと同じ気持ちになって聴くことが重要である．

　したがって，ガイダンス，コンサルテーション，カウンセリングはその技術の違いと効果をわきまえつつ展開していくことが必要なのである．

❸ 二重意思論

　理屈でわかっていながら，自分の行動が直せないなどといった，前記のようなカウンセリングが必要な人は，頭での理解という表の意思と，無自覚ながらその人の行動を実質的に操作してしまう隠れた感情という裏の意思の存在によって支配されているのである．これを二重意思論（宗像恒次，1995）という．

裏の意思は過去の心傷体験によってつくられた無自覚な感情である．なぜ隠れているかというと，過去に抱いた心の傷はあまりにもショックであったことから，記憶の奥にしまい込まれ，自覚にのぼらないようにして心の安定を保とうとする仕組みをもっているからである．

　しかし，無自覚ながらそのときつくられた感情は，それと似た状況になるとその感情を再度もたないよう自動的に防衛し，避けるようプログラムされている．心に傷を負う体験を心傷体験といい，そのときにつくられた感情は心傷感情（トラウマ感情）となって，いまも自分に影響し続けているのである．

　では，なぜ傷つくのであろうか？　本来人間は心の本質的欲求をもっているといわれる．心の本質的欲求とは，慈愛願望欲求（人から認められ，愛されたい欲求），自己信頼欲求（自らを認め信じ愛する欲求），慈愛欲求（無条件に人を認め，愛したい欲求）という3つの欲求である．そしてその欲求の充足をめぐって行動し育っていくのである．しかし，そのなかで本格的に強く求めるが故に受け入れられなかったことから傷ついてしまうのである．

　たとえば，幼少時の体験で，姑との対立から母が家出するとき「あなたがいつもお母さんの言うことを聞かないからでしょ！　お母さんよりお父さんのほうが好きなんでしょ．家に残っていなさい」と言われ，母は妹と出ていってしまった．そのときの悲しさがあったことからその後，母からの愛を失わないためには，自分の感情を素直に表してはならないと幼いながら無自覚な意思がつくられ，それ以降，感情を抑える"いい子"となる．誰に対しても"いい子"でいることで手ひどい拒否にあうようなことはないが，心が通じる思いもないのである．そして以降も好意を失われまいとして，ますます自分の感情を押し殺すようになっていったのである．

　しかし，その出来事さえも意識の関所を通り本人のプライドが保たれるよう，恥ずかしくないように，罪意識を抱かないよう歪められた形で意識化されたり，あるいは無自覚に行動化，身体化されているのである．

　裏の感情や意思は，自覚されなくてもいつもこのように実質的に人の行動を支配するパワフルなエネルギーをもっているのである．そのエネルギーは，しばしば罪意識，恥意識，常識などの意識の関所を通過しなければならないため，もとの形を変えて意識されやすいのである．

　本人がこの裏の意思の存在に気づくには，カウンセリングの過程でまずは感情をとおしてのみ理解することができる．しかしその際，感情は認知の仕方で"意味"を変えるので，カウンセラーにとってあてになるのは，本人の心のエネルギーがどこに強く存在するかということだけである．

❹ 裏の意思に気づいたときはじめて呪縛から解放される

　カウンセリングは，クライアントの訴える事柄の背後にある矛盾する気持ちや感情の理解を通じて，また，さらにはその背後にあるもっともエネルギーの高い隠れた感情への気づきを深めることを通じて，たとえば，大好きな人から嫌われないた

めに自分の感情を出してはならないという裏の意思の存在に気づくことを可能にする．人は裏の意思に気づくことではじめてその呪縛から離れて，自分の自由な意思を回復して生きることのできる自分に成長できる．そのとき，これまで自らの自由な意思でコントロールできなくなった状況から脱する深い安堵感を感じるであろう．それはカウンセリングが成功したときに感じるものといえる．

　カウンセリングの世界では，たとえて言えば，事柄はいわば霧のようなものであって，けっしてあてにすることができないものといえる．感情は霧のなかに浮かぶライトである．その背後に隠れた本当の感情をもった意思という光源がある．その隠れた光源に気づくようサポートするのが，ヘルスカウンセリングである．

5 栄養士に必要なカウンセリング技術とその学習過程における自己成長課題

　行動変容を支援する栄養士にとって，ヘルスカウンセリングを学び栄養指導に生かすことは必務であろう．

　さらに行動変容のヘルスカウンセリングを学ぶことをとおして，栄養士自身も自らの過去の心の傷や行動パターンへの気づきを見いだすことが，自己成長を促すことにつながるのである．たとえば，相手を支援したいと思いつつも，一向に実行しない患者に対して栄養士自身に怒りが起こったり，やる気がない患者にあたると自分がばかにされているのではないかという詮索から感情的に対応してしまうなどということがある．このように頭では"患者のために役に立ちたい"と願っているにもかかわらず，自分の感情や意見，思い込み，解釈，先入観などというブロッキングによって，それが果たせないでいる．その結果，さらに患者とのトラブル，自分への無力感，ストレスから行動症状や身体症状といった問題やストレスを抱えていくのである．ブロッキング現象が起きやすいことや外せないというクセが実は過去の心の傷から起こっているパターンなのである．カウンセリングを学ぶ過程で解決し，自己成長することができる．

　そのほかにも，栄養士自身のパーソナリティ変容にもつながる．思っていることを率直に表現できない，感情を出すのは悪いと感じるといった"いい子"心や，人の評価が気になる，周りからよく思われたいなどといった依存心に縛られて，自分らしさを大切にした個性的な生き方ができないことから，ストレスを抱えやすい．問題解決に向けてさまざまな角度から分析し，解決のための積極的行動を見いだし，立ち向かう自分へと自己成長することが求められている．

　栄養士としてヘルスカウンセリング能力を高めることは，患者の行動変容を支援するとともに，人間関係でのコミュニケーションスキルであり，さらに，栄養士自身のストレスマネージメント，自己成長のチャンスであると確信している．

II ガイダンス

2. ヘルスカウンセリング
－SAT法による自立と成長の支援－

1 健康相談とヘルスカウンセリングとの相違

　ヘルスカウンセリングとは,「健康（精神健康を含む）にかかわる問題解決のための気づきやセルフケア,そして自己成長を支援するカウンセリングのこと」（宗像恒次,1997）で,教育カウンセリングや結婚カウンセリングなどという呼称と同様,領域に区別されたカウンセリングの名称といえる.わざわざ,健康相談とはいわず,ヘルスカウンセリングというには理由がある.相談法（consulting）とは相手の悩みを聞き,アドバイスをする方法である.他方,カウンセリング法（counseling）とは,相手の気持ちや感情に焦点をあて鏡のように繰り返すことから始まり,本人の隠れた未解決の感情や問題に気づき,どうすればよいか自ら問題解決法を見いだすためのセルフケア行動の支援法である.従来,健康相談とヘルスカウンセリングの2つを混同して用いられていることが多いが,わざわざ異なった名称を用いるには,両者の本質的な相違があることを理解することが大切である.

表 II-1　コンプライアンスとセルフケアの援助と倫理（宗像恒次,1991）

	コンプライアンス行動	セルフケア行動
意味	専門家の指示,助言に応じる行動	自分に必要なケアを自ら判断し,実行する行動
援助法	ヘルスガイダンス（健康指導） ヘルスコンサルティング（健康相談）	ヘルスカウンセリング
主たる援助姿勢や内容	査定,指示,助言,モニター,評価	開いた質問,繰り返し,感情の明確化,心傷風景連想
援助目標	医学的指示を守らせること	自己成長をすること
専門家の役割	権威者,保護者であること	相談者であること
クライアントの役割	"イイ患者"でいること	自己決定者であること
倫理基盤	パターナリズム	自己決定権の尊重

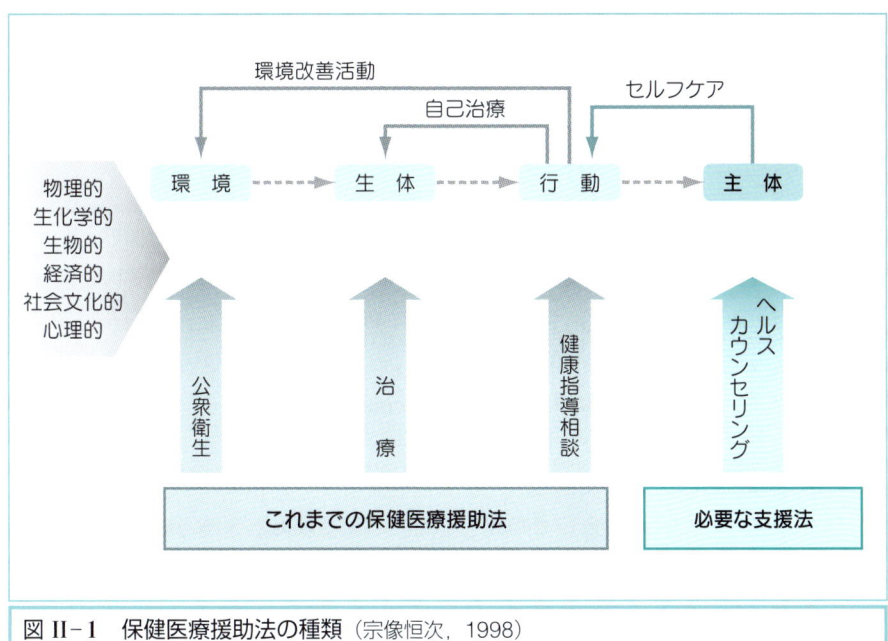

図 II-1　保健医療援助法の種類 (宗像恒次, 1998)

　これまで保健医療者が人々の健康管理のために対人的に援助する方法は，主として患者指導，保健指導，健康相談とよばれてきた．ここでいう指導相談の目的は，専門家の指示や助言に応じること，すなわち表 II-1 で示したコンプライアンス行動を人々に求めることを意味する．もちろん，指導相談上で人々の自主性や主体性を尊重することが強調されることがあるが，結局は専門家の助言に沿うよう自主的，主体的に応じることが求められる．

　これまでの保健医療は，衛生，治療，指導という援助方法を用いて，一方的な善意（パターナリズム）にもとづく裁量で，環境や生体や行動に直接介入してきた（図 II-1）．これが裏目に出たとき，薬物や手術における医療事故，予防接種事故，汚染血液による HIV を含む感染症，などによる問題や訴訟が生じている．たとえ善意であろうとも，介入には人の死を含め重大なリスクが伴うのである．また，こうした一方的な裁量にもとづく援助は必要な行動変容の継続にほとんどは効果がなく，むしろ長期にみればかえってその利用者に依存心を増長させ，人々の自らをケアする力を弱める面がある．また，たとえ短期的にコンプライアンスが続いても，それによる不安や不満などストレスフルな状態が継続するため，それによって気分転換を余儀なくされ，かえって不健康行動を併発していることが多い．

　最近では，成人病が生活習慣病と名称が改められるように予防も治療も自己責任があるという考え方になってきた．つまり病気になるのも，予防治療できるのも生活行動をとる人々の主体次第であるというとらえ方になってきている．そしてそのような人々の主体に働きかけ，セルフケアを通じて自己治療を促す支援法として，ヘルスカウンセリング支援がある．

2 自己決定を促す構造化カウンセリング法（SAT）

1. 保健行動のシーソーモデル

　健康を求める行動は保健行動とよばれるが，その実行には保健行動のシーソーモデルが示すようにその動機要因を強め，その行動に伴う負担要因が弱まるよう支援されればいい（図 II-2）．そのように動機づけを強化し，負担を軽減する方法を教える健康指導法（health guidance），また負担となる悩みの相談を受け，解決法をアドバイスする健康相談法（health consulting）がある．また本人の問題解決を直接助けるさまざまな支援資源を活用させるヘルピング法（health helping）がある．

　これらの援助法に対し，ヘルスカウンセリング法は，本人が自らシーソーの支点を動かし，自らの意見で動機を強め，負担を軽減し，周りからの支援を活用する自己決定能力を高めてセルフケア行動を支援するものである．「行動を変えたいと思うが，なぜか怖さや諦めがあってできない」「理屈ではわかるが実際は実行できない」などのケースに効果がある．

2. 行動変容を妨げるもの

　健康問題はただちに命にかかわることが少なくないから，できるだけ限られた時間で，カウンセラーに過度に依存させることなく比較的短期間に終了することが必要である．その意味では，これまでのカウンセリング法であるクライアント中心療法（マイクロカウンセリングを含む），精神分析療法，交流分析療法で用いたヘルス

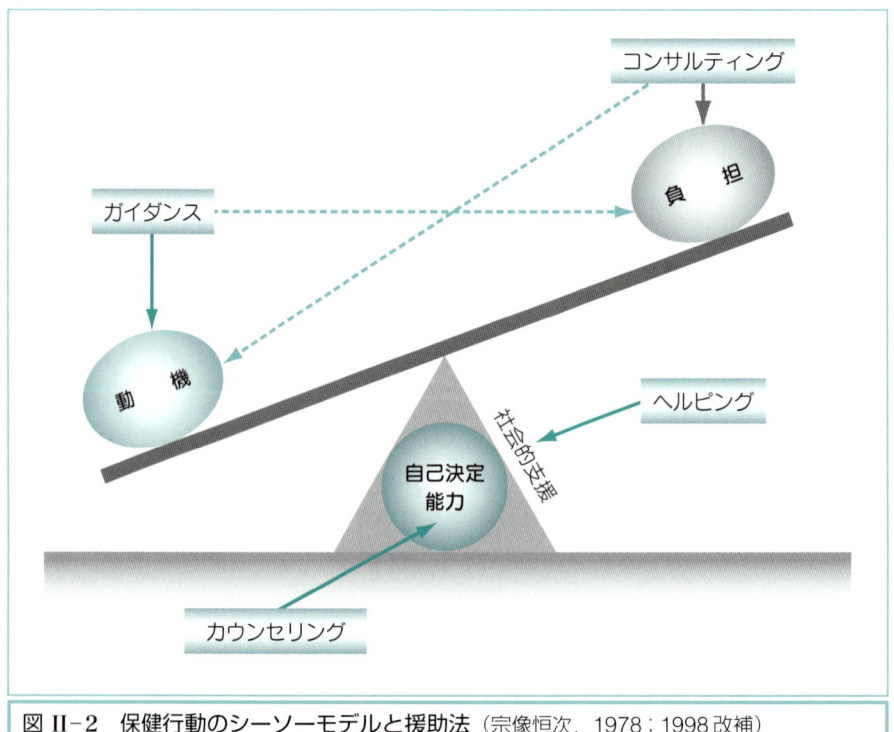

図 II-2　保健行動のシーソーモデルと援助法（宗像恒次，1978；1998改補）

表 II-2　感情に関するガイドライン表 (宗像恒次, 1996)

基本感情	A. 感情の明確化 派生感情	B. 感情の意味（期待）の明確化	C. 心の本質的欲求の明確化
喜び	うれしい, 楽しい, 快感, 共感, 希望, 興味, 幸せ, 安心, 自信, 好意, 感謝, 感動, 意欲, 成長, 期待, 勇気, 充実感, 決意, 愛しい, 満足, 使命感, 解放感, やすらぎ, 願望, 畏敬, あこがれ	どのような期待がかなえられたり, かなえられそうで………（感情名）なのですか.	その期待がかなうと, どんな自分への欲求が満たされますか. **慈愛願望欲求** 人から　認められたい 　　　　愛されたい 　　　　受け入れられたい 　　　　誉められたい 　　　　大事にされたい 　　　　期待されたい 　　　　素敵に思ってほしい 　　　　自分の思い通りであってほしい 　　　　自分の価値観をわかってほしい
不安	心配, 気がかり, パニック, 焦り, 生命危機の不安・恐怖, 見捨てられる不安・恐怖, 自己否定の不安・恐怖	どんな期待をして見通しがつかないので………（感情名）なのですか. 本当はどうあるといいのですか？	
怒り	嫉妬, 軽蔑, 悔しい, 不満, 敵意, 嫌悪感, 不信, 攻撃心, 拒否感, 憤り, 憎しみ, 恨み, むかつく, 恥ずかしい, 自己嫌悪, 同情心, 後悔, 自責, 罪悪感, (強い)情けなさ	（自分あるいは相手に）当然どうあるべきと期待して………（感情名）なのですか. 本当はどうあるといいのですか？	**自己信頼欲求** 人の評価はどうあれ, 自分を　認めたい 　　　　愛したい 　　　　信じたい 　　　　好きになりたい 　　　　成長させたい 　　　　大事にしたい
悲しさ	悲哀, 寂しい, 孤独感, 無力感, 絶望, 喪失感, 虚しい, 切ない, 不条理, 失望, (弱い)情けなさ, みじめ, 諦め	（自分あるいは相手に）どのような期待を諦めて………（感情名）なのですか. 本当はどうあるといいのですか？	**慈愛欲求** 評価はどうあれ人を認めたい 愛したい 尊重したい 受け入れたい 誉めたい 見守りたい 人にやさしくしたい
苦しさ	つらい, 苦痛, しんどい, 苦悩	不安, 怒り, 悲しさのうち, どの感情が続いて苦しいのですか, と問い, そののち不安, 怒り, 悲しさのところで感情の明確化をする.	

カウンセリングでは時間がかかりすぎたり, クライアントを過度に依存させるなど難点が多い.

　本書では, 構造化連想法 (Structured Association Technique：SATと略す) を用いた構造化カウンセリング法としてのヘルスカウンセリングを紹介している. SAT法では, 構造化された方法で右脳を活用し, 連想・ひらめき・直覚を引き出し, 心的防衛機制を超えて隠れた本当の感情に気づき, そしてその気づいた感情の意味を構造化された方法で左脳で思考し, 整理することを助ける. 右脳を効果的に活用する構造化連想法は, S・フロイトが開発した精神分析法による自由連想法に対して, SAT法では一定の訓練を受ければ, 誰でもが行える「構造化された問いかけ」による連想法を用いている. たとえば「～というとき, どのような気持ちや感情がありますか」というように共感的に繰り返しながら連想してもらい, 感情に関するガイドライン (表II-2) を用いて感情の明確化をする. そして, 悲しさ, 抑えられない怒り, 怖さやパニック, 焦りや強い不安を心傷感情とよび, それらがあれば, 心傷風景連想法を用い, 心傷体験を想起させ, 癒しの技法を用いるようにする. その心傷風景の連想もイメージ変換法である癒し法も構造化されている.

SAT法の応用によるヘルスカウンセリング法の考え方では，本人が健康のために自ら望む行動，つまり保健行動がとれないのは，まず第一に保健行動をとろうとしても，その瞬間強い不安，怖さ，強い怒り，諦めなど過去の心傷体験（トラウマ体験）による心傷感情がフラッシュバックして蘇り，その本当の感情エネルギーの源泉はそのときの現実の感情にはないため，本人自らコントロールしようとしてもできないと考える．たとえば，タバコをやめようとしても，「なぜか怒りが起こる」「どうせやってもだめ」という強い怒りや諦めの感情が生じるから行動を改められないというわけである．「時間がない」「めんどうくさい」「やりたくない」「どうせだめ」などという保健行動に伴う負担感には，感情の明確化を行うと必ずや「諦め」「強い不満」「強い不安」などの心傷感情が隠れているのである．したがって，過去の心傷体験を癒せれば，それら保健行動の負担となる感情や，また自己決定をさまたげる感情が減弱化したり，あるいは消去し，自らの意思で決定できるようになるというわけである．

3. 逃避的な心のパターンが行動変容を妨げる

　保健行動が実行，継続できないもうひとつの要因は，自らの問題に対する逃避的，悪循環的な行動を生み出す心理パターンの存在によって，自らの健康を守る自己決定ができないことによる．過去の心傷体験による心傷感情がフラッシュバックして，自らの感情をコントロールできず，また問題解決ができない自分が続くと，本来「自らを信じたい」という心の本質的欲求をもつ人間は，そんな弱い自分に対し自己嫌悪を感じたり，あるいは自らを変えたいという強い希望をもつようになる．だが，簡単には変えられず，葛藤をもち続けることは苦しいので，その葛藤を「あたかも解消するかのような」感じのもてる特定の心理パターンをもつようになる．

　たとえば，協調を強く求められる社会環境のなかで，周りに認められるため，自分を信じて自分らしく生きることに挫折した人がいるとする．その人は自分を信じるためにそれとは別のこと，地位，名誉，財力などを得ることで代償的に自分を信じようとする「がんばり逃避」という心理パターンを身につけることがある．また幼いころ認められたり，愛されることに失敗し傷ついた人は，傷つけた人を見いだし，自分をその人に置き換えて世話し，自らを癒し，自らを信じようと努力する癒しの心理パターンを身につける．

　こうした心理パターンは保健行動の失敗を招く．たとえば，糖尿病で自らの血糖値のコントロールを必要としている経営者で，顧客との付き合いのために飲み，付き合いを欠かせず，そのコントロールが必要なことを理屈で理解できていても，エネルギー摂取を自らコントロールできず，いよいよ失明寸前になっている．これまで「がんばり逃避」で会社一代を築いてきたが，経営者としての地位も風前のともしびとなってきている．このケースの根本的な問題は，自分の気持ちを抑えてでも他者に認められて，他者からのサポートを得ることで職業生活をコントロールし，営んできていることである．だから自らの判断によって必要なときに「ノー」と言って自らの健康を守ろうとする自分をつくる自信感をもてない．「がんばり逃避」という心理パターンを続ける限り，自らの命さえ守る自分がつくれないといえよう．

　そのほか表 II-3 にみられるような心理パターンがある．それらをもつようになる

表 II-3 心理パターンに関するガイドライン（宗像恒次，1997）

① 癒す	傷ついた自分を置き換えられたもの（人）で癒そうとすること．
② 償う	自分の罪意識や自責の念を罰したりするなど別なことで許してもらおうとすること．
③ 当たる	自分の悔しさや恨みを別のもの（人）にぶつけて，はらそうとすること．
④ 妬む・恨む	自分の思いが果たされなかったから，その思いをとげようとする人を妬み，怒ること．
⑤ 巻き込む	自分の思いをとおすため，他の人を巻き込んでも果たそうとすること．
⑥ 助力を求む	無力感，罪悪感，自己嫌悪などを自覚しないで，自分の思いをはらすため意識的に助力や代理をたのみ頼ること．
⑦ 慰む	求めている人から得られなくなったものを代わりのもの（人）で果たすこと．
⑧ 気を引く	自分を責める，傷つける，病気になる，失敗することなどや，反対に人に不満やいやなことを言ったり，傷つけることで周りの関心や優しさや癒しを引き出そうとすること．
⑨ 諦める	自分さえ諦めることで丸くおさまり，安心できるということで，自己表現を抑え続けること．
⑩ がんばり逃避	自分の恐怖感や罪悪感や無力感や自己嫌悪などを自覚させないために，別のことで"これでもか，これでもか"とがんばり続けること．

〈心理パターンを推定する簡易テスト〉

Q1 困っている人や傷ついている人を助けていると何か気持ちが落ち着く．　　　　　　　　　〔癒す〕
　　　　　　　　　　　　　　　　　　　　　2. よくある　　1. ときどきある　　0. なし

Q2 幸福でいるより不幸でいるほうが落ち着く．　　　　　　　　　　　　　　　　　　　　〔償う〕
　　　　　　　　　　　　　　　　　　　　　2. よくある　　1. ときどきある　　0. なし

Q3 気持ちが落ち着かないことがあると，気持ちをぶつけやすい人に怒ってしまう．　　　　　〔当たる〕
　　　　　　　　　　　　　　　　　　　　　2. よくある　　1. ときどきある　　0. なし

Q4 なんであの人ばかりがと不満をもつことがある．　　　　　　　　　　　　　　　　〔妬む・恨む〕
　　　　　　　　　　　　　　　　　　　　　2. よくある　　1. ときどきある　　0. なし

Q5 私がこうしているのになぜあなたみたいな人がそうしないのかと不満をもつ．　　　　〔巻き込む〕
　　　　　　　　　　　　　　　　　　　　　2. よくある　　1. ときどきある　　0. なし

Q6 誰かが私を助けてくれるだろうと思うと気持ちが落ち着く．　　　　　　　　　　　〔助力を求む〕
　　　　　　　　　　　　　　　　　　　　　2. よくある　　1. ときどきある　　0. なし

Q7 あのとき○○さえしてくれれば，あるいはしていればこんなことにならないのにとか，幸せになれたのにと思う．〔慰む〕
　　　　　　　　　　　　　　　　　　　　　2. よくある　　1. ときどきある　　0. なし

Q8 自分を責めたり，傷つけるほうが安心できる．　　　　　　　　　　　　　　〔気を引く ①自傷型〕
　　　　　　　　　　　　　　　　　　　　　2. よくある　　1. ときどきある　　0. なし

Q9 人を困らせたり，世話をやかせることで安心できる自分がある．　　　　　　〔気を引く ②求援型〕
　　　　　　　　　　　　　　　　　　　　　2. よくある　　1. ときどきある　　0. なし

Q10 好意が欲しい人をなぜか責めてしまう．　　　　　　　　　　　　　　　　〔気を引く ③攻撃型〕
　　　　　　　　　　　　　　　　　　　　　2. よくある　　1. ときどきある　　0. なし

Q11 自分さえ諦めればすべてうまくいくと思うときがある．　　　　　　　　　　　　　　〔諦める〕
　　　　　　　　　　　　　　　　　　　　　2. よくある　　1. ときどきある　　0. なし

Q12 何かに懸命でないと生きている気がしない．　　　　　　　　　　　　　　　　〔がんばり逃避〕
　　　　　　　　　　　　　　　　　　　　　2. よくある　　1. ときどきある　　0. なし

2あるいは1に○をつけた方は〔　〕の中に該当する心理パターンをもつと推定される．

と，自分を信じて自分に依拠して，前向きに自分の問題を解決する行動をとれなくなる．むしろ自らの本当の問題解決にならないが，それとは別の行動をとることで（代償的）他人に認められたり，サポートをもらったり，あるいは他人を攻撃することで欲求不満を解消するような，消極的，悪循環的な解決行動を身につけることになる．しかし，他者に依存するにせよ，他者を攻撃するにせよ，常に他者を必要とし，他者に依拠する解決行動であり，それでは自らの本当に信じる気持ちをもてなくなるから，自らの行動も自ら変える自己決定を行う自信がもてなくなるのである．

4. SAT法はなぜ行動変容を促すのか

SAT法を用いたヘルスカウンセリングではつぎのように4つの効果をもっている．

●行動目標化の効果

SAT法は本人の言動の背後にある気持ちや感情に焦点を当て，表II-2Aのように最終的に5つの感情の中から該当するものを見いだす．SAT法の感情の明確化法によって特定の言動の背景となる感情に気づくと，感情の意味の明確化法（表II-2B）によってそれぞれ本人の要求あるいは期待がわかるようになる．

たとえば，自分の親にムカついている子供がいるとすると，そこには怒りの感情があることがわかるが，「怒りは当然……すべきだ」という期待を相手や自分に対しもっているときに起こる感じである．本人に親が当然どうすべきと思っているかと聞くと，「本人は将来にとても不安になっているときに，いやなことを言って私をどうして傷つけるの．それでも私の親なの，傷つけるのではなく，私を守るべきよ」という要求や期待があることがわかった．本人の怒りの背後に，親に認められたい，愛されたい気持ちがあることがわかる．

SAT法では，人の生きがいや生活の質を高める，心の本質的欲求には大きく3つあるとしている．すなわち，人に認められたい，愛されたいという慈愛願望欲求，また自らを認め信じ，自らを愛したいという自己信頼欲求，さらに人を認め愛した

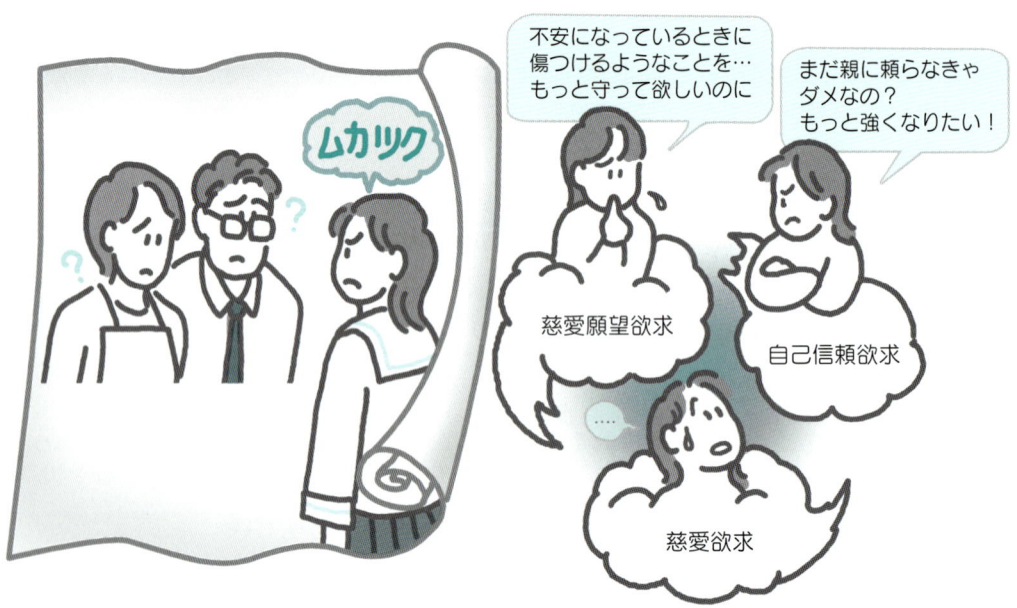

いという慈愛欲求である．このケースの怒りには，その背後に本人に親に愛してもらいたいという慈愛願望欲求があったことがわかる．この心の欲求に気づくことで，本人が本当は何をしたかったかがわかり，本人の心の欲求に合った行動目標をもつことができる．このケースの場合，本人がもし素直になって親に気づいた本当の気持ちを告白できれば，親から優しさを得るかもしれない．これを，本人の心のニード（欲求）を明確化し，目標化させる効果という．

●自己決定の効果

人は成長してくると，親に怒る気持ちの背後にまだ親に期待している自分を感じ，そんな弱い自分がいやだという自己嫌悪が隠れていることが多い．その自己嫌悪は依存的な弱い自分への怒りであって，もっと力強い自立的な自分を自分に認め，信じたいという欲求があるからである．自分に対する隠れた感情や要求を見いだす方法として，SAT技法には自己イメージ連想法がある．その方法としてさきの事例で言えば，

> **カウンセラー**「不安なときにどうして私を傷つけるのよ．母親なら私を守るのが普通でしょうと，親に怒っている自分ってどんな自分でしょう．フーッと浮かんできた自己イメージを言ってください」
> **クライアント**「周りに期待しやすいし，弱いですね」
> **カウンセラー**「そんな自分にどのような気持ちや感情をもちましたか」
> **クライアント**「いやな気持ちですね．情けないですね」

このようにして本人には「周りに期待しやすい自分が情けなく，それを変えたい」という要求があることがわかり，その背後の心の本質的欲求として「自分を変えて成長して，自分を信じたい」ということがあることに気づくと，これをこれからの目標にして自己成長しようとすることができる．他者に対してではなく，自分自身を信じたい，満足させたいという隠れた要求を明確化し，自己決定を目標化させる効果という．

●こだわりを解放する効果

ところが，そんな弱い自分に対して悲しいとか，諦めという感情が出てくることがある．弱い自分だけれどもしかたがないと思っているのである．このような悲しさや諦め，抑えられない強い怒り，怖さやパニックなど強い不安は一般に過去の心傷体験による感情がフラッシュバックして蘇っているのである．こうした場合，保健行動カウンセリングマニュアル（*Sheet 2*）が示すような①から④の手順で心傷風景連想法を行い心傷風景と心傷感情を想起させ，⑤⑥の癒しの技法を用いて「心傷イメージ」を「癒しのあるイメージ」に変換することで，心傷感情のフラッシュバックを妨げるようになる．体験したことのない方はこんなもので本当に癒せるのかなと思いがちであるが，一度体験するとその効果のすごさがわかるであろう．これは心傷感情を癒し，心のこだわりから解放される効果という．

●自己効力感を高める効果

過去に大事な場面で愛されなかったとか，また自分を信じることができなかった

とか，大切な人を愛せなかったという3つの心の本質的欲求の不充足を余儀なくされることがある．その場面の強力なイメージのなかに情動が大脳辺縁系の扁桃体に記憶保存されているとされ，似たような場面（鍵状況）になる．それが手がかりとなって無自覚にもフラッシュバックするのである．頭でわかっていても行動を変えられないケースはこれに相当する．この場合，保健行動カウンセリングマニュアルを用いて，望む行動変容を支援できる．

　その *Sheet 1* ②〜④に示すように，たとえば週1回運動する行動ならば，②その行動をもしとれればどのような気持ちや感情を生かされるか，③その行動をとれなければどのような気持ちや感情が生まれるかという図Ⅱ-2の保健行動シーソーモデルの動機感情（アクセル感情）に気づかせる．また，④その行動をとろうとすると障害となる気持ちはどんなことかという保健行動シーソーの負担感情（ブレーキ感情）に気づかせる．また⑤で，②③④の感情をもつ自分に対してどのような感情をもつかという保健行動シーソーの自己決定心となりうる自分自身に対する感情を聴く．これら②〜⑤のなかで前述したように悲しみ，抑えられない怒り，強い不安という心傷感情が出てきたら，心傷風景連想法を行ったのち，癒しの技法を用いて，イメージ変換を行うことが必要である．頭でわかっていてもいまの行動変容が妨げられるのは，過去の心傷感情がフラッシュバックし，自らの意思でコントロールできない感情があるためである．だが，イメージ変換されたポジティブな感情をもてるイメージがつくられると，今度は前頭葉が心傷イメージよりも癒されたイメージの方を優先して想起しようとするため，本人の自己効力感が高まり，自己決定能力が回復するようになる．自分自身に対する自信感（自己効力感）を回復する効果が生まれ，行動変容への効果的なカウンセリングとなる．

●過去から未来からフラッシュバックする感情

　ここで心傷イメージを変換する意味と意義について言及しなくてはならない．
　過去の心の傷ついたイメージをいまも記憶に抱き，心が癒されていないので，保

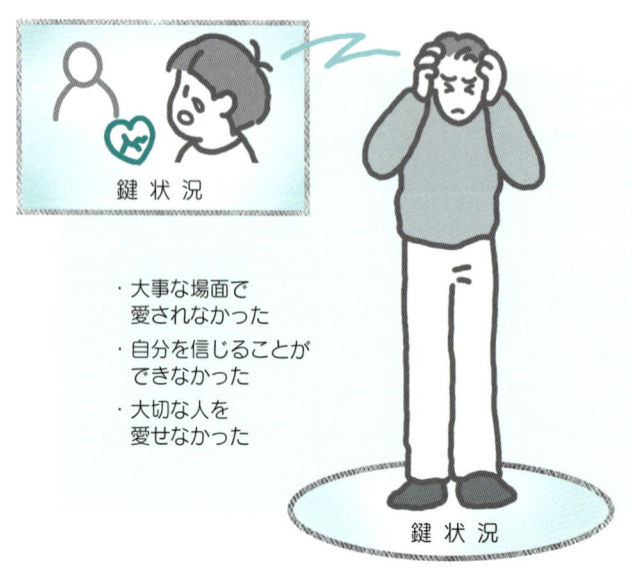

事例 保健行動変容カウンセリングマニュアル（*Sheet 1〜2*）（宗像恒次, 1998）

Sheet 1 保健行動変容カウンセリング　事例作成（小森, 1999）

① 実行したい行動内容（保健行動）

週1回スポーツセンターに行って運動する　　自信度 [30] %

	気持ち	主な感情	期待の内容	心の本質的欲求
② その行動がとれるとどんな気持ちになりますか？（動機感情）	太りぎみなので，食事制限と運動もしたい．できるとすごく満足．	満足	自分で自分をコントロールできる．	自己信頼欲求
③ その行動がもしとれなければどんな気持ちになりますか（動機あるいは負担感情）	体のコントロールもできなくなって，もうだめかと思う．体力も気力も衰えていくのかな．	悲しい	自分のことをちゃんと自分で決め，納得した生き方がしたい．	自己信頼欲求
④ その行動をとろうとするとき障害になる気持ちは何ですか？（負担感情）	時間がない．仕事も忙しいし，家をあけるのは家族に申し訳ない．	自分勝手かな．罪悪感	家族に負担をかけない自分．	家族によく思われたい．慈愛願望欲求
⑤ ②③④の感情をもつ自分はどんな自分のイメージでしょうか？（自己感情）	人のために生きている自分．	見捨てられる怖さ	存在している意味を感じたい．	人から大事な人と思われたい．慈愛願望欲求

＊悲しみ，恐れ，強い不安，怖さ，パニック，焦り，強い怒りがでたら，そのまますぐに *Sheet 2* のカウンセリングシートを行ってください．

⑥ 実行したい行動について，これからどうしたらいいか気づいたことは何ですか？

スポーツセンターには，自分のために行きます．家族を大切にしている自分の愛には自信があります．家族の愛も信じていますし，わかってくれます．また一緒にも行きます．

Sheet 2 保健行動カウンセリングマニュアル

(宗像恒次，小森まり子，橋本佐由理：SATヘルスカウンセリングテキスト，Vol.1，
ヘルスカウンセリングセンター，2000より引用)

〈心傷感情とは〉	
悲しいとその派生感情	言語と非言語の不一致な感情
強い不安（パニック，恐怖，怒りなど）	情動の発生
強い怒り（悔しい，恨み，罪悪感など）	意味不明の強い感情

〈心傷風景連想法〉

① 心傷感情　　　　　　　　② 心の声　　　　　　　　③ 鍵状況

| 見捨てられる怖さ | そんなこといわないで | 自分のすることが，相手にとって不都合なことであるとき |

［表Ⅱ-4 心の声と鍵状況の凡例参照］

④ 鍵状況のときこの感情や心の声が起こることがこれまでもありますね？
　　ふっと浮かんだ過去の出来事は何ですか？

祖母が死んだとき，父の弟（オジ）が母の看病の仕方について悪口を言った．「お前の母親はひどい女だ」私は驚いて何も言えなかった．いつも家に来ては仲良くしていたオジさんなのに…．どんなによくしてあげても，自分の都合で，人は何を思うか何を言われるかわからない．いつ傷つけられるかわからない．

| 感情　怖さ　　期待 | 人のためにがんばっていることを認めあって，あたたかい関係でいたい． | 心の本質的欲求　慈愛願望欲求 |

〈癒しの技法〉

⑤ そのときの自分は何歳「　小4　」　何とよばれていましたか？「　くに子　」

⑥ 重要な登場人物とイメージの変更

登場人物	言ってほしかった，してほしかったこと →	何と答えるか
おじさん	くに子のお母さんはよく看病してくれたね．忙しいのにオレはとても感謝しているよ．ありがとう．	おじさんがそんなに喜んでくれたら，お母さんも喜ぶよ．
登場人物 おじさんへ	ずっと一緒に暮らしていたらイヤなことだってたくさんあるわ．でもお母さんは，夜中も起きて精一杯看病してたんだよ．オジさんは何も知らないでしょ．自分でやってもいないのに批判なんかしないで…最低よ．	そうだったね．わかってたんだけど自分の親がいい死に方ができたのかと思うとイラついたんだ．でもそれは，自分が何もできなかったことへのイラ立ちだったと思う． オレは何もしてあげられずすまなかった． ← くに子のお母さんにお礼を言うよ．

⑦ そのときの自分はいまどうなっていますか？
　　ほっとする，よろこんでいる，うれしい，元気になった，など　になったら終了．
　　そうならない場合は，セリフをもらい直し何度も行う．（⑥をやり変える）

⑧ 逆流説明（フラッシュバック感情の理解）
　　過去の感情　[　　　]　と始めの感情　[　　　]　はどうつながっていますか？

人に対する信頼感がもてないぐらい怖さがつくられたことで，いまでも同じ怖さをもち続けている．怖さがあるので自分を犠牲にする行動をとってしまう．

⑨ 心の声の変更
　　始めの声　[②そんなこと言わないで]　修正した声　[自分の愛を信じるよ]　自信度　90 %

表 II-4　心の声と鍵状況の凡例（小森まり子，1999；宗像恒次増補）

感情		心の声	鍵状況
不安系	心配 気がかり 焦り	どうなっちゃうんだろう やっぱりできないかな 何か言われるかな どうしよう 困ったな びくびく，はらはら	何かしなくてはならないが，どうしていいのかわからないとき 自分で決めたことでも，行動ができていないとき 自分一人でものごとを決めるとき 問題がつぎつぎ起こりそうなとき 自分に対する人の反応が気になる 人から評価されることを意識したとき
	パニック	頭が真っ白 目の前が真っ暗	とっさに思いもよらないことを言われたり，されたとき 自分や大切な人に危害が加えられそうなとき 自分の欠点を指摘されたとき
	恐れ （生命危機）	やめて 助けて 許して	人が怒っているとき 自分や大切な人に危害が加えられそうなとき 生命が危ないとき
	恐れ （見捨てられる）	置いていかないで 怖いよ	自分の意見や存在を無視する反応をとられたとき 大切な人が去ろうとするとき 孤立しそうなとき
	恐れ （自己否定）	自分なんかが 生きている意味がないな 馬鹿だな どうしようもないな	攻撃されたとき 批判されるとき 自分の何気ない行動が人を傷つけたとき わかっていても自分を変えられないとき
怒り系	（自分に対し）	情けない 何やってんだ しっかりしろ 自分勝手かな 申しわけない なまけるな ごめんね	自分に弱さを感じるとき 人から認められるような自分になっていないとき 自分のあるべき姿を保っていないと感じるとき 自己主張を押しとおしたとき 自分を優先し相手をいたわれなくなったとき これくらいいいやと自分に甘くするとき 人の期待に応えられないとき
	（相手に対し）	ふざけるな ばかにしやがって ちゃんとしてよ 馬鹿やろう 自分ばっかり 何であの人が 何でわかってくれないの	自分ががんばっていることをわかってもらえないとき 侮辱的なことを言われたとき 本来すべき役割を相手が果たしていないとき 自分を尊重してくれないとき 自分のことばかり主張する人を見たとき 尊敬できないような人が利益を得るとき 相手がわかってくれないとき
悲しさ系		助けてほしい ひとりぼっちだな 誰か来て 私さえ犠牲になれば 私はどうせ駄目 あー，そんなもんか 意味ないな 自信がないなあ 嫌われるかな しょうがない がっかり どうせ，私なんか	しなければならないことが，いっぱいあるとき 本当にわかってくれる人がいないと思うとき みんなが楽しそうにしている中に自分が入っていないとき 大変な作業があるのに誰も無視していて結局自分がするとき いい結果が出そうにないとき 自分の期待したほど相手が認めてくれなかったとき 無理してやってあげても，さほど感謝されないとき 見通しのないことに決意しなければならないとき 相手の期待に添わない言動をしようとするとき 期待してもそのとおりにならないとき 支援が得られないとき どんなにうまくいっていても，壁に当たってしまったとき

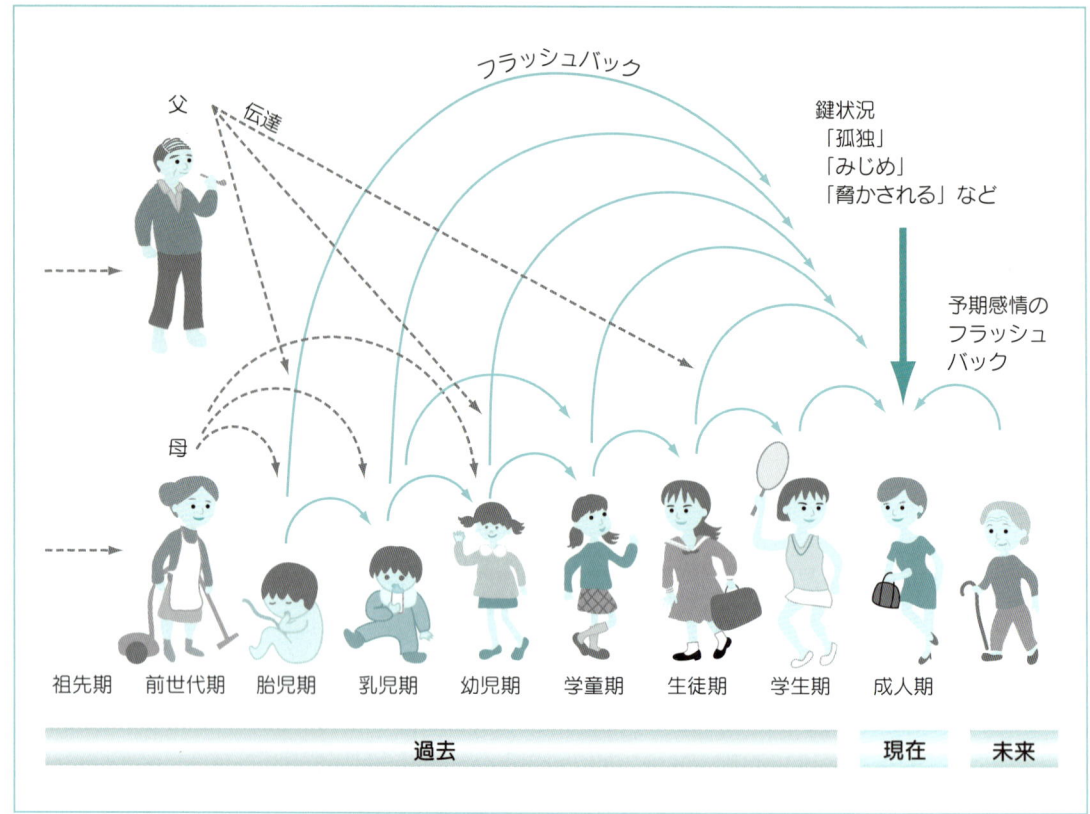

図 II-3　鍵状況に対する心傷感情の伝達やフラッシュバックの凡例 (宗像恒次, 1991)

健行動をとるに際し，たとえば「周りからどう思われるだろう」とか，「自分の自信のないことをしなくてはならないとき」などのように過去と同じような鍵状況になると無自覚にもそのイメージの中の感情や心の声が蘇り，現在の自分の問題に現実的に立ち向かえなくなるのである（図 II-3）．

　そこで，心傷風景連想法と癒しの技法によって，過去の心傷風景での傷ついた心を癒すイメージをもてるようになるイメージ変換が必要になる．これによって，無自覚のうちにフラッシュバックする感情の隠れた意味がわかると同時に，**フラッシュバック感情**と**現実感情**の感情分離ができる．この分離ができないと，成人して保健行動をとっていても，鍵状況で幼いときの感情が蘇るので，成人にとってはその現実状況に不釣り合いなほどの強い感情がフラッシュバックして，無自覚のうちに自らをコントロールできないことになるのである．また，癒しの技法で心傷感情も減弱化し，条件反射のように怖くなったり，パニックになったり，悲しくなったりすることはなくなり，自由であるがままの自分でいられるようになる．

　それからもうひとつ，未来からフラッシュバックするともいえる感情もある（図 II-3）．過去に未解決な心傷感情や問題をもっているから，これからも似たような問題が起きると再び同じような心傷感情や問題が襲うのではないかという予期不安が起こる．この予期不安をもつことは，これから未来に何度も起こると予期されることから予期感情や予期問題が未来からフラッシュバックすることになる．したがって，過去に戻って心傷感情を癒すイメージをもつだけでは不十分である．過去の

問題を解決できうる現実的方法を明確化し，その方法を適用し，現在も過去と似たような問題があるので，それを解決できる見通しをもつことが必要である．たとえば小学校のとき転校し，独りぼっちだったとき，自分からクラスの人たちに一生懸命に遊ぼうと声をかけられなかったとすると，いまも職場で自分から職場の人たちに話しかけ，自分の仲間をつくれないことが原因していることに気づくことができる．その問題対処の現実的方法がみつけられることで予期不安が解消し，未来からの起こりうる予期感情のフラッシュバックを防ぐことができ，自己効力感を高めることができるのである．

5. パーソナリティ変容を促し，自己成長を支える

●SATイメージ療法の必要なとき

図Ⅱ-3が示すように，「みじめな思い」，「孤独」，「脅かされる」などの鍵状況に立つと，本人の過去の心傷性出来事の中にひそむ，強い心傷感情がフラッシュバックすることがある．その結果，理屈で考えるように自分自身をコントロールできなくなり，病的不安や抑うつなど神経症的状態に悩まされたり，また身体症状が悪化したり，慢性化し，また気晴らしのための嗜癖行動を止められなくなる．

その精神症状・身体症状・行動症状は，心傷性出来事が過去に戻れば戻るほど，すなわち心傷感情が胎児期や前世代期のものになればなるほど，心傷感情のフラッシュバックの重複化によって重症化する．

たとえば，母親の情緒不安定や切迫流産などの際，母親の大量のカテコールアミンの放出などを通じて胎児期に味わった生命危機の恐怖は，乳児期，幼児期，学童期でのちょっとした危機でも怖さをつくり出す原因となりやすいからである．

幼児期に自転車の荷台に置かれたが，胎児期の恐怖感は生まれつきの怯えやすさをつくるため，母を求めて揺れ動き，本人の自転車からの転倒を母親が防ぎきれないことで落下すると，さらに恐怖感が強化されることになる．

そうした生命危機の恐怖は，形を変えて周りの人から見捨てられることへの恐怖感をつくり出し，学童期にもちょっとしたことで怯えるため，いじめの格好のターゲットとなり，心傷体験がさらに重ねられ，そのたびに重症化することになる．

胎児期からの心傷感情がフラッシュバックしていると想定され，SATイメージ療法が必要なケースは次のような場合である．

---

① 小さいころから何かずっと同じようなことを感じているような記憶がある．
② 幼児期までの癒しをしたが，まだ先に何か（心の傷）があるような気がする．
③ 親や自分に対する失望感や不快感がとても大きい．
④ 自己免疫疾患を含む重度な心身症がある．
⑤ 根強い強迫性障害や反復する抑うつ症，摂食障害や薬物依存症（ニコチンやアルコール依存を含む）などがある．
⑥ 回避性，境界性，強迫性，妄想性などのパーソナリティ障害がある．

---

④⑤⑥の疾患や障害は，現代の西洋医学による通常医療では治療はほとんど困難であり，代替・相補医療としてSATイメージ療法の適用が必要となる．栄養指導

をしていて，このイメージ療法がしばしば必要になるのは，Ⅳ章の事例で紹介されているような摂食障害や抑うつの強い透析患者などであろう．

これまでの研究によれば，母親の子宮周辺を超音波によって観察しながら「染色体異常があるので人工流産をしたほうがいい」と医師が話すと，母親のショックを感じとるのか，胎児の動きが急に止まることが観察されている．このことから胎児は，母親の情動の変化をキャッチするのではないかといわれている．また，胎児期に戻ってもらう退行催眠をかけると，実際は私たちの想像をはるかに超えて，胎児は周りの状況をキャッチしていることがわかる．

●SATイメージ療法の手順

本方法は，胎内イメージ連想法，産道期イメージ連想法，誕生期イメージ連想法の3つからなり，それぞれのイメージ連想法によって気づいた心傷感情の癒し方にも，胎内イメージ癒し法，産道期イメージ癒し法，誕生期イメージ癒し法，乳幼児イメージ癒し法の4つがある．そのうちのいくつかを紹介する．

再誕生・再養育イメージ法が必要なケースについては前述したが，実際に施行する前にクライアントからインフォームド・コンセントを得る必要がある．

胎内期，産道期，誕生期において，胎児が味わった恐怖感や無力感などの心傷感情は，身体の感覚レベルの寒さ，臭いなどで記憶されている．その身体感覚を催眠によってイメージとしてよび起こし，そのイメージの中にある感情を明確化することで，どのような心傷感情が大脳辺縁系の扁桃体に潜在記憶として残存していたかが推定される．その隠された心傷感情は，乳児期や幼児期にしばしばフラッシュバックされ，その時期の心傷体験をつくる原因となっており，その乳児・幼児期を経て，本人のすべてのライフステージを支配するようになる．

クライアントが前述の①～⑥の再誕生カウンセリングの必要な状況に該当するのであれば，胎児期につくられたイメージがもつ心理的，神経的，免疫的，内分泌的レベルの毒性を消すため，心傷イメージを癒すイメージ変換法が必要となることを説明する必要がある．

もし母の胎内に入ることへの拒否感が強い場合は，その気持ちを聴き，「あんな母胎に戻りたくない」という母親への拒絶感が強い場合，表Ⅱ-5の親の再養育イメージ法をあらかじめ行うとよい．また，すでに亡くなった人への感情が強い場合には表Ⅱ-6の亡き人再会イメージ法をあらかじめしておく必要がある．

●胎内イメージ連想法

① 準備

本人の悩みごと，身体症状，やめたい行動の背後にある強い心傷感情に対して，心傷風景連想と癒し技法を実施しておき，その心傷感情とつながる胎生期の心傷感情を連想しやすいように準備しておく．ただし，本人が自分自身とそれを観察している自分に解離して能面顔になっていたり（自己解離），自分の問題や事実をみることに怖さがある（問題回避），自分の気持ちを感じることに恥ずかしさと怖さがある（感情認知困難）などの場合がある．これらの場合，それらの背後にある恐れやパニックについて心傷風景連想法と癒し技法が必要になる．胎生期に入っても自己解離

表 II-5 再養育イメージ法

【定義】

自分の親や親族など大切な人からの被害イメージがあり，それがとれない場合，その人を自分に被害を与えない，むしろ愛情の注げる優しいパーソナリティに育つよう，その人の父母や祖父母の養育の仕方を変えるイメージをつくり直し，そして本人に愛情を注いでかかわれるようになれるイメージをつくるイメージ変換技法

【準備】

その大切な人がどのように育てられたかについて聴き，どのように育てられると自分に被害を与えないで，愛情を注いでかかわれるようになるかについて考え，そのためのシナリオをもつ．原則的には，その人の父や母や祖父母や，必要なら曽祖父母にさかのぼって，愛情の注げる優しい養育をしてもらうにはどのようにすればいいかについてセリフをもらう．

【実施】

その人がその胎児として安心して生まれ，そして愛情深く育てられるイメージをつくり，自分と出会う大切な人として登場するまで幸せにすくすく育つイメージを行う．そのためにその人の母親と父親が祖父や祖母を再養育し直す．つぎに愛情深く育てられたその人が，本人に愛情を注いでかかわってくれるイメージングやスキンシップを時間をかけて行う．

表 II-6 亡き人再会イメージ法

【定義】

亡き人の存命中果たされなかった事柄を，亡き人とイメージのなかで再会することで果たし終えるイメージ変換技法

【準備】

亡き人との心傷風景のなかの感情，期待，心の本質的欲求を明確化し，癒しにはどのようなシナリオが必要かを探る．

【実施】

① 心傷風景のなかの自分が成人の場合，第1次的選択はエンプティチェア法である．カウンセリングは本人が一方の役を実施し，役割を変えるとき，交替する前の役割で言った言葉を繰り返すなどして手助けする．
② 心傷風景のなかの自分が幼い場合，カウンセラーが【準備】のなかで得た情報のもとでアドリブで進める．本人が実施を怖がったり，消極的になると，いま出てきている幼いときの人格の背後に成人の人格があるとして，その成人の人格を説得し，またその人格からヒントをもらいながら進める．

や問題回避や感情認知困難を呈するからである．また環境設定として，騒音がない静かな部屋を確保し，少し暗くする．

② 胎内イメージ連想

自分の幼いときの赤ちゃんの写真を見たことがありますか．幼いときの写真しかない場合，それをさらに小さくして赤ちゃんにし，そのイメージで母の胎内に入ってください．胎児のように指をくわえ，うずくまり，胎内にいるイメージをつくってもらい，次のようなことを聞く．

▶ 「羊水の中の温度はどのような感じですか」（体性感覚レベル）

　　マイナスイメージ：冷たい，暑い，温度が感じられない

　　プラスイメージ：温かい，気持ちいい

▶ 「羊水を飲んでみてください．どんな味がしますか」（味覚レベル）

　　マイナスイメージ：すっぱい，にがい，しょっぱい，味がない

　　プラスイメージ：甘い，おいしい

▶ 「子宮壁をまさぐってください．どんな感じですか」（体性感覚レベル）

　　マイナスイメージ：かたい，ごわごわ

　　プラスイメージ：柔らかい

▶ 「胎内はどんな色，明るさを感じますか」（視覚レベル）

　　マイナスイメージ：暗くて見えない，黒，黄色，水色

　　プラスイメージ：明るい光，パステルカラー，ピンク

▶「身体全体を感じてください．痛いところや違和感のあるところはないですか」
　　（体性感覚）
　　　マイナスイメージ：腰が痛い，首が痛い
　　　プラスイメージ：何もない，いい感じ
▶「胎内ではどんな声や音が聴こえますか」（聴覚レベル）
　　　マイナスイメージ：うるさい，機械音
　　　プラスイメージ：優しい声，穏やかな響き
▶「胎盤が見えますか，そのあたりはどんな色をしていますか」（視覚レベル）
　　　マイナスイメージ：焦げ茶色，黒
　　　プラスイメージ：明るい
▶「へその緒はどうなっていますか」（視覚レベル）
　　　マイナスイメージ：とても細い，首に巻きついている
　　　プラスイメージ：普段の状態になっている
▶「胎内ではどんな臭いがしますか」（嗅覚レベル）
　　　マイナスイメージ：血の臭い，焦げた臭い
　　　プラスイメージ：甘い臭い，さわやかな香り
▶「その他，気になっていることはありますか」

③　胎内イメージの感情の明確化

　それぞれのイメージを感情のガイドライン表（15頁）をみせて，感情の明確化をする．心傷感情があれば，母親や父親などに本当はどのようにしてもらいたいか，その要求の内容について胎児役をして語ってもらう．そして，その感情は胎児の感情か，それとも母か父かなど，誰の感情かと思うか，また胎生何カ月の自分かについて聞いておくと，癒しのシナリオづくりに役立つ．

●胎内イメージ癒し法

①　準備

　本人にあらかじめ親を含む家族，親族，親代わりの人に，胎児期や出生期の状況を聞いて情報をもらう．そのとき，家族を問いつめるのではなく，「妊娠中どのよう

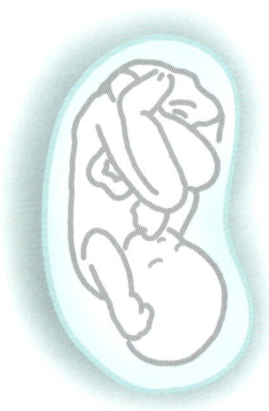

な思いで過ごしたか」について聞き，どのような情報でも役立つということで率直に答えをもらえるように指導する．

② 胎内イメージ連想法の実施

　胎内イメージ連想法のなかでの胎内マイナスイメージにおける，それぞれの心傷感情，その親などに対する要求内容を確認する．

③ 癒し法の必要性の説明

　胎内期の心傷イメージは心理的毒性が強く，それをイメージ変換することが必要であることを説明する．

④ 登場人物

　胎内期の癒しに登場してきてもらいたい人，もらえる人を確認し，そのときの呼び名を聞く．

⑤ 癒し法のセリフの確認

　心傷感情を癒すために，各登場人物の語ってもらいたいセリフを聞く．このとき，胎児役の注文に徹底的に寄り添うことが大切である．親や祖父母の再養育イメージ法を用いてからセリフを調整する．

⑥ 癒し法：実施

　そのセリフを言う前に，指を口にくわえ，うずくまり，胎内にいるイメージをつくってもらい，それぞれの役の人のセリフを真剣に言う．セリフとしては表Ⅱ-7のようなことをあたかも自分の親から言ってもらっているイメージをもちながら本気で伝え，必ず最後には親が出産を心待ちにし，無事に生まれてくることを願うようにする．

⑦ 癒し法：チェック

　羊水の味，温度など胎内期の感覚をチェックし，プラスイメージへの変化が十分認められればいいが，不十分ならば，もう一度セリフを練り直し⑥をやり直す．

表Ⅱ-7　胎児期に心の本質的欲求を充たす言葉（通称魔法の愛の言葉）

慈愛願望欲求を充たす言葉

- おまえが授かって本当にうれしい．愛しているよ．
- おまえがなんであれ，愛しているよ．無事に出てきてね．
- おまえが誕生し，大きくなるなかで困ったことやつらいことがあるだろう．そのときは言うんだよ．お父さん，お母さんは全力をあげて助けるからね．

自己信頼欲求を充たす言葉

- おまえが生まれたことを感謝できるように，自分が心から満足でき幸せだなぁと思えるように生きなさい．
- お父さん，お母さんはおまえが自分を信じ，自分の満足できるように生きる姿をみていることが一番の幸せです．

慈愛欲求を充たす言葉

- お母さん，お父さん私を授けてくれてありがとう．愛してくれてありがとう．生まれてきて良かったと思えるよう自分の満足するように生きます．ありがとう．

Sheet 3 　胎児期シート（宗像恒次，1999）

	最初のイメージ	感情	要求内容	▶ イメージ交換 ▶	逆流説明
羊水の温度	ヒヤッとする	怖い 生命危機 （母）	初めての子流産 トイレに流れた 流したくない	あったかくてとても気持ちよくなった	→見捨てられる怖さ →虚脱感
		（私）	流産されたくない		
羊水の味	しょっぱい	心配 （母）	これから大変だ，誰も知っている人いない，頼る人欲しい	いい感じ	
		心配 （私）	こんな母親で大丈夫かな，ちゃんと育てて欲しいなぁ		
胎内の明るさ	まぶしいところ（赤）と黒いところがある どうなっちゃうのかな	希望 怖い （見捨てられ） （母）	かけ落ちした 知っている人がいない，夫から放り出されたら帰るところがない，助けて欲しい	空の色 光が明るい	→母の気持ちが私に転移している．見捨てられる怖さ
胎盤の色	黒	不安 （母）	知っている人いない	明るい色	
		不安 （私）	こんな母で大丈夫かな，しっかりして欲しい		
子宮壁の状態	柔らかい 弾力性がある いい感じ	安心 （私）			
へその緒の状態	目の前からふってくる感じ，明るい色でよいイメージ	安心 （私）			
身体の違和感	広すぎてひっくり返りそう	怒り （母）	こんなに広く空間あけているのに何で大きくならないの	余裕あるけど遊んでいられるからいい	→虚脱感 →罪悪感
		（私）	小さい私じゃ何でいけないの		
聞こえる音	トラックの音がときどきする	怖い （生命危機） （母）	生まれても育てられるか，頼る人もいない，知人もいない，育児書もない	にぎやかで面白そう	
		（私）	こわい音のするところへ行きたくない		
におい	あお臭い，えたいの知れないにおい	気がかり （両親）	生活すべてが心配 給料，住むところもどうなるかわからない	葉っぱのいいにおい	

※（　）内はその感情をもつ家族名

Sheet 4 　同居家族と家系背景シート

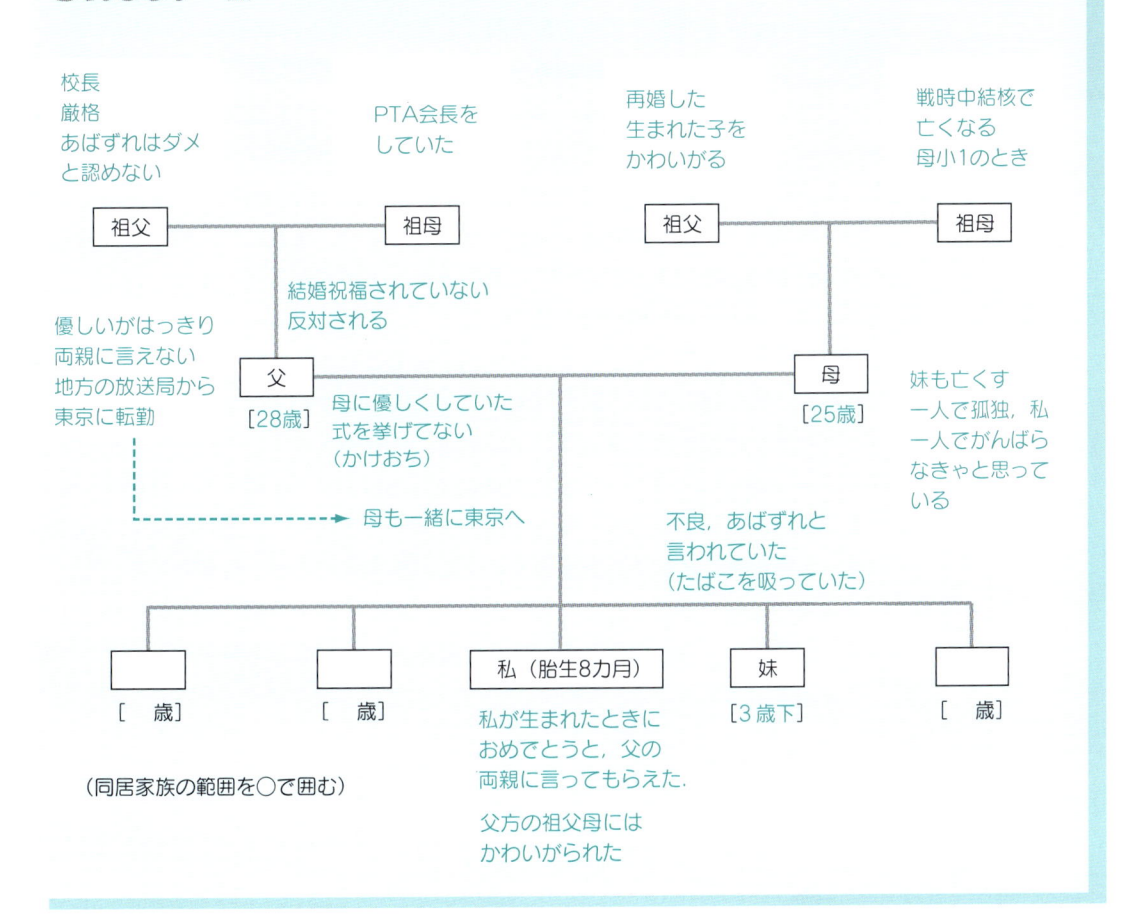

父方祖父
校長
厳格
あばずれはダメ
と認めない

父方祖母
PTA会長を
していた

母方祖父
再婚した
生まれた子を
かわいがる

母方祖母
戦時中結核で
亡くなる
母小1のとき

祖父━━祖母　　　　　祖父━━祖母

結婚祝福されていない
反対される

父 [28歳]
優しいがはっきり
両親に言えない
地方の放送局から
東京に転勤
→ 母も一緒に東京へ
母に優しくしていた
式を挙げてない
（かけおち）

母 [25歳]
妹も亡くす
一人で孤独，私
一人でがんばら
なきゃと思って
いる
不良，あばずれと
言われていた
（たばこを吸っていた）

子：[　歳]　[　歳]　私（胎生8カ月）　妹[3歳下]　[　歳]

私が生まれたときに
おめでとうと，父の
両親に言ってもらえた．
父方の祖父母には
かわいがられた

（同居家族の範囲を○で囲む）

Sheet 5 　家族イメージ変換シート

同居家族（死亡者も含める）	これまでの家族イメージと成育背景	再養育イメージと変換後の家族イメージ
父	性格は優しいが母のいいところやひとりの寂しさを両親に説明できなかった（両親が厳しいので）．	両親に優しくなってもらい，自分を信じて何でも言える父になり，母を守る．
母	一人で孤独，東京で頼る人は父一人だけ，仕事で帰らないこともある，相談する人もいない，不安ばかり．	夫の両親に何でも相談でき，マタニティ教室へ行って友達をつくる，父も母を守りゆったりした気持ちで出産を迎える，一人でがんばらなくても大丈夫と思える．

● **再誕生イメージの形成とチェック**

　産道期をへて出産し，誕生するイメージをつくっていく．誕生したとき，誰が待っていてどのような顔をしているかを聞く．喜び系の顔のイメージならOKである．その後ストレッチ法を行い覚醒水準を高め，イメージ療法に伴う変性意識から通常な意識水準に戻した後，胎内期や誕生期をめぐって生じた心傷感情がその後の人生や現在問題となっている理屈でコントロールできない感情をどのようにつくっているかに気づけるよう助ける．逆流説明法によって胎内での心傷感情が幼児期から成人期や老年期まで一定の鍵状態で蘇りやすくなったり，またその心傷感情に対処するための特有の心理パターンがつくられてきたことがわかるだろう．

　ところで，胎内での心傷感情は胎内のイメージ変換によって喜び系感情に変化するが，これまでは一度変化させると持続性があることがわかっている．しかしながら280日ある胎生期のなかで別の時期の心傷感情があるので，より妊娠初期にさかのぼって何度か再誕生カウンセリングをしなくてはならないことがある．私たちはSATイメージ療法によって，早期幼児期に焦点をおくS・フロイトの精神分析療法よりも，より深層の心傷感情を変える技術を得たことになる．振り返ってみれば水子神社，先祖供養，仏おろしなどさまざまな宗教儀式のなかに自然発生的な形でイメージ変換法が根づいていたことに気がつく．SATイメージ療法はこの自然発生的なイメージ変換法を誰もが同じ方法ですれば確実に再現できる科学的方法として構築したものといえよう．

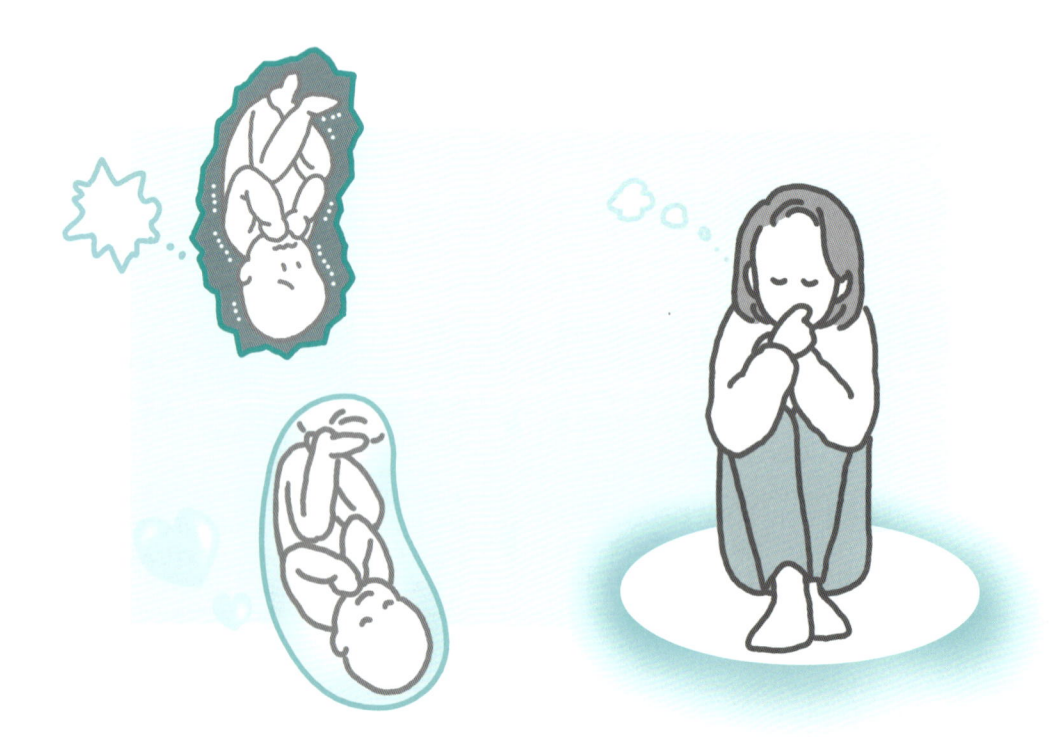

III セミナー

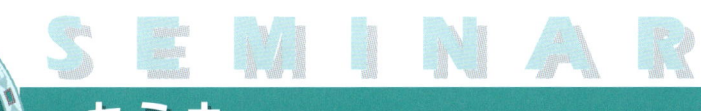

1. SATカウンセリングの基本姿勢と技法

❶ SATカウンセリングを支える4つの基本姿勢

　SATカウンセリングを進めるうえでのカウンセラーの基本姿勢として，"観察""傾聴""確認""共感"の4つがあげられる．カウンセリング中は，これらの基本姿勢をとり続けたうえでさまざまな技法を用いて展開していくのである．

1. 観　　察

　"観察"は，相手の話のなかでポイントとなるところをとらえるためには欠かせないものである．

　話のポイントとなるところは，話をする相手がわかってほしいと思っているところであったり，気持ち感情が強くこもった重要な部分である．これらは，話し方や言葉の強さ，言葉遣いといった言語的表現として表れるところや，顔の表情や目の動き，声の調子などが大きく変化したり，話を聴いていて，こちらの心がジーンとすることによってとらえられるような非言語的に表現されるところである．このようなポイントとなる部分を，相手の表現からつかむには，表Ⅲ-1に示すようなキーワード，キーメッセージに注目することによってとらえるのである．

　日ごろ，相手の話を聴くときには，話の筋道や細かな事柄を正確に理解することに注目するが，これで相手の思いが理解できるわけではない．言語・非言語的表現を"観察"することから，相手の話に込められた気持ちや感情がわかるように話を聴くことが大切なのである．

表Ⅲ-1　言語的表現と非言語的表現の観察法（ヘルスカウンセリングテキスト，Vol I，2000年より）

言語的表現（キーワード）	非言語的表現（キーメッセージ）
● 気持ち用語（やっぱり大事だな，絶対すべきじゃない，など）	● 声と目と顔の表情の変化
● 感情用語（不安，嬉しい，など）	● ジェスチャー
● セリフ（早くしなくっちゃ，一緒にがんばろうよ，など）	● 身体姿勢の変化
● 独特の言葉（自立心がみじんもない，など）	● 心にジーンとくる

2. 傾　　聴

　"傾聴"は，相手の話を聴くときに，意見を言ったり，評価をしたり，誘導することなく，相手の気持ちや感情を受け止める聴き方である．相手の話すことを言ったとおり，内容だけでなく，気持ちをもそのまま受け止めて聴くのである．

　しかし，話を聴くときに，聴いているつもりだが聴いていないことが案外多いものである．たとえば，相手の話を聴いているときに，別の用事を思い出したり，時間が気になったりすると，その瞬間は話が自分の中に入ってきていないような場合である．そのほかには，話の内容にこだわりをもったり，分析してみたり，自分の物差しで評価してしまい，つい口を挟みたくなってしまったりする．このような自分の心の動きは，相手の心を聴くことができていない状態をつくりだしているが，この傾聴を妨げるものをブロッキングという．ブロッキングは，自分の関心，感情，追体験，思い込み，意見，解釈，転移（過去において強い感情をもった相手と似た人に対して，同じような気持ちをもってしまうこと），誘導など無数に存在するのである．

　"傾聴"すると，相手は話す意欲がわいたり，安心して本当のことを言えるようになる．それとともに，自分の話に注意を向け，自分の考えを自分で吟味するようになり，これからどうすればいいのかを判断していくことができるのである．

　しかし，保健医療者は相談や指導の場面では相手の本当の気持ちを受け止めることをせずに，専門家としての価値観で意見や評価を伝えることが多い．その場合は，相手は自分の気持ちをわかってもらえないという気持ちが強くなり，保健医療者への信頼感を失ったり，安心して自分を見つめ，気づきを深めることもできないという結果になるので，注意が必要である．専門家としての意見を伝えるときには，ブロッキングを避けて，相手の気持ちや考え方を受け止め，理解できていることが重要である．

●ブロッキングをはずすには

　ブロッキングを起こしたままで相手の話を聴いても，傾聴することはできない．しかし，ブロッキングは誰でも必ず起こってくるものなので，いま，自分のなかで起こっている思いや感情がブロッキングであるのか意識し，それを脇に置き，また相手の心に焦点を戻して聴くことによって，傾聴ができるのである．そのためには，まず自分がどのようなブロッキングを起こしやすいのか，癖を知ることで，ブロッキングに早く気づいて，脇に置くことができる．また，ブロッキングしているのかどうか確かめるには，相手から「話しが伝わったと思うか」「伝わってうれしい気持ちになったか」ということを率直に尋ねてみるのも，一つの方法である．また，どうしてもブロッキングが外せないときというのは，自分自身の問題を抱えたままで，相手の話の内容が自分の問題と似ている部分になると，抵抗感が起きてしまって相手の話は聴けなくなってしまう場合がある．このような場合は，カウンセリングを受けて自分の問題を解決することも必要である．

● フォローの態度

　相手が自分の理解できないような言動や行動をとったり，ルールを守らなかったときに，「なぜ」，「どうして」と質問したり，何も聴かずに説教してしまいがちである．実際に言葉や態度に出さなくても，このような思いは相手に伝わってしまう．相手は「責められているみたいだ」「わかってもらえない」「悪いことを言ってしまった」というような思いをもってしまい，本当のことを素直に言えなくなってしまう．話を聴くときには，相手に「自由に感じたり考えたことを話していいですよ．たとえはじめに言ったことと気持ちが変わってきて，違うことを話しても構わないですよ．懸命にあなたについていきますから」ということが伝わるようなフォロー（寄り添う）の態度が必要である．

3. 確　認

　"確認"は，相手が話し終えたときに，相手が言いたかったことのポイントをとらえて，自分の言葉で返し，正しく伝わっているかどうか確かめることである．

　相手は必ずしも自分が何を言いたいのかをわかったうえで話しているよりも，はっきりとわからないまま話していることが多いものである．"確認"をとおして，話した相手も自分が言いたいことがわかってくる効果もある．

　実際には，相手の話のなかでポイント（キーワード，キーメッセージ）をとらえて要約し，「いまのお話は，○○ということでしたか？」というように繰り返す．そして，「お話のポイントはこれでいいですか？」「おっしゃりたいことがこちらに伝わっていると思いますか？」と尋ね，その反応をみて確認することが大切である．

　話のポイントを的確にとらえて確認したときには，相手は非常に生き生きした表情で，返事もはっきりと返してくれる．しかし，ポイントが的確でなければ，相手の表情がとまっていたり，首をかしげる，「だいたい合っています」といった，あいまいな答えが返ってくる．その場合には，「ちょっと違っていましたね」と言って，さらに修正して，相手の気持ちに合った言い方に仕立て直す（テーラーリング）必要がある．

　確認の際には，相手の表情や言葉の不自然さを見逃さないようにキャッチし，仕立て直すことが重要である．

● テーラーリング

　「服を仕立てること」を意味するが，SATカウンセリングでは相手の気持ちに合うように，相手の反応を観察しながら繰り返すなかで，言語的・非言語的な表現について仕立て直していくことを示す．テーラーリングが不十分で気持ちに合った繰り返しでないと，相手は違和感を覚え，カウンセリングの展開が困難になる．

4. 共　感

　"共感"は話をする相手の気持ちに近似した気持ちをカウンセラー側に起こすことにより，心と心のコミュニケーションを可能にするものである．

　共感は，「相手の気持ちが十分確認できるまで感情の明確化を行う．そして，ポイントとなる強い感情（顔や目の表情が変化したり，心がジーンとなるもの）と意味

内容を確認したあと,その感情が起きたときの場面のイメージを聞く.つぎにそれを繰り返し,確認したものを心の中でイメージし,感情移入によってこちらの心を満たす.さらには,その感情を表す相手のセリフ(キーワードを含む)やジェスチャーを確認し,自らに語りかけるように表現すると,カウンセラー側にも同じような感情が起こり,心と心が通じてくる」ということによって可能となる.

"共感"されると人は安心感を抱き,心を開くようになり,内省化し,癒しの効果も得られる.

●共感と同情・同感の違い

相手の話を聴くときに「かわいそう」とか「気の毒に,なんとかしてあげたい」などという同情の気持ちが起こってくる.これは話を聴いた自分の気持ちであり,相手の気持ちを理解したことにはならない.

同感は,相手の話を聴いて自分と同じような体験や価値観が一致して,「私も同じ」とか「私もそう思う」と感じることから起こってくる自分の気持ちである.

共感は相手の置かれている状況とそのときの気持ちや感情について,そのまま受け止め,状況をイメージして,その中に自分を置いてみて感情を移入することによって,できる限り相手の感情に近づけることにより理解することであり,同情や同感とは異なる.

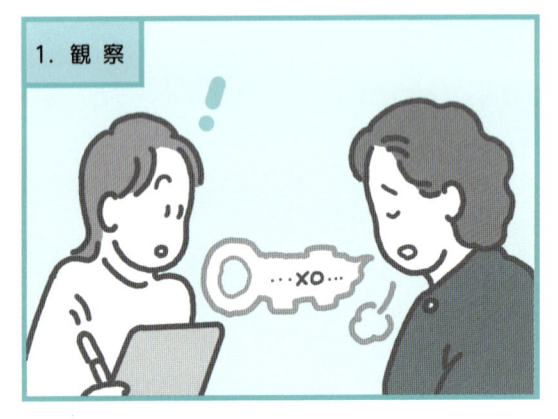

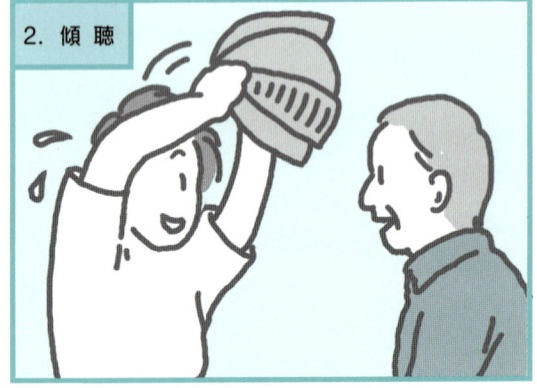

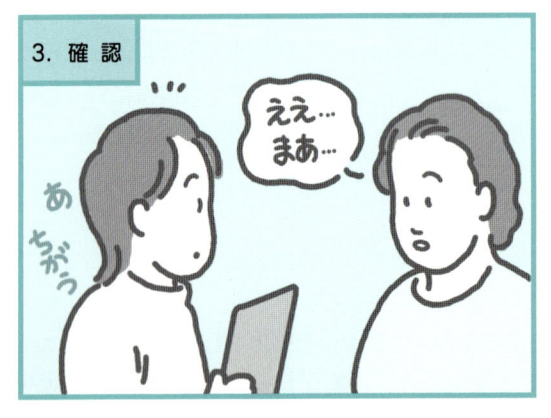

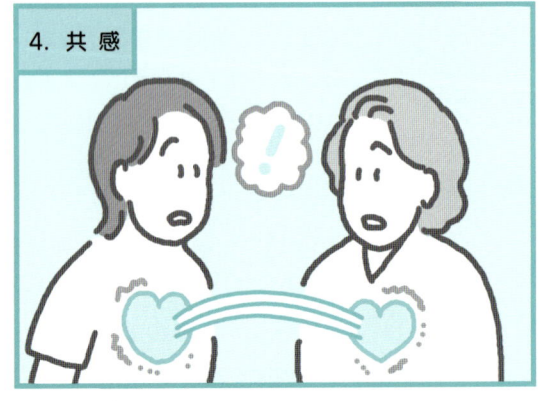

2 SATカウンセリングの技法と効果

　SATカウンセリングは，相手のさまざまな状況に応じての効果が得られるよう，カウンセリングの展開と技法が考えられている．

　相手が訴える内容には，現在本人がとらえている問題意識があるが，そこにある本人の欲求を明らかにし，行動に結びつけられる気づきへの支援が必要である．

　たとえば，糖尿病の栄養相談のケースでは，「今日の検査でヘモグロビンA1c（HbA1c）がちょっと高くなってしまって，最近，食事には気をつけたつもりなんですが，まずいですよね」というのが訴える内容だとする．このような栄養相談があった場合，通常どのような受け答えをしているのだろう．

　患者の訴えをそのまま問題ととらえ，つぎのように指導をしてはいないだろうか．
- 「高血糖状態が続くと，赤血球の中にあるヘモグロビンがブドウ糖とだんだん結びついて，HbA1cに変化します．一度変化したヘモグロビンは元に戻りませんから，これがどのくらい血液中にあるか調べると1～2カ月間の平均的な血糖状態がわかるのですよ．検査前だけ食事に気をつけてもだめですよ」とHbA1cの説明をする．
- 「データはどのくらいなのですか．食事の記録をつけてみましょうか．奥様にも手伝っていただいて，社員食堂での昼食をお弁当にするのもいい方法ですね」と，対策を提案する．
- 「まずいですねって他人事みたいにおっしゃらないでください．いったいどんなお食事をしていたのですか」と説教する．

　このような対応では，カウンセリングとはいえない．

　このレベルでは，まず「ご相談の内容はこういうことですね」と，話の事柄をより明確化して，相手の言ったポイントを繰り返し確認する必要がある．カウンセリングでは最終的に，その人の本当の感情，すなわち隠された感情に気づかせるように支援することである．何が本当に問題なのか，自分は何を一番求めているのかという，そのことを本人が気づけるように支援することである．そこまで確かめないまま，このレベルですぐ助言，指導しても効果がないことが多い．

　問題意識には深さがある．現在，ある問題意識をもって気がかりであっても，その問題意識のレベルでは，実はまだ本当の問題が見えていないためである．効果のある支援をするためには，つぎのようなカウンセリング技法を使った展開が必要である．

1. 目標行動化のための技法

- 感情の明確化
- 感情の意味の明確化
- 心の本質的欲求の明確化

　人の訴えや行動の背後には，気持ちや感情がある．SATカウンセリングでは，感

情に焦点をあて技法を展開することによって，本人がどのような要求や心の本質的欲求を充足させようとしているかがわかる．そして，その心の欲求に対してどのような充足行動をとろうとしているのか，あるいは行動をとろうとしていないのかが明らかになる．

感情の明確化法により，訴えや行動の背後にある感情を明らかにし，感情の意味の明確化法によってその感情を生み出している要求（期待）を明らかにする．そして，心の本質的欲求の明確化法により，その要求がどの心の欲求から生じているのかを明らかにする．心の欲求から生まれた本人の隠れた本当の欲求が明らかになると，それに対してどのような行動をすべきかの目標が立てられる（目標行動化）という効果がある．

> 事例

ダイエット中の女性（20代：会社員）のケースでみると，
「いま，食事がじょうずにコントロールできて，順調にダイエットできているのに，友人が食事を誘ってくるからイライラする」という患者の訴えがある．その訴えの背後には，「イライラする」という相手に対する「怒り」の感情があった．いつも食事の制限をしなくちゃとがんばって我慢していることを，友達も知っているはずなのに何で言うのか．「もっと自分の気持ちをわかってくれて，気遣ってほしい」という期待が得られていないのであった．相手から認められたい，受け入れてほしいという「慈愛願望欲求」から生じている要求であることが明らかになった．このやりとりのつぎに，「もっと自分の気持ちをわかってくれて，気遣ってほしい」という期待に対して，「実現するにはどのようなことから始めますか」と行動の目標化を尋ねると，「好意で言ってくれているのに，怒ったような断り方をしていたなぁ．行けないとわかっていても，せっかく友達が声をかけてくれたんだから，相手が気分を悪くしないようなもっと違った言い方がしたい．一方的に相手に期待するのではなく，お互いにわかり合うことが大事だから」という答えが返ってきた．

2. 自己決定化のための技法

● 自己イメージ連想法

人の行動が変わるときというのは，自分自身に対するイメージや意識を自覚したときである．さまざまな気持ちや考えを持って行動している自分に対するイメージがわかれば，そのイメージを通じて自分への隠れた感情を見いだすことができ，さらには感情を生み出した要求（期待）を知ることができる．このように，自分に対する本当の要求を知るための技法が自己イメージ連想法である．本当の要求がわかると，自分自身がいまどのような行動をしていけばいいのか，自己決定（自己決定化）できる．

> 事例

たとえば，食事療法も熱心で退院後の生活パターンもできあがり，自信をもっていた男性（40代：会社員）のケースでは，仕事のあとの付き合いを断ることによって，それまで，お酒を飲みながら部下と人間関係を維持していたところがだんだんうまくいかなくなったように感じていた．

① 自分が部下のもっている不安や不満をキャッチできていないのではないかという「不安」
② 健康のことなど気にしないで仕事も遊びも満喫できる者への「悔しさ」
③ 身体のことも心配だが，それ以上に周囲への気遣いをしているのにわかっていないと感じる「不満」
④ しかし，せっかく習慣化しようとする生活パターンをくずしたくないので，なんとかしたいという「期待」

といった感情をもっていたのである．

ここまで聴くと，「職場でみんなが何を考えているかわからないって，人間関係がうまくいかないっていうのはご自身がそう感じてるからではないでしょうか．それに，どうしても気になるのであれば，付き合いを断る必要はないのです．○○のようなことを気をつけていただければ大丈夫です」というような助言してしまいがちだが，自分自身が行動を自己決定するための支援へと続ける必要がある．

このケースであると，①不安，②悔しさ，③不満，④期待という感情をもっている自分の自己イメージはというと，「誰にもわかってもらえないと拗ねている自分」で，こんな自分だと「情けない」感情が明らかになった．自分で気になることは率直に相手に聞いていくべきだし，職場で効果的にコミュニケーションがとれるように自分が率先して行動すべきだ．そうしなければ，自分を自分で認める（自己信頼欲求）ことができないということに気づいた．そして，「先日，様子が気になっていた部下がいるが，自分から相談できないようなので，明日，早速何か悩んでいることはないか声をかけてみることからはじめる」と自己決定した．

3. 自己効力化のための技法

- 心傷風景連想法（心傷イメージ連想法）
- 癒し技法（イメージ変換法）
- 心の声の変更法

人は過去の心傷体験の心傷感情のイメージの力が強すぎることで，無自覚のうちに，いまの自分の力を信じることができなくなっている．実行したいと思っているのにできないことがあったり，やめたいと思っていてもやめられない，決断したいのに決めきれないという保健行動や生活行動があるときには，過去の心傷イメージの影響が強いために，自分の行動を妨げ，コントロールしているのである．このような場合には，心傷風景連想法，癒し技法，心の声の変更法を用いて，過去の心傷感情のイメージの力を弱めることが必要である．それによって，自分を信じる力を蘇らせ，自己効力の回復や強化（自己効力化）ができるようになる．

▶ 事 例

脂質異常症の女性（30代：会社員）は，栄養指導中にも「でもね，いいんですよ」「しょうがないですね，わかりました」という言葉をときどき使い，指導に対して不満は言わず，素直に聞いているようで，食事のコントロールができていないのか，TC（総コレステロール）は不安定な患者であった．日ごろから気になっているけれど変えられない行動は，との問いかけに，

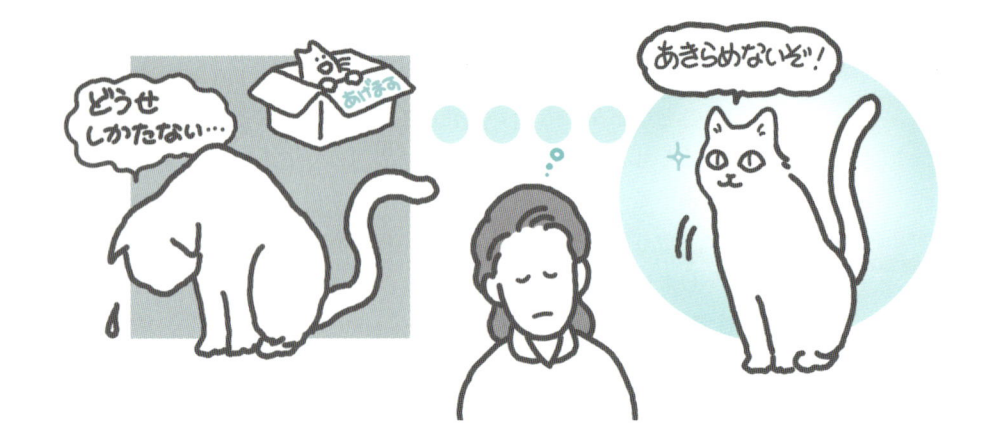

① 職場でお菓子作りが趣味の人がいて，おやつの時間にたびたびケーキやクッキーを持ってきてくれて，はっきり断りたいけれど，できないということが変えたい行動であった．できれば「うれしい」（自己信頼欲求）が，
② 断るとどう思われるかという思いで，やっぱり無理だという「諦め」（慈愛願望欲求）の感情があった．
③ 自己イメージは「下を向いて歩いている猫」，何とかしたい思いがあるのに自分ではどうしようもできないという「諦め」の感情があり，自分にはどうしようもできないので，わかってもらいたい（慈愛願望欲求）という要求があることが明らかになった．

そこで，自分の思いが伝わらないようなときに，「どうせしかたがない」という諦めから連想された過去の風景は，当時小学校1年生で，親戚の叔父さんが来ているときに両親が「○○を養女にどうだ」と，自分が子供のいない叔父さん夫婦のところへ行かされる話をしているのを聞いてしまった場面であった．そのときに感じた怖さが強く残っていた．

結局，養女には行かずにいたが，何か叱られることがあると，大丈夫かなぁとビクビクして，親の顔色を見ていた．そして，本当は自分の考えがあったり，自分が悪くないことでもすぐに「ごめんなさい」と言って，訳を説明するのを諦めていたという．そこで，過去のイメージを自分が両親に受け入れられ，自分が信じられるイメージに変更すると，「どうせしかたがない」という心の中のつぶやきは，「自分を大事にするために諦めない」という声に変更することができた．そして，職場の人には自分の病気のことや食事制限のことを説明し，おやつも断るという，自分のために行動する自信がわいてきたのである．

4. 自己成長化のための技法

- 矛盾する感情の心傷風景連想法
- 心理パターンの自己解釈法
- 心の声の変更法

気になることや悩みの背後には，必ず自己成長心と自己防衛心の矛盾する感情がある．矛盾する感情を発見した場合，矛盾する感情の心傷風景連想法を適用するが，

これによって過去に成長しようとしたのに失敗した，あるいは傷ついた出来事が想起される．その出来事以来，悪循環する諦めのメリーゴーランドに陥り，心理パターンに支配された行動パターンをとることで，矛盾する感情をもつ自分でありながらも，何とかだましだまし生きてきた．そこで，その過去の心傷感情を癒し，心理パターンの自己解釈法により自分特有の心理パターンを明らかにする．今後そのパターンに陥ることを防ぐために，心の声の変更法により，自分を信じ，周りの人を愛し，愛されるような心の声へと変更する．その結果，不健康で悪循環的な生き方としてパターン化されてきた行動様式から脱却できる．これらの技法により，矛盾する感情をもつ自分を統合し，もっと自由な意思で健康に生きられる自分に成長できる（自己成長化）という効果がある．

事 例

糖尿病の看護学生（20代：女性）は，これから患者さんの指導にあたることも考えると，自分自身がなかなか食事のコントロールができないということと，血糖値を測るのをつい怠けてしまうことが気になっていた．

コンビニに友達と一緒に行ってしまって，お菓子を買ってしまう．全部は食べられないからあげても，その分が返ってくるのは断れない．お母さんは料理の本を買ってきて，忙しいのに作ってくれる．外で食べてきても作ってくれていたらエネルギーオーバーでも食べなきゃと思って，外食したことを言えないで食べてしまう．血糖値が上がっているのを見たとき，ああやっぱりなぁと自分が嫌になっても，「そんな簡単に6％にならないよなぁ」と諦めてしまう．しかし，これから病棟実習にも行くようになるし，自分が病気とちゃんと向き合っていないわけにはいかない．何とかしたいという思いが強くなった．言いたいことがあっても抑えつけてしまう自分は嫌だ，きちんと自分の意見を伝えられるようになるべきだ（自己成長心：自己信頼欲求）という自己嫌悪と自分の意見を言ってしまうと嫌われるんじゃないかという恐れ（自己防衛心：慈愛願望欲求）という矛盾があった．

言いたいことがあってもわかってもらうのが難しそうなときに「言わないほうがいいよ」という心の声の怖さと「何やってんだ」という自己嫌悪が生じる場面を想起させると，小学校のときの授業参観で，発表するために江戸時代の町の様子を泣きながら模造紙に書いている場面であった．クラスの代表で何かの役員会に出ていて，教室に帰って来たら誰もいなくて一人で仕上げるしかなかった．本当はみんなで楽しくできたらいいのにと思いながらも，きっと校庭で遊んでいる友達を呼びに行っても「お前は役員会に行ってサボっていた」とか言われたりして，誰も来てくれないかもしれないという思いがあって，たった一人でやるしかないと思っていた．

それから，「だめだろうなぁ」と心でつぶやきながら，わかってもらえないと決めつけて言いたいことを抑えつけている，諦めのパターンを続けていたのであった．

癒しの技法のなかで，「みんな手伝ってよ」と大きな声で呼びかけたら，気づいた子が「おい，みんな行こう」と声をかけてくれて，たくさん集まって来てくれた場面にイメージを変えた．その結果，たしかに相手は自分の思ったとおりのことをしてくれるかどうかわからないが，自分の健康のために，「素直に気持ちを伝えてみよう．決めつけないで行動することが大事だ」という心の声に変更し，晴れ晴れとした顔が戻った．

2. SATカウンセリングの体験学習法

❶ ヘルスカウンセリング研修とは

　本書でいうヘルスカウンセリング（ヘルスカウンセリング学会方式）は，筑波大学の宗像恒次教授によって開発されたSATカウンセリングを適用したものである．
　健康問題はただちに命にかかわることが少なくないので，できるだけ限られた時間で，カウンセラーに過度に依存させることなく，比較的短期間に修了することが必要となる．その意味では従来のカウンセリングでは時間がかかりすぎて，クライアントを過度に依存させる面があった．ヘルスカウンセリング学会方式はいくつかの独自の構造化された連想法を使って，基本姿勢や基本技法，手順を明らかにし，一定の訓練を受け修得することで，限られた期間の中で誰にでも行動変容や自己成長の支援ができるカウンセリング法である．
　現代の病気は「かかる病気」から「つくる病気」へと変わってきている．生涯にわたる自己管理が必要となっている時代の予防治療は，生活の仕方や生き方そのものにかかわってくるといえる．しかし，近代医学の対症療法や脅かし教育では，生涯にわたるセルフケア行動を促すことは不可能なのである．セルフケア行動のためには自分がどのように感じ，考え，行動し，生きていくかを自ら決めるという自己決定心を育てるサポートが必要となっている．このサポートがヘルスカウンセリングである．
　自らが自分らしさを大切にし，セルフケアしていくためには，自分の気持ちや感情が何であるのかを知る必要がある．しかし，自分のことでありながら自分の気持ちや感情がわからないことが意外に多いものなのである．相談内容を明確に伝えられない，何が問題なのかわからない，わかっているけどつい守れない，そして，もやもやした不安や後悔，病気への怒りをつのらせてしまう．悩みは，何が本当の原因か問題かわからないことから生じているといえる．普段から自分の気持ちや感情を抑えて生きていることで，自分の本当の感情が何なのかもわからなくなっているのである．カウンセリングマインドによって人と人との共感的関係や癒しの場を得ることで自分の感情をひらめかせ，引きだしていくことが可能となる．
　カウンセリング研修はベーシック，アドバンス，マスターの各コースでヘルスカウンセリングの手順を修得する学習ステップから構成されている．各コースとも2

日間（13時間）でのカリキュラムとなっており，体験学習を中心に，理論プラス実技によって修得が行われる．実技実習では講師のほかにスーパーバイザーが受講生8人に1人ずつついて，ペア実習やグループ実習，シートを使った自己学習をとおして全員ができるまで個別に指導を行っている．

おもな研修内容とその状況を，受講生の感想を取り混ぜて述べてみよう．

参加動機と研修後の感想

本研修参加者の構成は，栄養士，看護師，保健師，薬剤師，教員，養護教諭，福祉職員，企業人事担当者，心理相談員，主婦など，あらゆる分野の人々が参加している．

主な参加動機

- 頭ではわかっているけれども守れない患者の支援をはじめ，メンタルの問題が多く，かかわり方について理論にもとづいて学びたい．
- 患者の苦しみを自分の力で解放してあげたい．
- 患者の気持ちや本音が聞きたい．
- 職場の人間関係を円滑にしたい．
- もうひとつの技術として自分に自信をもつとともに，自己成長したい．
- 人の気持ちのわかる看護師，患者のニードにこたえられる自分になりたい．

参加動機には以上のように"患者や仕事のため"と"自分のため"の大きく2つに分けることができる．

このうちの前者は相手とのかかわり方があまり効果的といえないことからくる問題である．それは，自分の価値観の押しつけや，何とかしてあげたいという自分の気持ちからの援助になりがちな点である．しかし，このような援助行為は自己満足以外のなにものでもない．患者の気持ちを理解し援助したいという気持ちをもちながら，結果的には自己満足な行為となっているのである．これは自分と相手の感情が混同されてしまい，患者の話をそのままに聴く力がブロックされていることに問題がある．このような現象を心理ブロッキングとよんでいる．ロールプレイすることで心理ブロッキングが，話し手の心にどのような変化をもたらすかを体験することがきる．

受講生の感想および気づき

- カウンセリングは導くのではなく，隠れている感情に本人自身が気づくことをお手伝いするものという意識改革ができた．
- カウンセリングはよい方向に誘導するものではなく，自らのなかに解決する力があることを信じることである．
- 自分が話すことで癒され，気持ちに気づくなかで意識が変わっていくことを体験し，その技術に驚いた．
- たどたどしいながらも学んだ技術を使っていくと，心のもつれた糸が解けていくことを体験できた．

- クライアントのノンコンプライアンスの背後の気持ちを整理し，解決していけそうだなと勇気がわいた．
- どう言ってあげようと思っていたが，共感することでいいんだとわかった．自分の考えや価値判断することの無意味さ，本人の気持ちを聴くことの重要さを感じた．
- 指導助言の面接の傾向があることがよくわかった．それを修正したい．
- 自分の気持ちを尊重して話を聴いてもらえるだけで，人間はこんなに落ち着くんだなと感じた．これからの人間は，必ずこのような能力をもっていなければ生きていけないなと思った．
- 技術であっても，自分の気持ちを引き出されて口にしてみたときの気持ちよさ．また，相手の話に共感できたとき，心がジーンとしたことの心地よさがなんとも感動的だった．
- 自分の物差しで物事を見がちである．自分の気持ちは置いておいてという練習をしたい．
- 心理ブロッキングを外して相手の話を聴くことで，深い気持ちへとお互いに理解できる．そこには気づかずに心のセリフがつぶやかれていて，自分の心を動かしていたことが実習のなかで体験できた．
- 本当の気持ちが聴ければ，現在の生活に変化が起きるのではないか．
- 人間は面白い．無自覚な感情が行動をつくっている．
- 自分の気持ちをこんなにもよくわかってもらえることで自分が変われるなんて不思議．
- 自分の感情を引き出してみると思わず涙がドッと出た．そしてホッとした．こんな気持ちはすごく気持ちいい．自分を出して素直に生きていこうと思った．

❷ 4つの基本姿勢

　観察，傾聴，確認，共感というカウンセリングにとって重要な4つの基本姿勢がある．このどれが欠けてもカウンセリングを成功に導くことはできない．このことは，当たり前のようでいて案外できていないことに気づくであろう．しかし，訓練することで誰でも観察力，傾聴力，確認力，共感力は必ず身についてくる．

1. 観　察【Basicコース】

　話す事柄の背後には必ず気持ちや感情がある．それらの強い気持ちや感情をとらえるには観察力が重要となる．しかし，人の話を聞くと，その事柄や数字，筋道にのみ関心が向いて，気持ちや感情を見逃しがちになる．
　カウンセリングで気持ちのポイントをとらえるには，言語的表現の観察法（キーワード），非言語的表現の観察法（キーメッセージ）の2つがある．

キーワード	気持ち用語	やっぱり必要だと思う，心まで支援したい，など
	感情用語	うれしい，悲しい，情けない，不満，つらい，など
	セリフ	「どうにかしてください！」「一緒にがんばろうね！」など
	独特の言い回し	医療のピラミットに縛られる．生きているここちがしない．など
キーメッセージ	外部観察	目の表情，顔の表情，声の表情 ジェスチャー 身体姿勢の変化
	内部観察	心がジーンとする

受講生の感想と気づき

- 患者の話を聴くことは日常業務なので簡単だと思っていた．しかし，事柄や数字を追ってしまい，まったく気持ちはわからなかった．日ごろこんなに聴いていなかったのかと思ったら愕然とした．
- 目の変化，顔の変化，語調の変化があっても全然観察できなかった．しかし，スーパーバイザー（指導者）に「いま変わりましたね」といわれていくうちに確かに見えるようになってきたのが感じられた．
- いままでどれだけ患者さんの心もメッセージも見落としてきていたか，事柄や数字，顔色などに気が向いていて，主観的な観察ばかりしていたとわかった．気持ちは見ていなかった．
- 自分もクライアント役で話しながら，無意識にキーワード，キーメッセージを言っていることに気づいた．不思議だった．

2. 傾　　聴【Basic コース】

　人は自分の気持ちのままに受け止めてもらえることで，安心して自由に話すことができるものである．自由に話すことで内面の気持ちに気づいていくことができる．
　しかし，相手の話をそのままに聴こうとしても，しばしば自分の頭や心にそれを邪魔するものが生じてしまうことがある．「なぜ，どうして」と自分の価値観や意見，評価が出てしまったり，「きっとこうね」と思い込んで聴いてしまうこと，これをブロッキング現象という．このブロッキングが起こっていると相手の話をそのままに聴くことができず，自分で受け取ったように聴いてしまうのである．
　心理ブロッキングには，意見やガイダンス・体験談・質問・誘導で言いたくなる，解釈・評価・連想・思い込み・追体験が起こる，自分の枠組みで整理したい，言い換えたい，シナリオをもってしまう，用事を思い出す，時間が気になる，別のことを考えている，これまでの話を復習するなどあらゆるものがある．
　心理ブロッキングは誰にでも起こるものである．どのようなブロッキングが起こっているかを自覚し，それは自分の気持ちであると横に置いて，クライアントの話に集中し直すというブロッキング外しをしなければならない．

ブロッキングでの気づきや感想

- 人の話を聴いていても,「わたしは……」と喋りたくてしかたがない自分に気づき,相手の話は聴いていなかったなとわかった.
- 自分の聴きたいこと,理解したいことで相手の話を「聞く」のではなく,相手にどんな気持ちや感情があるかを「聴く」ということの違いを痛感した.
- ブロッキングがわかって,自分の話し方の癖(勝手に解釈する)に気づいた.
- 話の聴き方一つにも癖があり,その癖が過去の心傷体験によりつくられた行動パターンであることに驚いた.
- 自分の意見を勝手に言わないなどブロッキングに気づいたので,これからの仕事に生かせるなと思った.
- 相手の話を聴きながら,自分の気持ちも組み入れて聴いていたんだということに気づいた.

3. 確　　認【Basic コース】

　相手は必ずしも自分が何が言いたいかをわかったうえで話しているわけではない.ブロッキングを外しながら,キーワード,キーメッセージをそのまま使って受容的に自分の気持ちのままに聴いてもらえることで,自分が何が言いたかったのか話が整理され,本当の問題が何か,新たな気づきも起こってくるのである(ミラーリング効果).

　人は自分の気持ちを受け止めてもらえると安心し,その相手に信頼感をもつようになる.そのためには相手の言いたいことを本人の言葉で同じ言い方で「いま,おっしゃったことは……ということですね」と繰り返してあげることが大切となる.

　気持ちを的確にとらえているとき,相手は実にイキイキした表情を返してくれる.逆に,能面のようになっていたり,「まあそうですね」とか「だいたいそうですね」という反応は違っているということである.修正して繰り返し直すことが必要となる.そうすることでクライアントには,わかってもらってうれしいという喜びが起こってくるのである.

確認の気づきと感想

- メモを見ながら繰り返して確認するとき,棒読み状態になってしまった.
- 気持ちはわかっているつもりなのに覚えていなくて,共感的に言えないことがわかった.
- 繰り返しの言い方や言葉を言い換えたりすると,表情が止まったのがわかった.
- クライアントの表情はこちらの繰り返し方で,生き生きしたり止まったり返事に間があったりの変化があるんだとよくわかった.そのことで自分が話をしっかりと受け止められているか違うかもよくわかる.
- クライアントの言語的非言語的な反応に気づくのも観察力なんだなとわかった.はじめはその変化に気づかず自分が喋ることに気が向いていたが,少しやっているうちにだんだん変化を観察できていくところも実に面白いと思った.

4. 共　　感【Basic コース】

ブロッキングを避け，相手の気持ちに添って理解し，話を聴き，その場面やイメージ，気持ち，感情まで知って表現していく．「……と思うと不安なんですね」と感情移入し，カウンセラーがその状況になりきって，本人に代わって一人称的に表現するとき，カウンセラー側にも同じ感情が起こり，心と心が通じてくる．これが共感である．

共感には心を開く作用があり，心がジーンとしてそれは癒しの力をもっている．

現代人は自らの心が傷つかないように心を閉じて日常生活を送っている．いま，心の通うコミュニケーションをするためには，このような練習が必要な時代といえるだろう．

共感による気づきと感想

- 自分もクライアントになって話して繰り返されたとき，気持ちにピッタリと合ったときは自分の反応も気持ちも生き生きしていたし，また反対に合っていないと間のある返事を自然にしていたことに驚いた．
- 練習の場とわかっていても，自分の背後の感情が明確化されてセリフで一人称的に共感されたらジーンとし，涙がこみ上げてきた．とても感動的で充実感があった．癒されるというのはこういうことなんだなと感じた．
- 共感を体験し，これは患者さんにぜひ使ってあげたいな．こういう会話がしたい．
- 共感と同感と同情の違いがはっきりわかった．いままで混同していたが使い分けられると思う．
- いわゆるこれまで学んでいた共感と，本当の共感の違いを体験をとおしてわかった．
- 人の心の動きは鏡に映すことで確認でき，共感することで自己回復していくことが実感できた．患者にも役立つ．
- 繰り返し，共感で受容してもらうと，安心して本音が言える．
- 心がジーンとする共感こそ，自分の仕事に必要な技術だと体験できた．

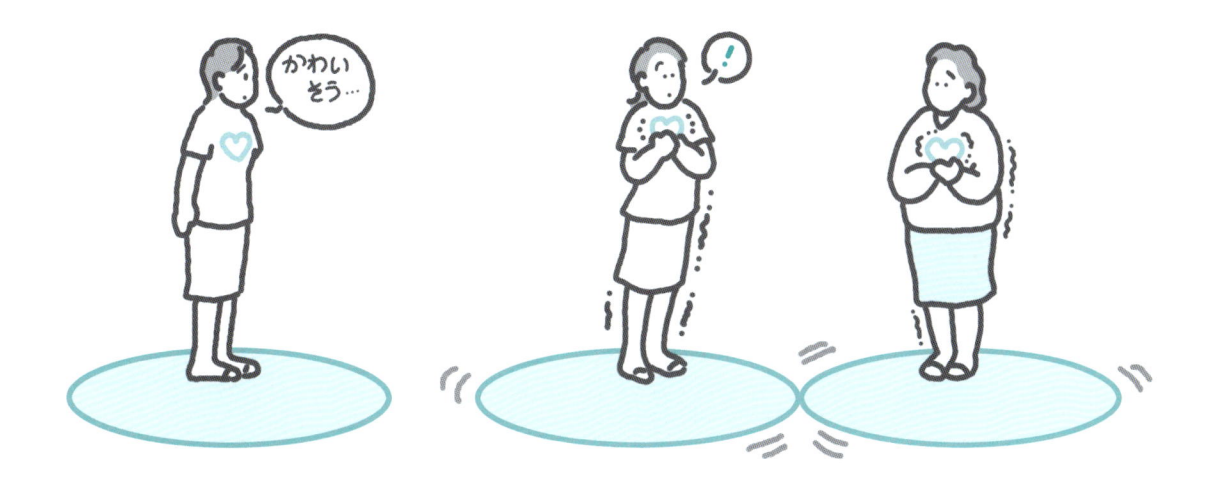

③ 基本技法と展開

1. 開いた質問から効果的沈黙へのプラクテイス【Basic コース】

開いた質問はクライアントの気持ちが表現されやすい特徴をもっている．
たとえば
- その後いかがですか？
- そのときどのようなお気持ちがありましたか？
- 印象に残っていることはどのようなことですか？
- どのような感想をもたれましたか？

というような問いかけをすると，相手は自分が表現したいように話せるので，安心して心を開き，心と心の会話ができるようになる．

そして，クライアントの感情のあるところや話のポイントでのうなずき，相手の感情に合った表情をとるという効果的な沈黙が必要となる．

開いた質問から効果的な沈黙の練習は，2組で，話し手，聞き手役を途中で交代しながら行うとよい．

効果的な沈黙ゲーム
1　2人1組のペアをつくる．
2　ジャンケンして勝った人がクライアント役，負けた人がカウンセラー役となる．
3　クライアント役が何か2分間話をし，カウンセラー役は沈黙で聴く．
4　約1分間フィードバック（クライアント役がカウンセラー役の沈黙について感想を言う）．
5　役を交代する．
6　2分間話をする．
7　約1分フィードバックする．
8　ペアをくずさず，6人ずつグループをつくる．
9　ジャンケンをし，司会と書記を決める．
10　沈黙の仕方と相手の心への影響について，10分間討議してもらう．そして，好ましいもの，好ましくないものを整理する．

沈黙の効果については，性，年齢，人種を超えて，不思議と誰がやっても同じ結果を示すものである．プラクティス（体験学習）を通じて，人の話を聴くには効果的な沈黙が欠かせないことに気づくであろう．

開いた質問，効果的沈黙での気づきと感想
- 閉じた質問ばかりしていたなと反省した．
- 開いた質問も共感的にすると，フッと深い気持ちが起こってくる．この違いは大きいな．

	沈黙の仕方	相手の心への影響
好ましい （効果）	顔を合わせ，少し微笑む 話の内容に合った表情 身を乗り出して聴いてくれる 気持ちのあるところでうなずく	安心して話せるな わかってくれているな．うれしい 一生懸命聴いてくれるんだな．もっと話したい 話す勇気がわく
好ましくない （悪影響）	目を合わせず，下を向く 気持ちと違う表情の反応 凝視する いつもニコニコしている カウンセラーの気持ちでうなずく メモに集中 イライラしている 別の作業をする 落ち着きがない ボールペンをカチカチさせる 時計を見る 偉そう 近づきすぎる	話す意欲がでない 意見される．まずい．話を変えよう 怖い ばかにされている 評価されている 事務的 悪いし，怖い，言いたくない 聴いてないな 早くやめよう，深い話はできない 何か言われそう，評価されている 早く言い終えよう 怖い，本当の気持ちは言えない，威圧感 話しづらい

効果的な沈黙についての討議課題の凡例

- 開いた質問のつもりでも「いかがですか」と聴いていても，目を見ずに事務的に聴いていたら気持ちなんてでないのは当然．そこに技法を知るかどうかの違いがでる．
- 沈黙は言葉がないだけに，目の動きや表情，うなずきがとても心に影響してくる．
- 気のない反応は，話す気が確かになくなる．話も弾まない．話さなければよかったと思う．
- 視線を外されたり，よそ見や別のことをしながらでは，気持ちは自由にでない．
- うれしい，がっかり，うまくいった，など同じ気持ちで聴いてくれると，元気になってつぎつぎと話がでてくる．

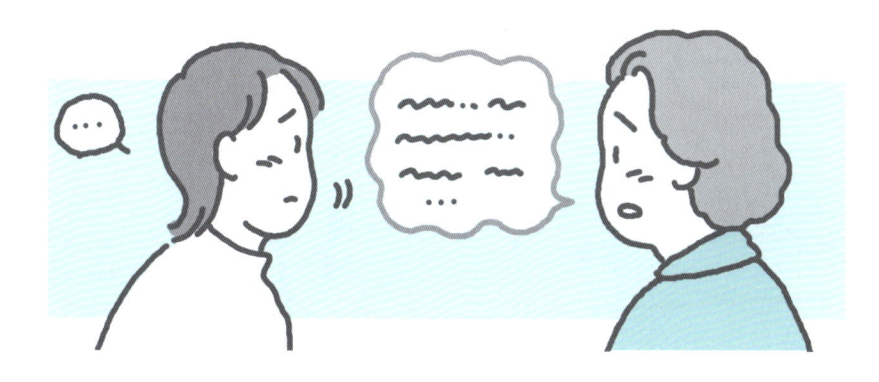

2. 共感的繰り返しと要約【Basic コース】

　　共感的繰り返しとは，前述したキーワード，キーメッセージをとらえ，本人の気持ちになりきって繰り返すことである．繰り返すことによって，話が伝わっているなと安心し，自分の言葉をカウンセラーをとおして返されることで改めて整理できたり，修正できたり，また気持ちが変わっていくことや気づきも起こってくる．

　　効果的な要約とは，これまでの話を相手の強い感情が入ったポイントでとらえ，ポイントごとにいくつかの話としてまとめ要約する．相手に要約して返し確認をとる．

共感的繰り返しと要約の気づきと感想

- 何気なく使った言葉でも，独特の言い回しやセリフなどは使って返してもらうと「そうそう」とうれしくなる．
- 気持ち用語などキーワードを繰り返されると，ああそうかとそういう気持ちがあったことが改めて気づく．
- 話のポイント（キーワード，キーメッセージ）を繰り返されると伝わっているなと思う
- 事柄だけだと，そうそうと思うけど，わかってもらえたとか，うれしいような気持ちにはならないと体験的にわかった．
- 言い方や表情まで同じだと親友を得たようにすごくうれしい．こんなにわかってくれる人なんていない，ずっと一緒にいたくなった．
- 解釈，意見，評価になったり，話をとられてしまったりすると「なんでそういう聴き方なの！」と怒りが起こっていた．
- 話しても無駄だなと思うと諦めるものなんだな．話を変える，本当のことを言わない．

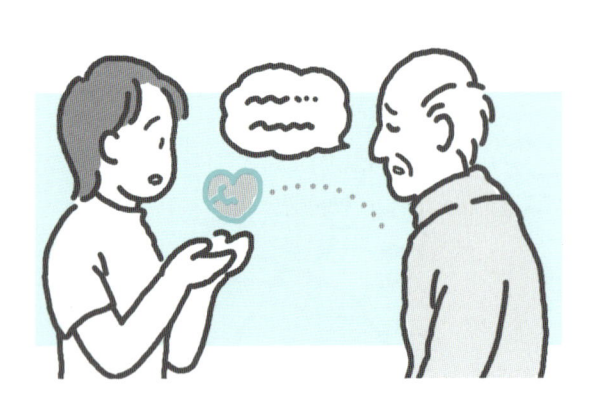

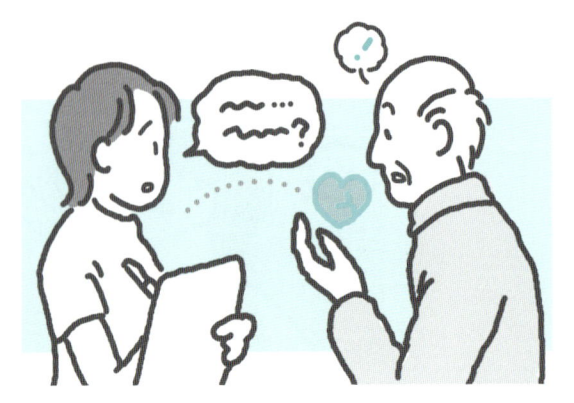

3. 感情・期待・心の本質的欲求の明確化法【Basicコース】

訴えや質問，話の背後にはその基となる気持ちや感情がある．とくに日本人は自分の率直な気持ちを表現することを避ける傾向にあるため，その話の背後の気持ちや感情を知ることで本当のニードがわかる．本当のニードがわかれば，そこにガイダンスするなど対応ができるというものである．

また，自分の背後の感情を知ることで新たな自分への気づきにもなる．なぜか守れない，やめられないなど解決できない問題は，理屈で考えれば考えるほど答えは見えにくくなってしまう．つまり，この解決には知的思考を離れ，その事柄や状況に対して沸き上がってくる感情を手がかりに，その心のエネルギーの源泉へと気づきを深めることが重要となるのである．感情の理解をとおして隠れた感情へと還元するには，右脳による連想や直覚によるひらめきが必要となるのである．

●事柄から感情への明確化【Basicコース】

話をいくつかの重要なポイントに分け，感情を明確にしていく．感情には強いエネルギーがあり，問題解決や自己理解の原動力となっている．

気持ちには事柄が混じっているために，表現はセンテンスになっていることが多く，そのなかにはいくつかの感情が含まれていることがある．そのため，気持ちにはいろいろな解釈が成り立つ．感情とは"うれしい""不安""悲しい"など一言で表現しきれるものをいう．

感情には**表 Ⅲ-2** の感情のガイドラインのように基本感情は5つで，"喜び""不安""怒り""悲しさ""苦しさ"とその定義に従った派生感情がある．この表に当てはまるものを感情とよんでいる．感情は自分の本当の期待や要求に気づくための手

表 Ⅲ-2 基本感情と感情の定義（宗像恒次，1996）

基本感情	感情の定義	派生感情
喜 び	思いや期待がかなったり，かなしそうなときの感情	うれしい，楽しい，快感，愛しい，安らぎ，共感，満足，幸せ，安心，自信，好意，感謝，感動，成長，期待，興味，勇気，尊敬，開き直り，開放感，願望，決意，意欲，あこがれ，充実感，使命感，希望
不 安	思いや期待したいものに見通しがつかないときの感情	怖れ，心配，焦り，気がかり，パニック，生命危機の恐怖，見捨てられる恐怖，自己否定の恐怖
怒 り	当然こうあるべきという思いや期待がそうならないときの感情	不満，悔しい，嫌悪感，嫉妬，軽蔑，不信，敵意，攻撃心，拒否感，憤り，憎しみ，うらみ，むかつく，自己嫌悪，後悔，同情心，恥ずかしい，自責，罪悪感
悲しさ	思いや期待したいものを失ったり，満たされないときの諦めの感情	寂しい，虚しい，失望，孤独感，無力感，絶望，喪失感，切ない，不条理，悲哀
苦しさ	期待どおりいかないことが続くときの感情	つらい，苦痛，しんどい，苦悩

がかりといえる．

■ 事柄から気持ち，気持ちから感情への二（多）段階還元法
（第1段階）「……という話をされましたが，話（しているとき・の背後には・の裏には）どのような気持ちがありましたか？」
（第2段階）「……という気持ちの背後にはどのような感情がありましたか？」

■ 事柄から感情への直接還元法
「……という話の背後には，どんな感情がありますか？」

■ "いまここで" 感情への還元法
「……であったという気持ちは，□□さんの"いまここで"の気持ちや感情とどうつながっているのでしょうね．何かひらめくことがあればおっしゃってください」

■ 想定法
「……したい」「……できればなあ」という意志や願望を表明した場合に使われる．
「もし，……すると，どういう感情が起こりますか？」

■ 逆想定法
想定法とともに行う「もし，……しないと，どういう感情が起こりますか？」．ただし，プラス志向の強いときには向かない．

■ 例示法
「たとえば，……という感情がありましたか？」

■ 推察法
「……という感情がありましたか？」
表情や強い非言語的表現から，本人に代わって言えるくらい感じとれたとき使う．

■ イメージ法
「その気持ちはイメージで言えばどのようなものですか？」「そのイメージは感情で言うとどんな感情ですか？」

■ 場面想定法
「その気持ちをもたれたときの場面を想起し，そのときどのような感情がありましたか？　記憶を呼び戻してください」

● 感情の定義に従った感情の意味（期待の内容）の明確化

5つの基本感情は，定義があり，その定義に従ってその期待を明確にすることによって，より深い要求（源泉）が見えてくる．

基本感情と感情の定義	
喜　び	思いや期待がかなったり，かないそうなときの感情
不　安	思いや期待したいものに見通しがつかないときの感情
怒　り	当然こうあるべきという思いや期待がそうならないときの感情
悲しさ	思いや期待したいものを失ったり，満たされないときの諦めの感情
苦しさ	期待どおりにいかないことが続くときの感情

それぞれの感情について定義を言って「その期待は何ですか？」と問う．

● 心の本質的欲求の明確化【Basic コース】

　さらにその期待は，人が生まれながらにして共通して持っているつぎのような心の本質的欲求（ソウルの欲求ともいう）にもとづいて起こっている．

「慈愛願望欲求」――人に認められたい，愛されたい
「自己信頼欲求」――自分自身を信じたい，愛したい
「慈愛欲求」――――人を認め，愛したい

これらの欲求を確認したい．
「その期待がかなうと，どんな自分への要求が満たされますか？」
「自分で自分のことを認め信じる心（自己信頼欲求）が満たされますか？」
それとも，「相手や周りから認め愛される心（慈愛願望欲求）が満たされますか？」
または，「相手を認め愛する心（慈愛欲求）が満たされますか？」

■ 事柄，感情，期待，心の本質的欲求の事例

　事柄の背後には必ず感情がある．感情は何らかの期待をもとに発生している．さらに，期待は心の本質的欲求から起こっている．感情，期待，心の本質的欲求へと明確化することで，より深い自分の心の源泉へと近づくことになる．

事　　柄	患者の心まで支援したい．
感　　情	長年ナースをしていて，わかってあげられない自分が悲しい．
期　　待	患者の心が少しでも癒せるようなかかわりのもてる，頼られるナースでありたい．
心の本質的欲求	それができると，自分が専門職として成長していることで自信がもてる．（自己信頼欲求）

事　　柄	定年まで働けるかな．
感　　情	体力が落ちて疲れやすい近頃なので心配．
期　　待	健康で社会とかかわりながら，人の役に立つ仕事をし続けていたい．いい人生だったと思いたい．
心の本質的欲求	人から感謝されたい．人とつながっていたい．（慈愛願望欲求）

事　　柄	患者が熱心に質問してくる．
感　　情	来てくれてうれしい．
期　　待	自分の説明を真剣に聴いてくれる．積極的な姿勢に誠実に応えたい．
心の本質的欲求	がんばってるね．前向きで偉いな．（慈愛欲求）

事　　柄	帰りのタイムカードを早く押すよう師長に注意された．
感　　情	仕事が残ってたら時間に帰れるわけないでしょ．……怒り
期　　待	師長なら業務の忙しさについてわかってくれるべきだ．事情を聴いて注意すべきだ．言い方があるでしょ，優しく言ってほしい．
心の本質的欲求	師長にはわかっていてほしい．（慈愛願望欲求）

事　　柄	カウンセリングを覚えるのは難しい．
感　　情	つらい．
期　　待	できるようになるのかな．……不安 自分にはできないのかな．……悲しい 自分だけみなより劣ってるのかな．……寂しい 自分だけできないなんて．……悔しい
心の本質的欲求	自分でできるとは思えない．自信がない．（自己信頼欲求）

感情・期待・心の本質的欲求の明確化実習での気づきと感想

- 感情は？と問われ，始めは何だかわからなかった．そんなこと聴いたってわかるわけないよと思った．しかし，何回かやっているうちにだんだんと見えてきて浮かんでくるようになった．これは実習してみないと理解できないことだ．
- 感情とか期待とかソウルとか普通の言い方でないので考えられなかったが，わかってくると意外な自分が見えてきてうれしくなった．
- 感情には定義があるので，その定義からイメージして感情をみつけることができるので面白い．
- 基本感情と派生感情そして定義に従った期待と心の本質的欲求があることははじめて知り，科学的だと感心した．
- 基本感情はたった5つ？信じられなかったが，やってみるとまったくそのとおりに当てはまるので不思議だけどすごいと思った．
- 感情の定義に沿った期待の内容は，モデリングをみてもよくわからなかったが，自分でやってみるとふっと浮かんでくるので実感してはじめてわかった．
- 不安の期待はイメージしにくい．とくに期待しているなんて自覚して感じているわけではないからだろう．
- 心の本質的欲求も3つ以外にもあるのではないかと思ってしまうが，期待は自分が発した要求であることによってこれだとすぐわかる．
- 自己信頼心ばかり望んでいながら，満たされない自分だとわかった．自己信頼心を望みながら依存心で行動している自分に気づいた．
- 共感的に聴かれると感情も期待もソウルもひらめく．スーパーバイザーと受講生の違いは共感力が違うからひらめき方が違い，技術があるんだと納得した．

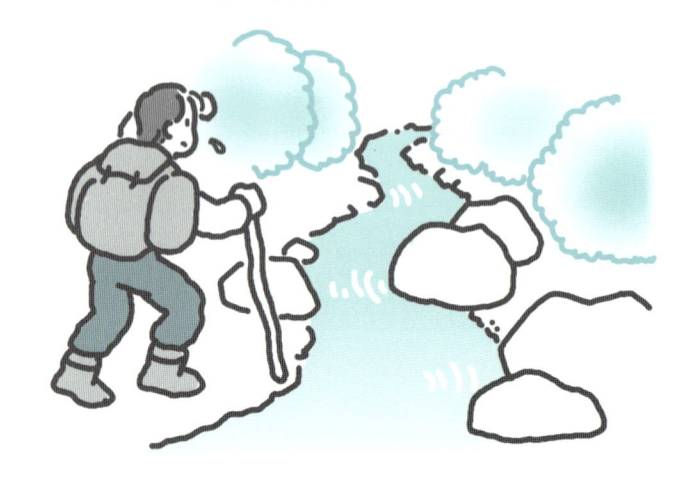

4. 自己イメージ連想法（自己関連連想法）【Advance コース】

　これまでの話の背後のいくつかの感情から，「そのような感情をもつ自分はどのような自分ですか？」と自己イメージを連想してもらう．（自己関連連想法）

　自己イメージ連想（自己関連連想）は話の背後の主要な気持ちや感情から，その感情を抱く源となる自己の隠れた感情へとつなげていく独自の連想技法である．これは初めて体験する人にとっては少々唐突な質問だが，この質問によりいくつかの感情から自己イメージの連想が生まれ，自己イメージに潜む隠された感情の世界へと，心的防衛を超えてフーッと入ることができるようになる．

　この技法によりカウンセリングをかなり早く進めることができ，短時間で自らの奥深くにある本当の自分の要求を自覚することができる．

　自己イメージ連想を成功させるには，クライアントに理論的，体系的，段階的な左脳思考をさせず，直覚的，非体系的，飛躍的な右脳思考をさせることである．そのためにはカウンセラー自身が本人になり代わっているかのような共感テクニックが必要とされる．右脳を使っての自らの本当の要求への気づきが，実は問題解決や自己決定を妨げる心の矛盾を見いだす重要なキーとなるものである．

自己イメージ例

はじめの事柄での感情	自己イメージ
やらされる怒りと頼られると嬉しい自分は	わがままで自由にやりたい自分（満足）
将来どうなるのか不安と子供の不登校も起こらず見守れることがうれしい自分は	雲のようにどうにでも変わってしまう．安定しない自分が不安
人に優しい自信がある，人に自分から馴染めないうらぎられる怖さをもつ自分は	チーターのような自分で，スマートでカッコよく見せていて孤独な自分（悲しさ）

自己イメージ連想での感想と気づき

- 自己イメージは動物，色，模様，風景，感情などさまざまあるんだと思った．
- モデリングをみていると「何で」と納得できないが，自分で「自己イメージは何ですか？」と問われてみると，考えるより先にフッと頭に浮かんでしまい「雲」と口をついて出てしまってビックリ！
- 考えてたり，選んで答えてしまう自分がいて，思いつきのほうが正しいとわかった．
- 連想，ひらめきといわれてもピンとこなかったが，手順に従って進めてみると，あるがままの自分を感じられることなんだと思った．そのことができないのも不思議だが，研修の2日でできるようになるのも不思議だ．
- 訴えや感想というのは，自己の感情（自己イメージで出てきた感情）によってつくられていることに納得できた．
- 自己イメージには，弱い逃げている自分と，強気で元気な自分がいたりする．
- 甘えてる自分や，そんな自分を評価的に見ているんだと，いろんな自分に気づいた．

5. 心傷風景連想法と癒しの技法【Advance コース】

●心傷風景連想法

　心傷風景連想法は，心傷感情や眼や顔の表情が重大に変化し，神経系，骨筋肉系などに影響する強い感情（情動）の存在が確認できるときに用いる方法である．これによって心の本質における心傷体験と，そのとき味わった隠された感情が，「いまここで」どのような感情を起こしているのかを知ることができる．

　この心傷風景連想法を行うのは，まず悲しい，怖い，抑え切れない怒り，パニック，言語と非言語の不一致する強い感情，文脈上合わない感情表現など，過去の心傷感情の存在が想定される場合である．これらの感情は，過去の心的外傷（トラウマ）体験がフラッシュバックして起こっているため，その場面を想起し癒すことが必要である．

　ここでいう癒しとは，悩みや問題，症状に現れた無自覚化された過去の傷ついた心の欲求（慈愛欲求，自己信頼欲求，慈愛願望欲求）の充足できなかった問題への気づきを助け，過去の心傷感情がフラッシュバックし，「いまここ」に影響することを妨げる支援である．

　心傷感情は特有の心の声をもっており，いつも一定状況（鍵状況）に遭ったとき無自覚に起こって，なぜか意識でコントロールができない心の癖をつくっている．心傷風景連想法では，この感情と心の声と鍵状況を共感し繰り返すことで，過去の心傷場面をフッと浮かばせることができる．そして過去の心傷感情がフラッシュバックし，いま無自覚に起こる強い感情の理由に気づき，癒されることによって，そのとらわれから解放されるのである．

心傷風景連想法の手順
1　心傷感情や話の脈絡上理解できない気持ちや，目や顔などの重大な非言語的変化に気づいたら，そのときの発言内容（あるいは心で思っていること）と，その背後にある感情を感情，期待，心の本質的欲求の明確化法によって明らかにする．
2　つぎに，「その感情をぴったりと表す心のつぶやきや心の声を言ってください」と心の声をもらい，また，その心の声はいつもどのような状況のときに出てきますか，と聴く．
3　「○○ということについて△△という感情をもっておられますが，過去のことでこのような気持ちと関連することが"フーッと"浮かんできたら言ってください」
4　目や顔に重大な変化があると成功しており，そのときの風景を具体的に教えてもらい，そのときの感情の明確化を行う．
5　その当時の気持ちが「いまここで」感じている気持ちとどのようにつながっているか，逆流説明してもらう．

心傷風景連想法での感想と気づき

- どんな心傷風景が出てくるのか，やるまでは人に聴かれたくなく，とても怖い気がした．やってみるとたくさん浮かんできた．そのなかで本当に助けたい，信じたい自分がいて，涙があふれ，声をかけ抱きしめずにはいられなかった．怖いどころかカウンセラーにも声をかけてもらうことがとてもうれしかった．私の大切な私だっ

た．忘れていてごめんねと思った．
- はっきり見えない情景も，カウンセラーによって明るさや大きさ，色，風景，自分の居場所など少しずつ促されるままにひらめいていく．
- 左脳的に確かな事実や根拠のある出来事とか考えずに，思いついているものを答えられることだなと思った．

●癒しの技法

心傷感情は特有の心の声をもっており，いつも一定状況（鍵状況）にあうと無自覚に起こって，なぜか意識でコントロールができない心の癖をつくっている．

この感情と心の声と鍵状況を共感し繰り返すことで，過去の心傷場面をフッと浮かばせることができる．その場面での未解決な課題に気づき，その場面での重要な人物に言いたかったこと言われたかったことをカウンセラーと協力しあって再現し，過去の未解決の課題を解決する．その場面において相手からそう言ってほしかった言葉や行動（慈愛願望心を満たす言葉，自分の本当の思いを伝えたい自己信頼心を満たす言葉，相手を尊重し認めたい慈愛心を満たす言葉のすべてが満たされるよう，場面のイメージを再録画し直すことが重要でなのである．それは癒され満たされるまで何度も修正していく．そして最後に，過去の心傷場面の心の声を，喜びのある前向きな心の声に変更してもらう．

過去の心傷感情がフラッシュバックし，いま無自覚に起こる強い感情の理由に気づき癒されることで，その過去のイメージや心の声によるとらわれからの解放をめざすのである．

癒しの技法での感想と気づき
- 何と言われたいか，何と言いたかったかは，本当はその気持ちがあったことさえわからないままに傷ついていたままの自分に気づいた．
- 癒しのセリフは，改めて口にしてみるととてもうれしい．「そうだ，これを言えてなかったんだ」と勇気が出た．とても気持ちがいい．
- そのとき言えなかったものが，いまも言えないことに気づいた．これからは口にしてみようと思った．強い自分に生まれ変わった．
- エンプティチェアは不思議だった．そっちの椅子に座ってみるとセリフが浮かぶ．

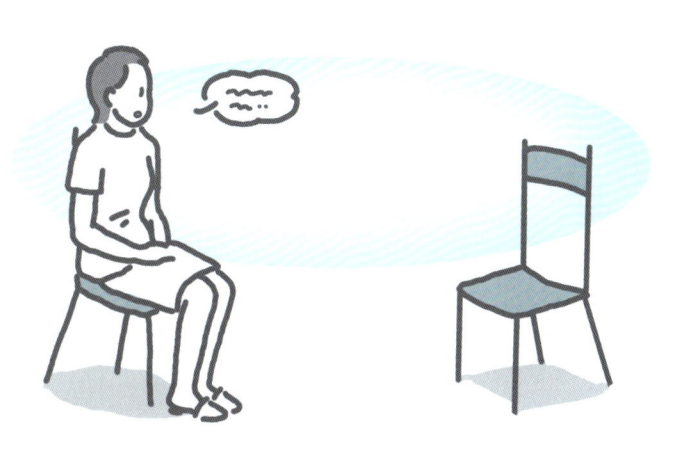

6. "癒し"の共感的励まし【Advance コース】

　　心にジーンとくる強い感情が生じている具体的な場面の内容を確認したうえでイメージし，その気持ちを感情移入することによってこちらの心の中を満たし，相手の言ったキーワードやセリフを相手になり代わって繰り返すことで，カウンセラーの心の中にも同じような感情が起こり，ジーンとして心がつながり，そのような共感作用のなかでひらめいた励ましの言葉は，癒しの効果をもつことになる．

　　ただし，励まそうとして左脳で考えた言葉は結果的に励ましにならないであろう．あくまで共感作用のなかで"ひらめいた"プラス志向の言葉が共感的な励ましになるだろう．

> **共感的励ましでの感想と気づき**
> - カウンセラーに共感され，心がジーンとしてわかってもらえるとうれしくなる．さらにカウンセラーから「がんばってたんですね」と言われたとき涙があふれた．すごいな．
> - 感情移入し，自分に投下するという役者になりきれない自分がいて，共感の言葉が台本を読んでいるようになってしまう．そのときには，クライアントの表情も淡々としていた．しかし，目をつむって自分に言うかのように言ってみると，感情も伴ってきて自分でも感動した．
> - クライアントに対する印象を返したら，表情がパーッと明るくなったのがわかった．
> - 相手のパーソナリティに近づいて，何と言われたらうれしくなるかなとイメージしたら感動した．

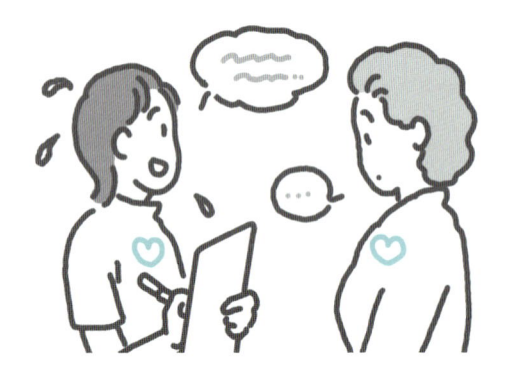

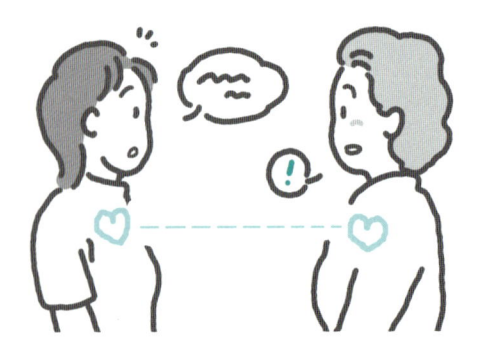

7. 矛盾の確認【POM*マスターコース】

　過去の心傷体験による心傷感情がフラッシュバックして，自らの感情をコントロールできず，また問題解決できない自分が続くと，本来「自分を信じたい」という心の本質的欲求をもつ人間は，そんな弱い自分に対し，自己嫌悪を感じたり，あるいは自分を変えたいという強い希望をもつようになる．でも簡単には変えられないので葛藤を起こしてしまう．そこで，葛藤に苦しむあまり，その葛藤をあたかも解消したかのような何か別の置き換えられた形で自らを満たそうとする心のパターンをつくりだすのである．

　この心理パターン（62頁）からつくられた行動パターンが，結果として酒，過食，たばこなど不健康行動をもたらしたり，抑え込んだエネルギーが目，肩，腰，片頭痛などストレス症状をつくり出しているわけである．

　これらの問題解決には，この心のパターンをつくる矛盾する２つの心（自己防衛心と自己成長心）を見いだすことが必要なのである．矛盾する感情とは，①これまでの自己を肯定し，変えることに防衛する心（自己防衛心）と，②これまでの自己を否定し，成長させようとする心（自己成長心）である．

自己防衛心　これまでの自己の感情のままでいようとする心
- 自分の気持ちを出すのは怖い，出さないと安心．
- 自分の思いどおりになってくれないことに不満．
- 自分を察してくれたり，気づかってもらえるとうれしい．
- 自分を変えることに諦めがあり，周りに何とかしてもらいたい期待．

自己成長心　自己防衛心の自分でいることを否定し変えたい心
- こんな自分が情けない，自己嫌悪．
- これまでの自己をどうしても変えたい強い希望や意欲．

　悩みや気になっている問題の背後には，矛盾する感情がある．「このままの自分でいい（安心，楽），変わるのはいや（怖い，不安），変わるのは無理（悲しい，諦め）」というこれまでの自分を守ろうとする自己防衛心をもつ自分と，そんな弱い自分に「このままの自分でイヤ！（情けない，自己嫌悪），どうしても変えたい（強い期待，希望）自己成長心をもつ自分との葛藤が起こるのである．過去の心傷感情がフラッシュバックすることを避けて，自己信頼心が満たされない自分を，別のもので満たそうとし逃避的に行動していることで問題を解決できず，悪循環する心のパターンをつくり出しているといえる．

事　例

　自分で決めることを否定された悲しさがあったことで，人の期待に添うよう行動してしまう自分がいる．そんな自分は悲しいと思うが変えられない．そこで，別の形で自分への信頼を取り戻そうと仕事にがんばり，顧客の満足を満たすことで事業を成功させる．つまり，相手の期待に添うことで成功し，自分への悲しさは感じな

---

*Procedure-Oriented Master Course：手順重視型マスターコースのことを意味する．

くてすむ．ところが病気によってお酒を減らさなければならないという状況になりながらも，自分の意思どおりには行動できない自分が出て自己決定できない．この「がんばり逃避」パターンを続ける限り自分の命さえ守る自分になれないという訳である．

これら心のパターンは大きく10パターン（62頁）に分けることができる．

矛盾の例	
自己防衛心	自己成長心
● 自分が正しいと思ったことを押しとおして，思いどおりになっていると満足している．	● それは相手を傷つけることになっている．相手の気持ちを受け止めていない．情けない．
● 正しいことだとしても，しつこく言うのはみんなに嫌われる．孤立する怖さがある．	● こんなだから何でも途中で妥協してしまい，がんばっても自信にならないんだ．何やってるのかなという自己嫌悪．
● 自分に自信がないから，人から応援されていないと不安．	● でもどうせ結局は自分の力でやるしかないのに，ウジウジしている自分が腹立たしい．

矛盾の感想と気づき

- 感情の矛盾と成長の矛盾の違いがわかったとき，自分の中にしっくりきた．
- 人間はみな成長する心をもっており，その矛盾に立ち向かいながら生きていくすごさに感銘した．
- 自分の矛盾が見えたときは，いままでの自分の言動の意味や感情の源が1本の線上に繋がって見えた．
- 矛盾の心の声を変更してみると，何事にも自分を信じていけるという強い自信に満ちていた．
- 自分の矛盾に気づかず，下駄と長靴をはいて生きてきた自分にもっと早く気づいてあげたかった．やっと楽になれたと安堵した．
- 自己防衛心が強いと，人と話ができないし，人を受け入れるのは大変だ！と思った．
- 矛盾には，事柄の矛盾（やせたいと思っているのに，ケーキがやめられない）と，感情の矛盾（自分の力でやりこなすのは使命感があるが，孤独で寂しい），ソウルの矛盾（人から非難されるのは怖い，しかし怖がって臆病な自分が情けない）があることがわかった．問題解決にはソウルの矛盾を見つけることとわかった．

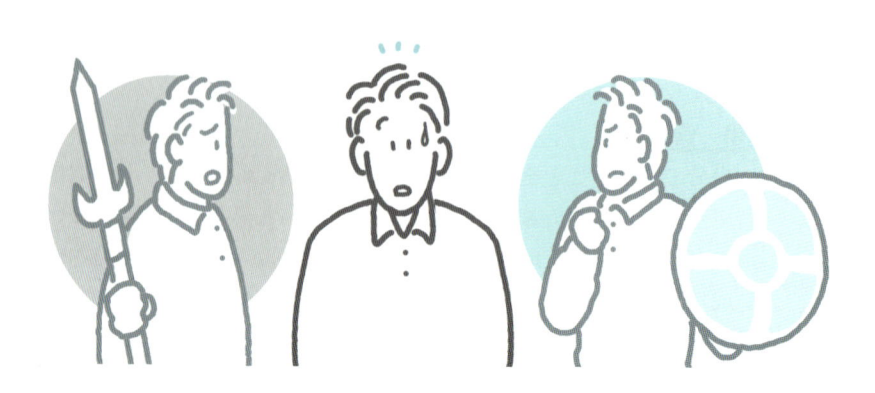

8. 矛盾する感情の心傷風景連想法【POMマスターコース】

その心理のパターンをつくったきっかけとなった心傷体験を想起し，癒すことによって，心のパターンに誘導される鍵状況と心の声・感情を自覚し，心の声を修正し意識的にコントロールすることを可能にすることで，自己決定できる自分を回復することができる．

過去の心傷体験での感情と2つの矛盾する感情とを逆流説明することで，隠れた本当の意思や感情が見つかるのである．逆流説明するとき一方はつながるが，他方は矛盾する関係となり，その矛盾する背後にある気持ちを尋ねると心理パターンにもとづく心の声を表現するであろう．その心理パターンの心の声が，成長しようとしながら過去に失敗したときの心傷感情が「わかっているけどできない」状態をつくっている．

人はその隠された意思や感情，つまり心理パターンにもとづく心の声を自覚化することで，はじめて裏の意思や感情をコントロールでき，自己解決力や自己決定力を回復できるようになるのである．

矛盾する感情の心傷風景連想法と癒しでの感想と気づき

- いままでいろいろなワークショップを受けたが，そのときはとても癒されたつもりでいるが，癒しとはこういうもの，本当の癒しの実感を得た．
- 問題解決につながるような癒しは，「過去のイメージを変えること」である．
- それまでの癒しと矛盾する過去の心傷風景での癒しは，深さがまったく違う．
- 癒しのロールプレイは，口だけでなく本気でカウンセラーが役を演じてくれるので，あのときのことがそのまま蘇った．越えられないと思っていた壁に入り込むことができた．中途半端なロールプレイではない．
- 男として生きてきて，子供のときの寂しかったことなど，いつまでも引きずっているなんてとても口にできなかった．はじめは，ばかばかしいようにさえ思っていたが，やってみると我慢していた自分がとても癒され，慰められ，うれしかった．

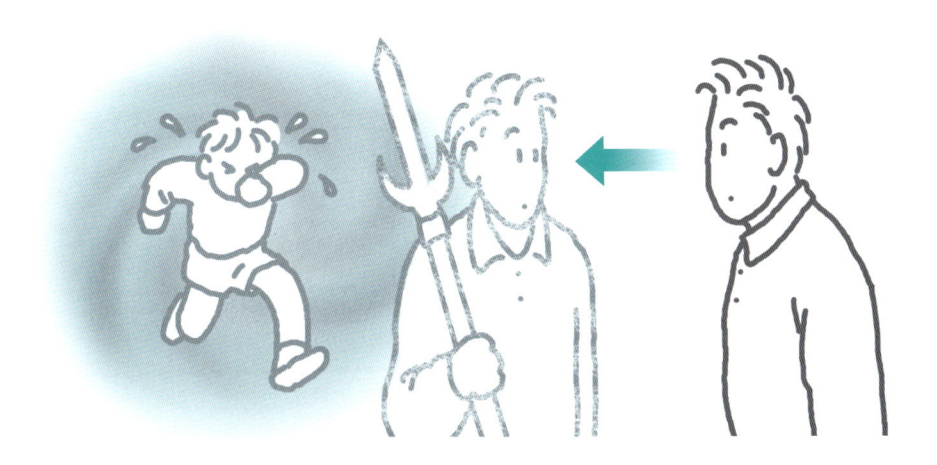

9. 自己解釈【POMマスターコース】

心理パターンは大きく10パターンに分けられる．

この心理パターンに関するガイドラインを示して，逆流説明のなかで矛盾する感情の背後の気持ち（心の声）に該当する心理パターンを本人に見つけ出してもらい，行動の仕方がどのようにパターン化され悪循環しているかに気づいてもらう．

成長を妨げるトラウマ感情を避け，それを再度自覚しないよう逃避的に行動しながらも，別な形で自らを満たそうとする心理のパターンがつくられている．

無自覚な10の心理パターン		
1	癒すパターン	過去に傷ついた心の寂しさやみじめさなどを，いまの自分や似た状況にある人，物に置き換えて癒すことで自らを癒そうとしているパターン．
2	償うパターン	過去に果たせなかった罪意識や自責の念などを，いまの自分を罰したり失敗することで償おうとしているパターン．
3	当たるパターン	過去に受けた悔しさや恨みなどを，いまの似た状況の人や物にぶつけて，はらそうとしているパターン．
4	妬むパターン	過去に果たされなかった無念さなどを，いまそのことを遂げようとする人を妬み，怒ってしまうパターン．
5	巻き込むパターン	過去の悔しさや無念さ，悲しさなどがあったことで，いまの自分の思いをとおすために，他の人を巻き込んで果たそうとしてしまうパターン．
6	助力を求むパターン	過去の無力感，罪意識，自己嫌悪をもったことから，いまの思いを果たすために助力や代理を頼りにしてしまうパターン．
7	慰めるパターン	過去に求めたい人から得られなかった悲しさなどを，いまの代わりの人や物で得ようとしてしまうパターン．
8	気を引くパターン	過去の人から得られなかった寂しさなどを，いまの周りに対し自分を責める，傷つける，病気をする，失敗することや相手に不満や嫌なことを言ったり，傷つけることで，周りの関心や優しさ，察しを引きだそうとしてしまうパターン．
9	諦めるパターン	過去に受けた悲しさや怖さなどを感じないようにするために，いまの自分さえ諦めればまるくおさまり，安心できると自己表現を抑えてしまうパターン．
10	がんばり逃避パターン	過去の恐怖感や罪悪感，無力感，自己嫌悪などを自覚させないために，いま別のことにがんばり喜びを得ようと「これでもか，これでもか」としてしまうパターン．

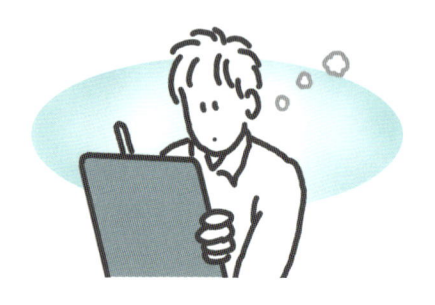

10. 心の声の変更法【POMマスターコース】

　一定の心理パターンに入るときは，必ずその似た状況によって，何らかの行動パターンを起こすよう心の中で自分に声をかけ自分を誘導している．その状況と心の声と感情とパターンを自覚化し，それに入ろうとする瞬間の心の声を，人に認められるためではなく自分を信じたり，あるいは人を愛するものにする必要があり，それによって自己決定できる自分を回復することができる．この声は，その言葉によって自分自身が温かくなるような声であることが重要である．心の声を変更できれば，自動的に自分の問題が解決しているはずで，さっそく問題解決のための自己決定した内容について確認していく．

　自己決断ができてからであれば，ガイダンスやサポートを使いながら，今後の具体的な行動の決意を支えてもよい．また，その場でリハーサルができるものなら，ロールプレイングによって決断し，リハーサルをするのもよい．

心の声の変更法での気づき
- 「早くしないとまたばかにされる」という見捨てられる恐怖の心の声から，「深呼吸して焦らずいこう．ゆっくり確実に！」と声を変えたことによって，気ぜわしい気持ちが落ち着いた．パニックが起きなくなった．
- 「一人ひとりみんな違うんだからね」という声に変えて，人の話を落ち着いて聴けるようになった．
- 「自分に正直に，自分を信じて」という声に変えて，大切に思う人には焦ってしまう自分がいたが，落ち着いて話せるようになった．
- 「やるべきことから目を背けずに！ゆったりと」時間に余裕をもって考え，できること，できないことを明確にし，優先順位をつけ実施できるようになった．
- 「逃げない自分が好きだよ」など人が言いにくいことを代わって言えるようになった．
- 人のやることにイライラせず，見守れるようになった．

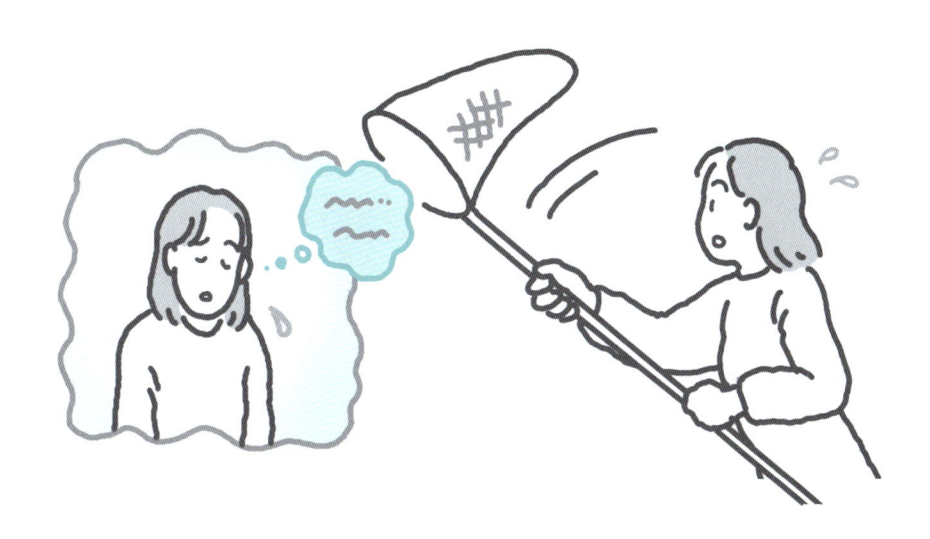

	ヘルスカウンセリングの展開手順【Version Ⅲ-R】
1	開いた質問
2	効果的沈黙
3	共感的繰り返し（キーワード，キーメッセージ）
4	共感的要約
5	要点別の感情，期待の内容，心の本質的欲求の明確化 　→トラウマ感情の心傷風景連想法
6	身体症状の比喩イメージ連想法
7	行動症状の背後の感情，期待の内容，心の本質的欲求の明確化
8	相談時の感情，期待の内容，心の本質的欲求の明確化
9	その他の感情，期待の内容，心の本質的欲求の明確化
10	感情の優先順位づけ
11	自己関連連想法（自己イメージ連想法） 　　感情，期待の内容，心の本質的欲求の明確化
12	矛盾の確認
13	矛盾する感情の心傷風景連想法（自己成長心×自己防衛心）矛盾の確認
14	過去の感情と矛盾する感情への逆流説明・隠れた感情の確認
15	自己解釈（心理パターン）法
16	心の声の変更
17	解決したい問題の確認
18	フィードバック（自己決定の確認）やリハーサル

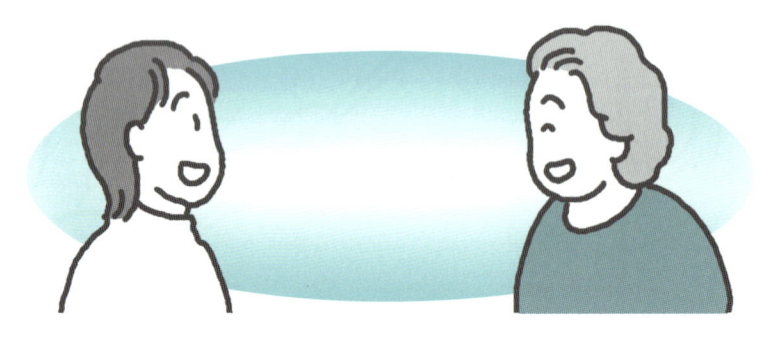

11. 再誕生・再養育カウンセリング法【SOM*マスターコース】

ここまでのカウンセリングによって多くの悩みや気になっていることの解決は可能である．しかし，抑うつ症，摂食障害，各種のパーソナリティ障害，自己免疫疾患を含む心身症，各種の嗜癖症など，困難なクライアントの自己成長を支援するにはつぎのような特別なカウンセリング法であるSATイメージ療法が必要となる．また，心傷体験が胎児期や産道期，誕生期，乳児期でのものであるため記憶再生ができないものは，通常の心傷風景連想法が使えない．さらに，先祖を含む前世代からの感情伝達であるため，何度も繰り返し伝達されており，特定の心傷風景が見つけられない，何度か癒し法を受けたが行動が変えられない場合や，解離症状や問題回避症状などが強いといった場合にも必要となる（詳しくは26頁を参照）．

再誕生・再養育イメージ法

1. **特殊な心傷風景連想法**
   - 前世代伝達感情の明確化法
   - 胎内イメージ連想法
   - 産道期イメージ連想法
   - 誕生期イメージ連想法
   - 乳幼児期イメージ連想法

2. **特殊な癒し技法**
   - 胎内期イメージ癒し技法
   - 産道期イメージ癒し技法
   - 誕生期イメージ癒し技法
   - 乳幼児期イメージ癒し技法
   - 亡き人再会イメージ法
   - 再養育イメージ法
   - 被害回避イメージ法

再誕生・再養育イメージ法での感想と気づき

- 胎内をイメージするというのは少しばかげているように思えたが，やってみると連想できる．そしてそのイメージは自分の気持ちにぴったりしていて，面白い体験だった．
- 胎内でのイメージは，暖かさや窮屈さ，伸び伸びしていない自分がなぜか鮮明に浮かんできた．そしてそうなっている意味も説明できることを体験して驚いた．
- 胎内での自分の寂しさや不安は，父親に見捨てられている母親と自分の感情からきているという意味がわかるとともに，カウンセラーからの癒しの言葉によって長年求め続けていた魂の痛みへの手当を感じ，安堵の波が全身へと響きわたるのを感じた．
- 大事なところでいつも踏んばりがきかず結果を出せない自分は，胎児期において双子の兄弟が生きられなかったことへの罪意識からきていることがわかった．胎内で自分が相手をひどく邪魔に思っていたことで生まれることができなかったのではないかと思うことから，いつも最後になると勝ちを人に譲ることで安心しているように思える．
- 出産を決意し，胎児である自分が自分の力で生まれていく体験は，新たな自分へと生まれ直す，まさに再誕生日となった．

---

* Self-Growth-Oriented Master Course：自己成長重視型マスターコースのことを意味する．

おわりに

　このヘルスカウンセリング研修は，理論のみで頭で理解するだけでは習得は困難である．そこで，スーパーバイザー付きで自転車に乗る要領で研修を行っている．

　ベーシックコースを学ぶことで相手の気持ちにぴったりと合った話の聴き方ができるようになり，さらに，本当に言いたいことは何なのかという背後の感情や心の要求を知って目標化することができる．

　アドバンスコースでは，自己関連連想法や心傷感情の癒しの技法によって，心のエネルギーからの深い感情に触れ，癒し，心のこだわりを解放させ，自己の信頼心を回復させることができる．

　マスターコースでは，手順重視型マスター（POM）と自己成長重視型マスター（SOM）とがある．POMマスターでは自己決定を妨げる無自覚な隠された意思や感情を見いだし，それによってつくられている心理パターンを自覚することによって，呪縛から解放され，問題解決の自己決定を促す支援法を学んでいく．これらの問題解決は同時に自己成長を促すことができる．クライアントの生涯をネガティブ（逃避的，悪循環的，消極的対処）に支配する心のパターンをもつパーソナリティを変容させ，問題の再発を防止させ，周りや子孫への伝達を避けさせうることでもある．

　しかし，カウンセリングを何度も行っても解決できない根深い問題や，うつや難治化された疾患においては，その心の傷は，胎児期や前世代からのトラウマであり，その場合は胎児や再誕生，前世代のカウンセリングが必要となる．このような問題の解決はSOMマスターでその方法を学ぶことができる．

　各ステップを通じて，理論だけでない技術の習得が可能となっている．
　研修は，主に毎週末，全国各地で開催され受講が可能となっている．
　ヘルスカウンセリング学会にお問い合わせいただきたい．

ヘルスカウンセリング学会事務局	電話　047-314-1959 FAX　047-300-8277

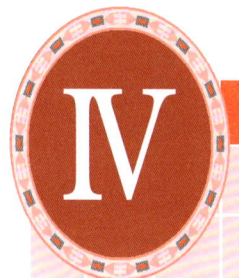

IV 事例

1. 糖尿病患者のヘルスカウンセリング

① 糖尿病の現状

　生活習慣病といわれる糖尿病患者は，この飽食の時代に著しく増加している．

　糖尿病が強く疑われる人は，前回（2012年）調査より50万人多い1,000万人で過去最多になった．一方，病気の可能性を否定できない「糖尿病予備群」は100万人減の1,000万人で，はじめての減少となった．

　糖尿病が強く疑われる人のうち，「治療を受けている人」の割合は，男性78.7％，女性74.1％であり，4年前に比べ，それぞれ12.8ポイントと9.8ポイント上昇した（2016年国民健康・栄養調査結果）．

　さらに，2014年度の糖尿病の1年間の医療費は1兆2,196億円で漸増傾向にある．しかし，その背景には，糖尿病患者の7割が「医療費の負担が重い」と感じていて，とくにインスリン療法をしている患者はその負担感が強いことが明らかになっている（日本生活習慣病予防協会の調査）．

　糖尿病は，すぐに死に至る病気ではない．しかし，自覚症状がないまま放置し，気がついたときには網膜症，腎症，神経障害などの合併症の伸展や，動脈硬化による心筋梗塞，脳梗塞，足の虚血性壊疽などの原因ともなる．そして，その実情は失明原因の長期にわたる第1位（現在は緑内障が第1位）が，また透析導入原因の第1位が糖尿病によるものである．これらはほとんどが無自覚のまま進行し，10年以上して症状化し，やがて手遅れの状態となったのである．

② 糖尿病患者のセルフケア行動

　糖尿病治療の大きな目標の一つは，患者自身が良好な血糖コントロールを維持することで，合併症を起こさないことにある．

　一方，糖尿病の治療の重要なポイントである「何を食べるのか」「どの程度の運動をするのか」を決断しているのは患者自身である．したがって，治療がよい結果を

図 Ⅳ-1 糖尿病の心理行動学的諸問題

介入法：
- 気持ちや感情を聴く／情報提供
- 利益・障害を知りバランスを考える
- 段階的目標設定／行動強化
- 逸脱・再発予防と対策
- QOL配慮／ライフイベント対策

糖尿病教育

摂取エネルギー／適正エネルギー

ステージ：
- 前熟考期[1]：否認・逃避・燃え尽き
- 熟考期[2]
- 準備期[3]
- 行動期[4]
- 維持期[5]
- 再発

6カ月

- ベーシックレベル活用
- ヘルスカウンセリング アドバンスレベル活用
- ヘルスカウンセリング ベーシックレベル活用
- ヘルスカウンセリング マスターレベル活用

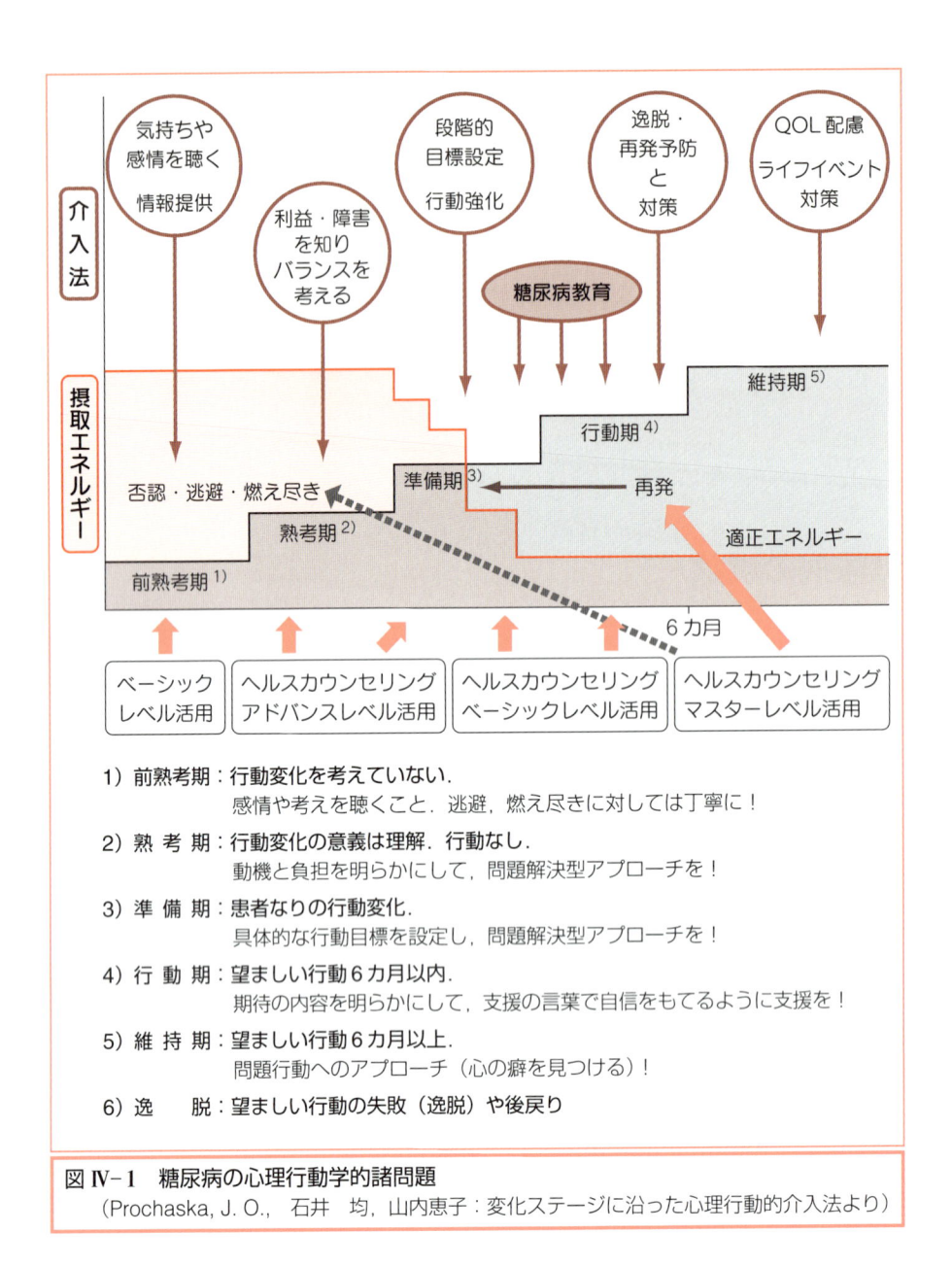

1) 前熟考期：行動変化を考えていない．
　　　　　　感情や考えを聴くこと．逃避，燃え尽きに対しては丁寧に！
2) 熟 考 期：行動変化の意義は理解．行動なし．
　　　　　　動機と負担を明らかにして，問題解決型アプローチを！
3) 準 備 期：患者なりの行動変化．
　　　　　　具体的な行動目標を設定し，問題解決型アプローチを！
4) 行 動 期：望ましい行動6カ月以内．
　　　　　　期待の内容を明らかにして，支援の言葉で自信をもてるように支援を！
5) 維 持 期：望ましい行動6カ月以上．
　　　　　　問題行動へのアプローチ（心の癖を見つける）！
6) 逸　　　脱：望ましい行動の失敗（逸脱）や後戻り

（Prochaska, J. O., 石井 均，山内恵子：変化ステージに沿った心理行動的介入法より）

もたらすかどうかは，患者自身のセルフケア行動（自己管理）に大きく依存している．適切なセルフケア行動が行われるかどうかは患者の考え方や感情，ストレス，糖尿病合併症，医療者や家族の援助や社会環境（学校や職場）などから大きい影響を受ける．良好な血糖管理を維持するためには，患者の身体的な問題とともに，心理・社会的問題を把握していく必要がある[1]．

糖尿病の治療に関する知識（ガイダンス）は，セルフケア行動を起こす重要な要素であるが，知識量と行動レベルの間には関連性が証明されない．知識は患者の中で「自分にとっての意味」に変換され，その認識が行動と関連するといわれている．認識の程度が高いほど，その行動を維持する可能性が高い．そして認識とともに，

セルフケア行動に影響する重要な心理的要素は感情である[2]といわれる．ヘルスカウンセリングはこの感情に焦点を当て，構造的な方法により確実に，よりスピーディーにセルフケア行動の変容が期待できるものである．

糖尿病になるということは，「間違いだ．何ともない．知られたくない」という否認，「なぜ自分だけが」という怒り，「低血糖や合併症が怖い」という不安，「どうせできない」という諦め（悲しさ），「コントロールできない自分は悪い人間だ」という罪悪感，さらには「糖尿病のせいで他人と同じことができない」という社会的孤立感も生む．これらの陰性感情はセルフケア行動だけでなく血糖コントロール状態，重症低血糖や慢性合併症の有無など，糖尿病治療にかかわる重要な要素と相関するともいわれている[3]．

糖尿病の心理行動学領域の研究成果は，実際の臨床に生かされて，糖尿病治療の目標達成に寄与しなければならない．たとえばセルフケア行動がなぜ起こるかという研究成果は，実際の患者にどうアプローチすればよいかという方法に組み込まれて有用なものとなる．その一つの理論がProchaskaの「変化ステージモデル」である（図Ⅳ-1）．このモデルは行動変化への患者の準備状態をどう評価するか，どのように働きかければ行動が変化するかを示している．これによれば，健康行動が完成するまでに，前熟考期，熟考期，準備期，行動期，維持期の5つのステージおよび再発がある．それぞれの変化ステージの患者のセルフケア行動を高めていくために，その段階にもっとも適した援助や指導法がある[4]．

ヘルスカウンセリングを一つの援助法として活用するのであれば，図Ⅳ-1に示した矢印の部分にヘルスカウンセリング学会認定資格セミナーのベーシック，アドバンス，マスターレベルの技法をそれぞれ活用することができるのではないかと考える．

❸ 食事療法とカウンセリング

食事療法は，日々の生活に必ずついてくる問題で，生理的なものであるが故に避けて通れる問題ではなく，それだけに心理的な要因の影響が大きいと考えられる．

糖尿病の食事療法の原則は，まず，エネルギー摂取を適正なものにすること．そして決められたエネルギーのなかで，バランスのとれた食事をすることにある．これは決して健康な人の食事とかけ離れたものではなく，むしろ健康食といわれるものである（図Ⅳ-2）．

にもかかわらず食事療法が困難といわれるのは，日々の血糖状況を安定させるために，味つけや献立に工夫したり，飲酒，間食，外食などいわゆる食べることの楽しみの部分に強い制約が必要となるところにある．つまり，怒りや諦め，不安，罪意識などのマイナス感情が表出しやすいことにある．

患者が栄養士に話をするとき，いま自覚している事柄で話してくる．それは訴えであったり，印象であったり，あるいはこういう行動をしているといった内容である．

図 Ⅳ-2　糖尿病の食事および生活管理（山内恵子, 2000）

食事療法成功の秘訣
- むら食い・まとめ食いをしない
- 1日3食，バランスよく
- よくかんで，ゆっくりと
- 野菜をたっぷり副菜重視
- 味つけは薄味に
- 主菜は忘れず手のひらひとつ
- シュガーレス甘味料をじょうずに使って
- 実行しやすいメニューで
- 外食・間食は控える

決められた適正エネルギーのなかでバランスよく

図 Ⅳ-3　ヘルスカウンセリングにおける二重意思論（宗像恒次 1996, 説明文：山内恵子 2000）

わかっているけど……行動が変えられない

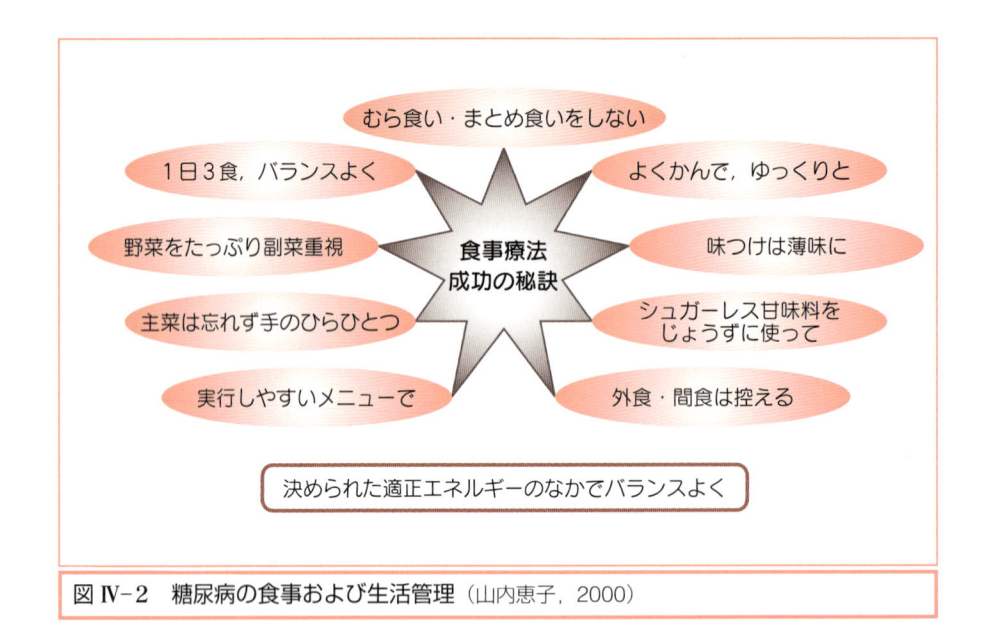

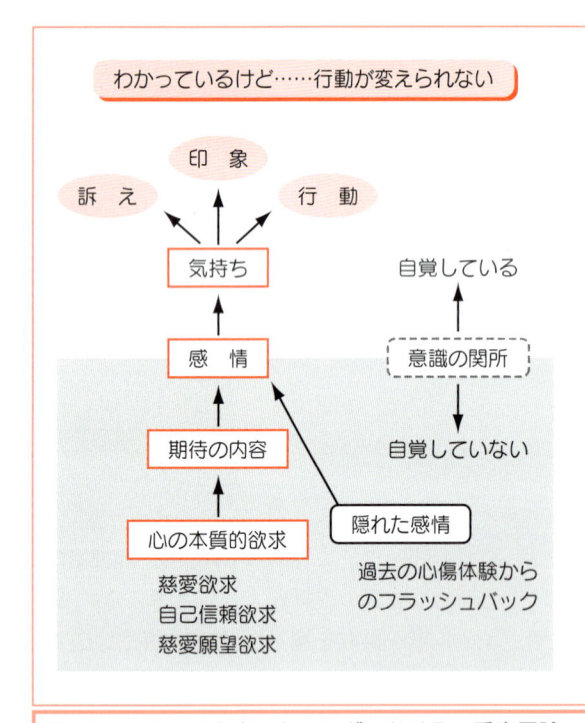

訴え　印象　行動
↑
気持ち
↑
感情　←　自覚している／自覚していない（意識の関所）
↑
期待の内容　←　隠れた感情
↑　　　　　　　過去の心傷体験からのフラッシュバック
心の本質的欲求
　慈愛欲求
　自己信頼欲求
　慈愛願望欲求

　通常，患者が栄養士に話をするとき，いま自覚している事柄で話してくる．それは訴えであったり，印象であったり，あるいはこういう行動をしているというような内容である（事柄）．
　これらの事柄を要約し，背後にある気持ちや感情を明確にしながら，出てきた感情に対しどのような期待をもっているのか，そしてそれは心の本質的な欲求のどの部分に当たるのか（周りに認められたいのか，自分を認めたいのか，それとも他者を認めたいのか）ということに焦点を当て明確にしていく方法をとっていく．そうすることで本来自覚していなかった心の深い部分に気づくことができ，自分がどういう欲求や期待をもっており，それがかなったりかなわなかったりすることで今の問題が起こっているのかが自覚できるようになる．
　また，そうすることで同時に患者の期待がどこにあるのかを，栄養士側も理解認識でき，どの部分に焦点を当ててガイダンスすべきかが的確に把握できるようになる．

　その背後にはさまざまな気持ちや感情が秘められている．そして感情には必ず「こうでありたい」という期待がある．
　これらの事柄を共感的に聴いていくことで，自分の考えが明確になり，患者自身にさまざまな気づきが生じてくる（ヘルスカウンセリングにおける二重意思論，図Ⅳ-3）．
　ここではヘルスカウンセリングを技法のレベル別に活用した栄養指導の実際を，

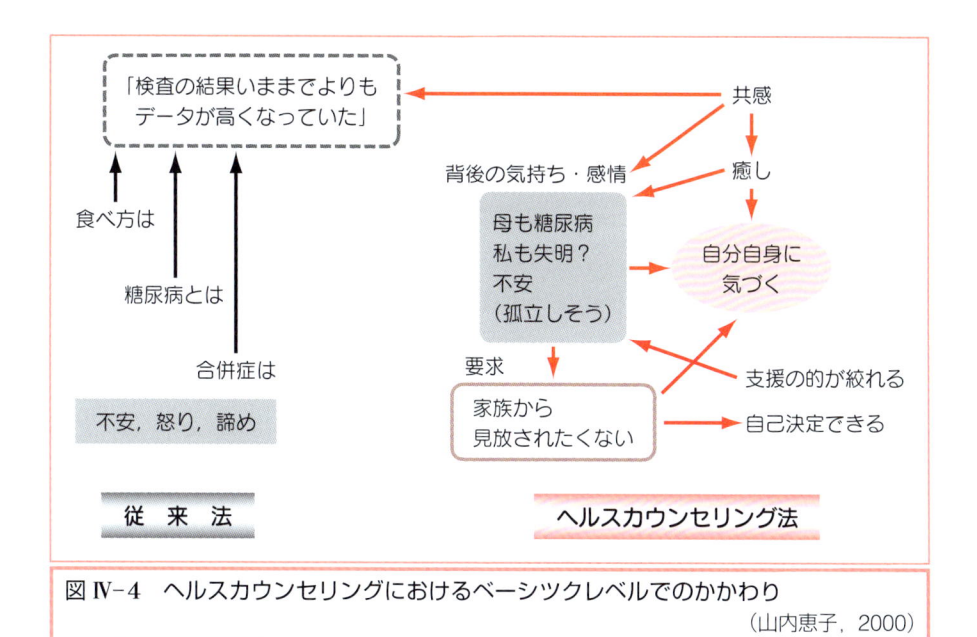

図Ⅳ-4 ヘルスカウンセリングにおけるベーシックレベルでのかかわり
（山内恵子，2000）

事例とともに紹介する．

たとえば，検査の結果，いままでよりもデータが悪くなっており，網膜症の進展の危険性が高い患者がいるとする．通常は一方的に病気の説明や食べ方を押しつける指導になりがちだ．しかし，その背後にある気持ちや感情を共感的に聴いていくことで，「母親も糖尿病で失明している，自分もそうなったらと思うと家族からも孤立してしまうような不安を感じる」というようなところがみえてくる．患者はこのときの怖さに共感されたり，癒されたりすることで自分自身に気づくことができ，栄養士の話が聴ける状態になってくる．

そこではじめて網膜症に対する正しい知識や血糖コントロールで合併症を予防できるといったガイダンスなど，的確に相手の心に入っていく形でのアプローチが可能になる（ベーシックレベルでのかかわり，図Ⅳ-4）．

しかし，「理屈ではわかっているけれども，行動が変えられない」という状態のとき，自らの力で動機づけしたり，負担を軽減し，調整できる力を高めることが必要になる．

患者からこのような発言があった場合，カウンセリングの必要性をガイダンスし，ヘルスカウンセリングの技法を用いることをする．

「お酒を減らそうと思っているけど，なかなかできない」とか「間食がやめられない」といった「わかっているけどできない」という発言が出たときに，おもに「保健行動変容のためのカウンセリング（アドバンスレベルのかかわり）」技法を用いて，気持ち，感情，心の本質的欲求まで明確にしていく方法をとる．

この方法は，行動変容を妨げている気持ちや感情に焦点を当てながら，スピーディーにクライアントの中にある矛盾した感情や心傷感情に焦点を当てることができる．その結果，それを癒すことで，問題行動を起こしているパターン（代償しようとして生じた逃避的な心理パターン）に気づき，自己解決能力がアップすることを支援できるようになっている．

また，このとき必ず問題行動を起こすときの心の声（ウイルス）を元気に行動できるほうの心の声（ワクチン）に変更し，癒しの前後でどのくらい気持ちが楽になったかということを，0〜10のスケールを用いて確認するようにするとよい（Case 1, 2）．

さらに複雑な問題に関しては，栄養指導中の面談時間では対応が困難なケースが多く，この場合，患者の要望を聴いて，別の時間や場所を設定し，問題解決型の方法（マスターレベルのかかわり）を用いる．

Case 1 食事療法が守れない65歳女性の場合

65歳女性．食事療法が守れない．そういう自分に対するイメージは「まあいいわ」といって家族の協力を諦めている自分だった．この感情を癒したことで気づいたのは「過去に頭が痛いというと，いつも厳しい祖母がお前が悪いと言いつつかまってくれたこと．これは現在食べていると，ご主人がお前が悪いと言いながら病院に連れていってくれることとまったく同じ，叱られることで愛情を感じている気を引くパターンだ」と気づいた．そして1カ月後の再指導ではほぼ完璧な食生活になって，その後も良好な経過を維持している．

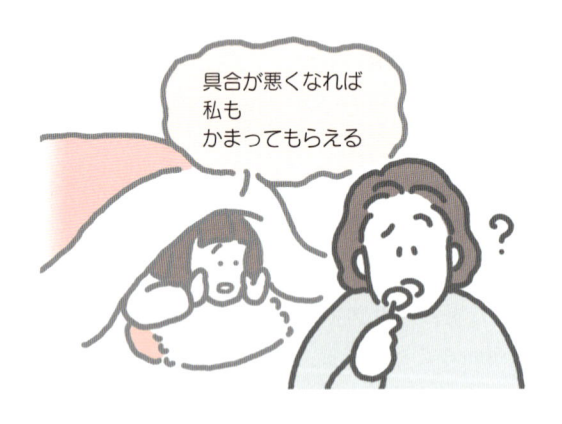

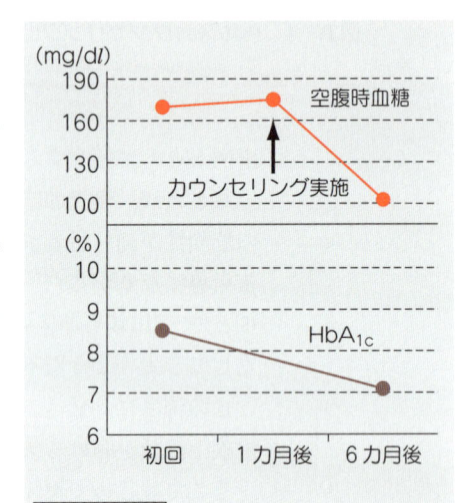

65歳 女性			
身長 148.3 cm			
	初回	1カ月後	6カ月後
体重	52.5	53.5	50.3 kg
脂肪率	30.3		28.5 %
FBG	170	175	104
HbA1c	8.5		7.1

（吹き出し）具合が悪くなれば私もかまってもらえる

【アドバンスレベル】

〈変えたい行動〉

カウンセラー 前回栄養指導は受けたけど，何もできなかったんですね．実行できるといいなと思われる行動は何ですか？

クライアント 食事療法が言われたとおりに守れたらいいんだけど．

〈できたら〉

食事療法が言われたとおりに守れたらどんな感情ですか？

Point
共感的に繰り返し，その事柄の背後にある気持ちや感情を明確にしていく．

- 🧑 守れたら<u>うれしい</u>です．
- 👩‍⚕️ どんなことがかないそう？
- 🧑 血糖が下がる．
- 👩‍⚕️ そしたら周りの人に認めてもらえる？　それとも自分自身に？
- 🧑 先生に褒めてもらえるよね．

期待の内容や心の本質的欲求が見えてくることで，患者のなかに血糖が下げて先生から認められたい気持ちがあることが見えてくる．

〈できなかったら〉
- 👩‍⚕️ では，守れないでいるとどんな感情ですか？
- 🧑 このまま食べていくと病気が悪くなっちゃうよね．
- 👩‍⚕️ それって不安？
- 🧑 そう<u>心配</u>．
- 👩‍⚕️ 心配というのは見通しが立たないときの感情なんだけど，どういう見通しが立たないから？
- 🧑 病気が進んで合併症になるんじゃないかって……．
- 👩‍⚕️ きちんとやれたら自分のどういう欲求がかなうの？
- 🧑 家族に大事にしてもらえる．
- 👩‍⚕️ やれたらうれしいのにやろうとすると何か妨げるような気持ちがありません？　だからできない，それは何ですか？
- 🧑 食べていると<u>ホッとしている</u>．

守れないと合併症が進み，家族に受け入れてもらえないのではという不安がある．一方で食べていると注意されながらも，家族が受け止めてくれるという実感を感じている．欲求は同じでも感情の部分で矛盾していることが見えてくる．

〈妨げる気持ち〉
- 👩‍⚕️ 食べていると安心できるのは，どういう期待がかなっているから？
- 🧑 心配してくれるから．
- 👩‍⚕️ 家族が気にしてくれているっていう感じなのね？
- 🧑 はい．

〈自己イメージ〉
- 👩‍⚕️ ○さん，いまから大切な質問をします．あまり頭で考えないでフッとひらめいた自分のイメージを言ってくださいね．○さんは食事療法を守りたいと思っているんだけど，守れたら血糖が下がって先生に褒めてもらえてうれしいけど，できなかったら病気が悪くなるんじゃないかって心配．でも，やろうとすると心配してくれるからって安心しているよね．そういう○さんって，いったいどういう自分だと思う？
- 🧑 <u>まあいいわ</u>って思ってしまう．(1)
- 👩‍⚕️ 自分自身にどういう期待を諦めているの？
- 🧑 どうせできっこない（一生懸命やろうとすること）．
- 👩‍⚕️ 自分の力でやれたら，自分が好きになれる？（自己信頼心）
- 🧑 そりゃ，もう！

自己イメージ連想法では，右脳のひらめきをよくするために，「あまり考えないで……」と共感的にリズムよく「そういう自分はどんな自分？」と追い込むようにする．

自分自身の力を諦めるのも，過去の心傷体験にもとづく感情 (1)．

〈心傷体験と癒し〉
※心傷感情のうち一番強いものを癒す．
　感情：無力感
　鍵状況：やらなければと思うと

祖母から優しく受け止めてもらい，離婚していった母からは一緒に暮らそうといっても

心の声:「まあ，いいわ」

3歳ぐらいのとき母が離婚し，祖母が親代わりになった．彼女は厳しい人で，内孫の男の子はかわいがるが，自分は早く起きて炊事や掃除の手伝いをさせられる．認められたくて一生懸命働いたり，勉強してよい成績をとってきても無視される．

そういうなかで，頭が痛いというと「お前が悪いから頭が痛くなるんだ」と責められるが，「ふとんに入って寝ていろ」と声をかけてもらえる．寂しさ，悔しさ，さまざまな感情が交差していた．

〈心理パターン〉

「気を引くパターン」

〈心の声の変更〉

「できることからやる」

〈気づきと自己決定〉

- 気づいたのはどんなこと？　これから何ができそうですか？
- 今日の説明を聞いて，自分は果物を食べ過ぎていたのがわかったから，1単位以上食べないようにします．冷蔵庫に冷やしておかなければいいからね．ご飯も計ってみるよ．

らうことで過去の傷ついた心を癒した．

〈逆流説明〉

病気になると祖母がお前が悪いといいながら優しくしてくれた．いま食べると主人がお前が悪いといって病院に連れていってくれる．

何％くらいやれそうかの問いに100％という声が返ってきた．1カ月後，約束は見事に果たされており，ずっと下がることのなかった血糖も下がりだしていた．

Case 2　家族からいろいろ言われるほどいい加減になるという事例

62歳男性．きちんとできたらうれしいし，できなかったら見捨てられそう．妨げている気持ちはやろうとすると心のなかで「もっと悪くなれ」とつぶやく声だった．そういう自分のイメージは「いつも75％でいようとする悲しい自分」．男らしさを望む母の期待に添えなかった罪意識が償いのパターンとなって，よくなろうとする自分の足を引っ張っていたことを自覚した．その後積極的に糖尿病教室に参加し，自己管理できるようになった．

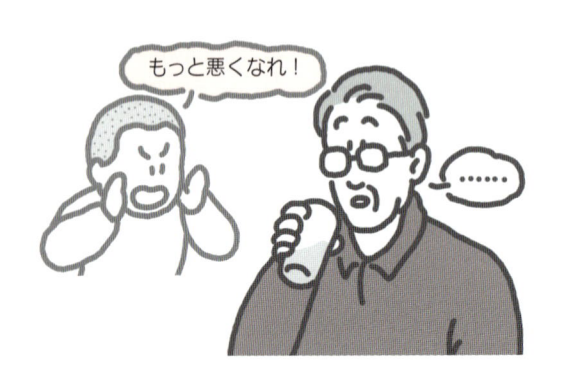

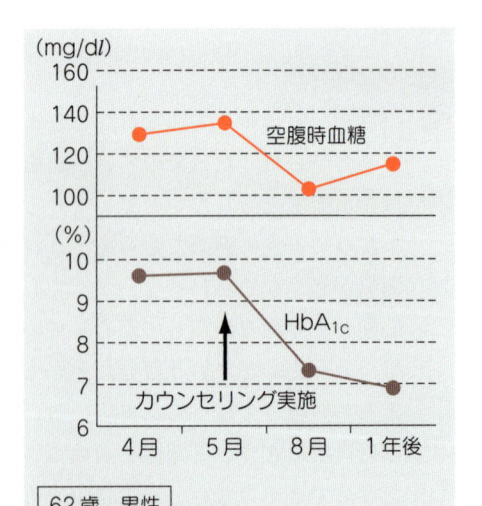

62歳 男性				
身長	158.5 cm			
	4月	5月	8月	1年後
体重	58.1	57.1	56.3	57.2 kg
脂肪率	23.3			20.4 %
FBG	129	135	104	115
HbA1c	9.6	9.7	7.3	6.9
		糖尿病教室参加		

【アドバンスレベル】

〈変えたい行動〉

カウンセラー いま，気になっているけどやめられない行動は何ですか？

クライアント 家族からいろいろ言われるほどいい加減になるんですよ．

- 言われるほどいい加減になるのを何とかしたいんですね．きちんとやれたらどんな感情ですか？

> **Point**
> 共感的に繰り返し，その事柄の背後にある気持ちや感情を明確にしていく．

〈できたら〉

- やれたらうれしいです．
- どんなことがかないそう？
- じょうずにコントロールできますよね．
- そしたら家族に認めてもらえる？ それとも自分自身に？
- 妻や娘にわかってもらえます．

> 期待の内容や心の本質的欲求が見えてくることで，患者のなかに本当は妻や娘にうまくやっていると認められたい気持ちがあることが見えてくる．

〈できなかったら〉

- では，やれないでいるとどんな感情ですか？
- ドキドキします（怖さ）．(1)
- それって見捨てられそうな感じ？ それとも自己否定しそうな感じ？ 死を感じるような？ どれですか？（1）
- 見捨てられそう．
- ドキドキする怖さはどういう見通しが立たないから？
- 病気が進んで合併症になるんじゃないかって……．
- 病気が進まないようにやれたら家族に受け入れられる？ それとも自分自身に？
- 家族の迷惑にならないですむと思う．

> ドキドキが怖さの感情というのは話の内容や表情から推定している．これは過去の心傷体験にもとづく感情なので，精神死・社会死・身体死のいずれかを確認している（1）．

〈妨げる気持ち〉

- やれたらうれしいのにやろうとすると何か妨げるような気持ちがありません？ だからできない，それは何ですか？
- やろうとすると，まじめすぎるからもっと悪くなれって思ってしまうんですよ．
- それってどんな感情？ 諦めている感じ？ 怒っている？
- 自分自身に諦めています．（2）
- 自分に対してどういう期待を諦めているのかな？
- どうせ自分はだめだって，やろうとする気持ちかな？
- 諦めないでやれたら，自分が好きになる？
- はい

> 諦めは悲しみの感情で，これも過去の心傷体験にもとづく感情（2）．

〈自己イメージ〉

- ○さん，いまから大切な質問をします．あまり頭で考えないでフッとひらめいた自分のイメージを言ってくださいね．
  ○さんは家族から言われるほどいい加減になる自分を変えたい．変えられたら家族に受け入れられてうれしいけど，できな

> 自己イメージ連想法では，右脳のひらめきをよくするために，「あまり考えないで……」と共感的にリズムよく「そう

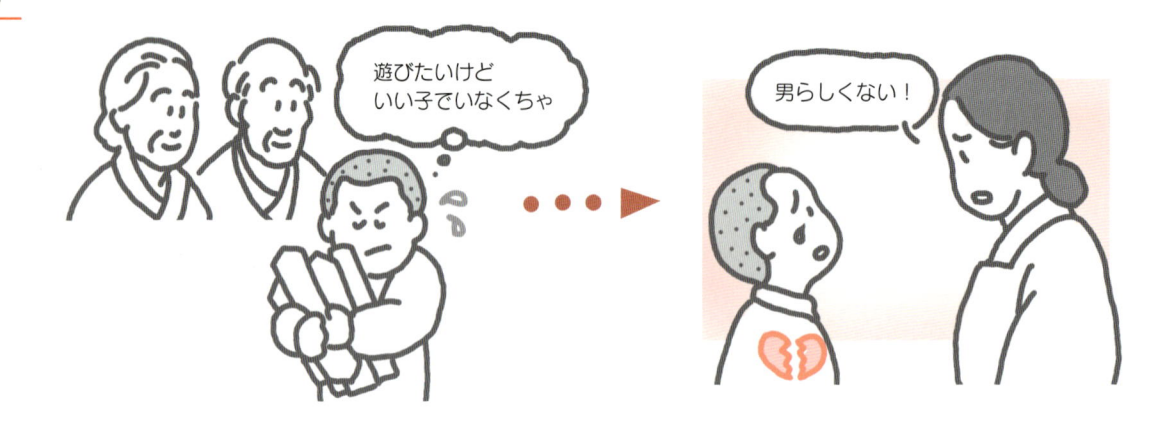

かったら合併症のことが気になってドキドキする．やろうとするとどうせだめだって諦めていますよね．そういう○さんって，いったいどういうご自分なんでしょう？

- いつも75％でいいって……諦めているのかな？（3）
- 自分自身にどういう期待を諦めているの？
- 自分はだめな人間だからって，やろうとする気持ち．

〈心傷体験と癒し〉

※心傷感情のうち一番強いものを癒す—クライアントが選んだ一番強い心傷感情（3）を選んで実施

　感情：無力感
　鍵状況：やろうとするとき
　心の声：「もっと悪くなれ」

小学校低学年のとき，戦争で疎開先の祖父母に預けられた．家族の面倒を見てもらっているという気持ちから，母が悪く思われてはいけないと，厳しい祖母の命令に従い，お使いや炊事を手伝った．それは，兄たちのように遊ばずいい子になって，子供らしくすることを諦めた悲しさだった．ところが母からは「お前は優しすぎて男らしくない」と否定された（失望）．そして「もっと男らしくなってほしい」という母親の期待に添えない自分にも罪意識を感じていたのだった．

〈心理パターン〉

「諦めと償いのパターン」

〈心の声の変更〉

「これでいい，やれる」

〈気づきと自己決定〉

- どういうことに気づきましたか？　これからどうしましょう．
- 自分の心の中にある罪意識に縛られて，大事なことを諦めてきたような気がします．糖尿病教室でいろいろ学んだので，自信もってやっていきます．まず，ご飯は余分に計らない．

いう自分はどんな自分？」と追い込むようにする．

自分自身の力を諦めるのも，過去の心傷体験にもとづく感情（3）．

母親と一緒に暮らしたかった思いをかなえ，ありのままの自分を母親に認めてもらうことで，過去の傷ついた心を癒した．

〈逆流説明〉

過去に母の期待に添えなかった罪意識があるから，現在もダメな自分だから完璧ではいけない．もっと悪くなれという声が心に響く．

何％くらいやれそうかの問いに95％という声が返ってきた．

散歩もいままではやれなかったけど糖尿病教室で楽しかったから，続けていこうという声も聞かれた．

Case 3　わかっていても間食がやめられない症例

58歳女性．栄養相談実施後，担当栄養士から「早食いと間食のとり方に問題あり，とくに間食に対しては『悪いとわかっていても絶対にやめたくない』と言っており，頑固で素直じゃない」という報告があった．その結果，午後から引き続き行った運動相談の際にカウンセリングを実施した．

面談は「間食が悪いとわかっているけどやめられないそうですね．そのときどんな気持ちですか？」という言葉かけからスタートし，共感的に気持ち，感情，基本的心の欲求へとベーシックレベルの方法でかかわった．

食べている自分はホッとしている．でも一方でこんなことをしていたら病気が悪くなるのではという不安もある．矛盾した感情の背後に「もう，どうでもいいや」とつぶやいている自分がいることから，その隠れた気持ちに焦点を当てたところ，離婚したいご主人とのトラブルのなかで，「どうなってもいい，死んでもしかたがない」という悲しさがあることがわかった．癒しの技法の必要性をガイダンスしたうえで，ご本人の了解を得てヘルスカウンセリングを用いた．「どうしようもない状況で」「しかたがない」と諦めているのは，小学校5年生のとき，自分のことを一番心配しつつ死んでいった母に対する無力感．

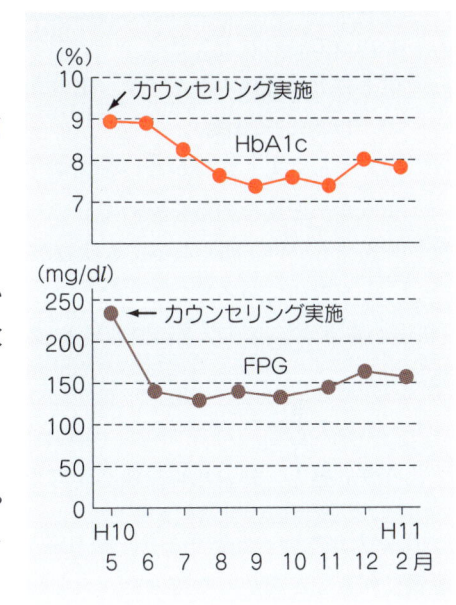

感情が明確になり，共感され癒されたことで気づいたのは，しかたがないと思うとき，無力感から逃れるために，夫との問題から逃避している自分を，昔母親に対して何もできなかった自分に置き換えている．そしていけないとわかっている間食をすることで諦めるという気持ちを代償していたということ．

間食がなかなかやめられない背後に，離婚したい夫から逃れるために入院を望む自分の本心が隠れていることに気づき，「こんなんじゃ血糖が下がる訳がない」と翌日からピタリと間食をやめ，栄養バランスを考えながら自分に合った食事内容でコントロールできるように行動変容し，当初空腹時血糖 234 mg/dl，HbA1c 9 %だったものが，現在では HbA1c も 7 %台で安定している．

> **カウンセラー**　間食が悪いとわかっているけどやめられないそうですね．そこにはどんな気持ちがありますか？
>
> **クライアント**　お茶のときにはどうしてもお菓子が欲しくなっちゃうんですよ．
>
> 　お茶のときにどうしてもお菓子が欲しくなっちゃうんですね．そこにはどんな気持ちがありますか？
>
> 　ホッとしています．
>
> 　ホッとして安心している感じなんですね．どんな期待がかなっているのかしら？
>
> 　おいしいもの食べられて満足です．

Point
クライアントの問題発言を共感的に繰り返し，背後にある気持ちを聴く．

🔵 おいしいもの食べて満足，何か○子さんの期待がかなっているんですよね．

🟠 満足している自分は本当じゃないんです．わかっているけど…．

🟠 満足している自分は本当じゃないって，どんな気持ち？

🟠 わかっているけどできない……家のなかにトラブルがあって子供と主人の板挟みなんです．主人からはお前が悪いと責められて．（共感的に傾聴）

🔵 悪くなってもしかたがないと諦めているのは悲しみの感情でしょうか．どんな期待を諦めてしまっているの？

🟠 死んでもいい，悪くなっても仕方がないと……．（元気に生きることを諦めている）

（状況からカウンセリングの必要性を説明し，本人の了解を得て実施）

> 「フラッシュバックしたこと」死んだら天国の母に会えるという安心感と，幼いため母親に何もできなかった無力感．

「しかたがない」と思うとき，無力感から逃れるために，病死した母親に何もできなかった自分を，夫との問題から逃避することに置き換えて，いけないとわかっている間食をすることで諦めるという気持ちを代償していたことに気づいた．
（「こんなんじゃ血糖が下がるわけがない」と間食をやめることに成功した）

食べてホッとしている満足感に共感されたことで自動的に隠れた気持ちが出てきた．

現在，食べることへの逃避原因となっている家族内のトラブルを共感的に聴くことで，悪くなっても仕方がないという無力感が表出してきた．

ヘルスカウンセリングの手順どおり進めたのではないが，共感的に気持ち，感情へと明確にしていくなかで出てきた心傷感情を癒すことで成功した．

Case 4　インスリン導入目前のパニック状態から脱却した症例

46歳女性．平成7年に栄養相談に紹介されてきたときは，身長153 cm，体重62 kg，HbA1c 8.8％だった．その後14カ月後に再指導で訪れたときHbA1c 9.1％に上昇し，手足のしびれや肩こりのほか体調不良を訴え，同時に間食の量も増えるなど，コントロールの悪さがうかがえた．

その後は3カ月ごとに栄養相談室に顔を出すようになった．担当栄養士にいろいろ愚痴をこぼすが解決にはならず，栄養相談を継続していても体重，HbA1cともに上昇，平成10年6月にはHbA1c 11.3％まで上昇した．このため担当栄養士からもカウンセリングの要請があった．

2歳のときに母が離婚，2年後に再婚し妹だけ連れて家を出た．複雑な生い立ち，家庭環境のなかで育ての親である義父母の命令に従い，自分というものをもっていなかった（怒りと諦め）．糖尿病は治らないものと諦めるなど，さまざまな感情が交錯していた．グルグルまわる感情のメリーゴーランドから降りられず，後に外側から眺めることで表面化できた「歯がゆい」という自己嫌悪のエネルギーを，「好きなように生きる，他人はどう言おうと関係ない」という開き直りに変えることができた．その後食事記録をとるなど行動変容し，HbA1cは7％台にまで下がり，安定している（図Ⅳ-5）．

〈家系図〉

母はクライエントが3歳のとき，妹だけ連れて家を出る．

〈カウンセリング実施までの経過〉

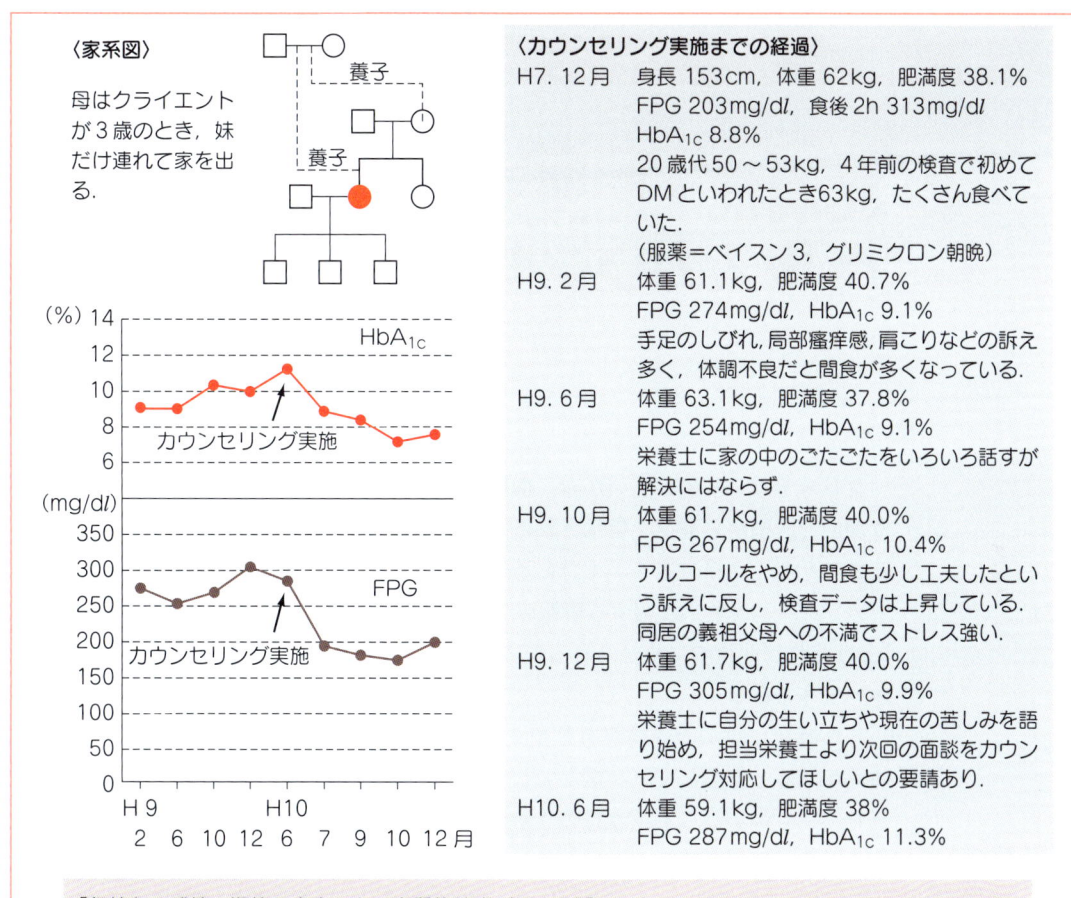

H7.12月	身長153cm，体重62kg，肥満度38.1% FPG 203mg/dl，食後2h 313mg/dl HbA_{1c} 8.8% 20歳代50～53kg，4年前の検査で初めてDMといわれたとき63kg，たくさん食べていた． （服薬＝ベイスン3，グリミクロン朝晩）
H9.2月	体重61.1kg，肥満度40.7% FPG 274mg/dl，HbA_{1c} 9.1% 手足のしびれ，局部瘙痒感，肩こりなどの訴え多く，体調不良だと間食が多くなっている．
H9.6月	体重63.1kg，肥満度37.8% FPG 254mg/dl，HbA_{1c} 9.1% 栄養士に家の中のごたごたをいろいろ話すが解決にはならず．
H9.10月	体重61.7kg，肥満度40.0% FPG 267mg/dl，HbA_{1c} 10.4% アルコールをやめ，間食も少し工夫したという訴えに反し，検査データは上昇している．同居の義祖父母への不満でストレス強い．
H9.12月	体重61.7kg，肥満度40.0% FPG 305mg/dl，HbA_{1c} 9.9% 栄養士に自分の生い立ちや現在の苦しみを語り始め，担当栄養士より次回の面談をカウンセリング対応してほしいとの要請あり．
H10.6月	体重59.1kg，肥満度38% FPG 287mg/dl，HbA_{1c} 11.3%

【気持ち→感情→期待の内容→心の本質的欲求（ソウル）】

P1）義祖父母の世話に追われ自分のことどころでない→母親に怒り→【私をあてにしないで】（慈愛願望欲求）【心象風景連想法実施】

P2）入院は子供たちが夏休みに入る7月に決まりそう．彼らのことが気になっている→不安→【留守の間，下の子がうまくやれるか】（願）

P3）入院するのは自己管理が悪いから，悪いほうへ考えてしまう自分は人の言葉が気になって眠れない．親の犠牲になってきたから，子供は犠牲にしたくない→（＋）願望→【自活できる子供になってほしい】（願）（－）→（不安【因習から抜けられない】
→（願）【心象風景連想法実施】

（相談時感情）他の人に家の恥をまたさらしてしまったかな．安易に話したことでよそからつつかれたことがあった．
→不安（見捨てられる恐怖）
→【また言われるんじゃないか】（願）

「フラッシュバックしたこと」
母に捨てられた悲しさ→怒り
同級生の男の子から，家の真実を聴かされた→ショック，怒り

メリーゴーランドから降りられない
Co：ぐるぐる回っている自分を見てどう思いますか？
Cl：「はがゆい」と自己嫌悪

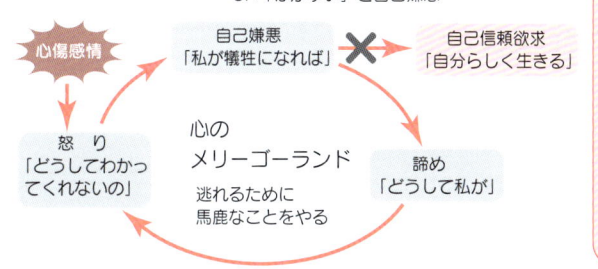

心傷感情
怒り「どうしてわかってくれないの」
自己嫌悪「私が犠牲になれば」
自己信頼欲求「自分らしく生きる」
心のメリーゴーランド 逃れるために馬鹿なことをやる
諦め「どうして私が」

自分の考えが整理され，他人に依存していることで，自分らしさを失っていることに気づいた．
このあと彼女は，毎日の食事記録をつけ，前向きに食事療法に向かい合うようになった．
ご主人がよき理解者となり，子供たちへの過度の期待もなくなり，非常に楽になったとのことである．

図IV-5　Case 4（宗像恒次 1997，山内恵子 1999，糖尿病学会）

IV 事例

2. 肥満症・脂質異常症患者のヘルスカウンセリング

　コレステロール値が高いから，血圧が高いから，膝に負担がかかるから……という理由で医師から減量を指示されることが少なくない．だがそれは医師から言われるまでもなく，当の本人が十分に承知していることである．そのうえ健康ブームのため"ダイエット"に関する情報がテレビや雑誌などから溢れんばかりに発信され，"どうすれば健康的にやせられるか知識はある．だけど実行できない．"という人が多いようである．

　また減量に臨んだ経験がある多くの人は，そのときには減量成果があるものの，体重が減ると安心して気が緩んでしまい，つい食べ過ぎて，せっかくがんばって減量したにもかかわらず数カ月のうちに元の体重あるいは元の体重以上に増えてしまうという，いわゆるリバウンドをしているのが実情である．

① リバウンドしない減量

　リバウンドしないためにはどうすればよいのか．それはその人に合った方法を見つければよいのである．人間はある一定の期間ならまだしも，基本的に不快なことは長続きしないのである．快い感じのする方法であれば長続きするのである．このような観点から患者にかかわっていく．このようなかかわり方のみで減量に成功しリバウンドをせず維持できる人もいる．しかし，かかわっていくうちに心の問題が浮かび上がり，それが減量の障害になる場合もある．このような場合にはいくら方法を考えてもよい方法など見つからない．したがって，患者に承諾を得てヘルスカウンセリングへと切り替えて対応することにしている．

② 肥満治療の流れ

　当院では肥満を伴う脂質異常症の場合，薬物療法の前に減量を行う．肥満治療は入院と通院の二通りで行っている．患者の事情や希望を踏まえて医師と相談し，ど

ちらの方法をとるか決める．通院治療のほうが日常生活を直接扱うため「わかっているけどできない」問題に直面することが多く，ヘルスカウンセリングの出番も多い．そこで通院治療でのかかわり方を簡単に説明する．

3カ月を一つの区切りとして行っている．まず3カ月後の目標体重を決め，週の決めた曜日の起床直後の体重を記入する週間体重表に契約線を引く（図Ⅳ-6）．そして目標達成したらどんなことがしたいか，どのような変化が起こるかなどを基本姿勢（観察，傾聴，確認，共感）を使いながら質問を投げかけ，ビジョンを引き出し動機を強めていく．

毎日4回（起床直後，朝食直後，夕食直後，就寝直前）体重を測定したものを体重日記（図Ⅳ-7）につけ，それを持って週に一度来院してもらう．その体重日記を見ながらこの1週間どのようなことがうまくいったか，いかなかったかなどを振り返り，つぎの来院までのプランを立てる．この繰り返しのなかで自分に合った長続きする方法を本人から引き出したり，一緒に考えたりする行動修正療法が基本となっている．

スタートしておよそ3～5週目までは，「やせたい」という動機は「お菓子を食べたい」とか「揚げ物が食べたい」といった多少の負担よりもエネルギーが強く，勢いにまかせてがんばる人が多い．がんばるだけあって体重も減っていく．患者にとって体重が減ることは何よりもの報酬なので，こちらは多少無理な方法で長続きしないと感じても体重が減っている場合にはそっと見守ることにしている．

しかし3～5週目以降よりそのエネルギーの強さが入れ替わり，動機よりも負担のほうが強くなってくる．そうすると当然体重の減少速度が鈍り，ついには体重が少し増えてしまう．こうなると患者は「やっぱり意思が弱いですね」とガックリ肩を落とす．まずはこの気持ちを共感的に受け止める．それから「結果的には体重は

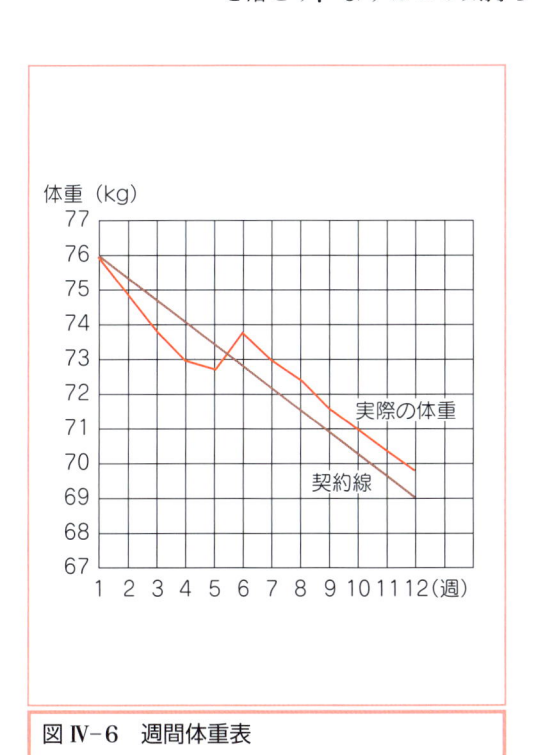

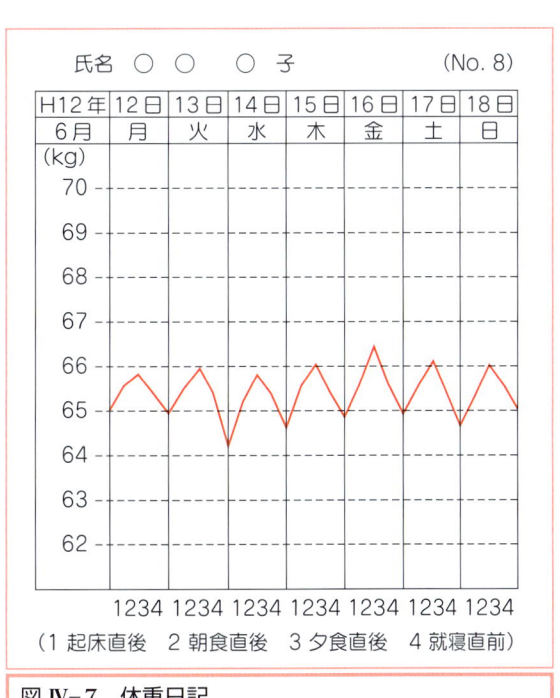

図Ⅳ-6　週間体重表

図Ⅳ-7　体重日記

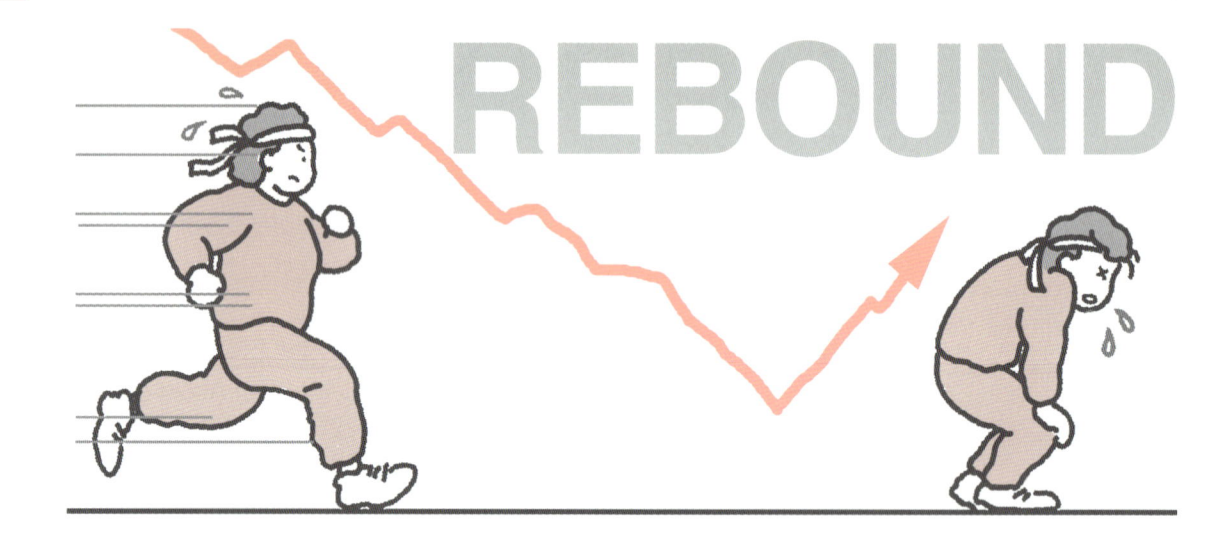

増えてしまったけど，今週はどのようなことを心がけられましたか？」，「うまくいったことはどのようなことですか？」など開いた質問をし，全部がダメだった訳ではないことに気づかせ，まずは自信を回復させる．その後に「どのようにすれば，うまくいったと思われますか？」などとやはり開いた質問をし，うまくいかなかったことに焦点を当てて問題点を絞り込んでいく．

　ここで単なる方法や手段が間違っていただけであればそれを修正すればよい．たとえば「野菜は苦手だけどたくさん食べなきゃと思ってがんばって食べました．だけど野菜の味がしないようにマヨネーズをたくさん使いました．あっ，そうか，マヨネーズはエネルギー高いんですよね！」というような場合である．そして今後はどうするかを患者に聞き，ノンオイルドレッシングに切り替えるなど対処策がでればよい．

　しかし「わかっているけど，どうしようもない」といった場合はヘルスカウンセリングが有効である．たとえば「イライラすると無性にお腹がすいてたくさん食べてしまう」とか「甘いものを寝る前に食べないと落ち着かず，よく眠れない」というようなことである．このような場合には「イライラして無性にお腹がすいているとき，どのようなお気持ちがありますか？」とか「甘いものを食べずに寝ようとするとき，どのようなお気持ちですか？」といった発問をし，気持ちに焦点を当てていくのである．

　その気持ちはほぼトラウマ感情であり，そこから心傷風景連想法，癒し法を実施する．癒しが終了し，何か実行できる対策法がでてくれば，あとはいつもの手順に戻る．これを3カ月間行う．そうすると人それぞれに合った新たな生活習慣が習得できる．

　今回はその一例Mさんの事例を紹介する．

Case 1　肥満を伴う脂質異常症の主婦

　Mさんは50代後半の主婦で，身長155 cm体重76 kg，BMI（body mass index）は31.6と肥満している状態であった．同時に脂質異常症（総コレステロール324 mg/dl，HDLコレステロール70 mg/dl，LDLコレステロール240.6 mg/dl，中性脂肪67 mg/dl）も指摘を受け，薬物療法の前にまず減量をとの医師の指示を受けていた．

　結婚した24歳のときには49 kgでBMIは20.4でほっそりしていたそうである．

　しかし，26歳で第1子を出産したのをきっかけに30歳のときには58 kg，40歳で68 kg，50歳で73 kg，そして現在というように長い時間をかけて徐々に体重が増加したのだった．そしてMさんもご多分にもれず，何度も減量してはリバウンドすることを経験していた．Mさんにはどうすれば健康的に減量できるかという知識は十分にあった．

〈減量開始〉

　Mさんは決意を新たに減量を開始した．3カ月後の目標はマイナス7 kgの69 kg．減量の目的は身軽になって孫と鬼ごっこなど一緒に体を動かして遊びたい．それから孫の花嫁姿を見るためにも健康でいたいとのことであった．

　孫のためにやせるぞ！という意気込みが動機を強めている状態であった．さすがに知識があるだけに，自分の問題点や解決策を次々に話し，自分で次週までの目標を決めるというとても積極的な参加態度であった．もともとのがんばり屋の性格もあり，5週目までは順調であった．

　しかし6週目，体重が5週目に比べて1 kg増えてしまった．やはりガッカリした様子でMさんはやってきた．以下にMさんとのやりとりを記す．

> **担当者**　今日の起床直後の体重は何kgでしたか？
> **Mさん**　1 kg増えてしまいました．
> 　そうですか，1 kg増えてしまったのですね．
> 　さて今週はいかがでしたか？
> 　ダメでした．
> 　どんなところがダメでしたか？
> 　いままで控えめに食べていた反動がきてしまったみたいです．
> 　どんなふうにですか？
> 　食事に限らず，食べているときには食べたら太るよ！という自分の叱る声が聞こえるんです．いままでは食べたら太ると気にしながらも結局はたくさん食べていたんです．だけどこの教室に通うようになってからは，お腹いっぱい食べると太ると思って，いつも腹7分に抑えました．そしたら今週はその反動が一気にきて，どうしても焼き肉が食べたくなって食べに行き，気がついたら主人の2倍は食べていました．
> 　食事に限らず，食べているときには食べたら太るよ！という自分の叱る声が聞こえるんですね．いままでは食べたら太ると気にしながらも結局はたくさん食べていたんですね．だけどこの

Point

「どうして」という質問をすると言い訳が返ってくることが多い．開いた質問をすることで本音を聞き出しやすくなる．

結果に対して指導者がすぐに批評をするのではなく，患者がその結果に対してどのように感じているのかを聴く．

この段階で食べ過ぎないようなガイダンスを行ってもほとんど効果はない．

教室に通うようになってからは，お腹いっぱい食べると太ると思って，いつも腹7分に抑えたんですよね．そしたら今週はその反動が一気にきて，どうしても焼き肉が食べたくなって食べに行ったんですよね．気がついたらご主人の2倍は食べていたんですよね．

🧑 ええ，私，食べ物に限らず何でもたっぷりないと気が済まないんです．

👩 食べ物に限らず何でもたっぷりないと気が済まないんですね．

🧑 そうなんです．

👩 もしたっぷりないと，どのようなお気持ちですか？

🧑 むなしい感じです．

👩 どんなことを諦めなければいけないんですか？

🧑 う〜ん何だろう．落ち着かないというか，自分らしくいられない感じです．

👩 自分らしくいられない感じなんですね．自分らしくいられるとどのようなMさんの要求が満たされますか？

🧑 もともと明るい性格なんですが，より一層明るくなってみんなからもっと好かれると思います．

ということで原因は単に焼き肉を食べ過ぎたことではなく，何でもたっぷりないとむなしくなる気持ちが原因であることが明確になった．そこでMさんにカウンセリングについて簡単に説明をし，同意を得たので「むなしい」というトラウマ感情を手がかりに心傷風景連想法，そして癒し法を行った．

"たっぷりないなと感じたとき（鍵状況）"心のなかで"あーあ"とつぶやいて"むなしく"なるということでふっと連想する過去の出来事を教えてもらった（心傷風景連想法）．

Mさんは幼少のころ，台湾に住んでいた．そこでは使用人が数人いるくらいの裕福な暮らしをしていた．しかし10歳のころに家族全員が引き上げて日本に帰国した．日本での生活は台湾と違って貧しい生活で，好きなものをお腹いっぱい食べられることがなくなった．

当時10歳だったMさんは4人兄弟の2番目．11歳の兄と8歳の妹，そして5歳の弟がいた．学校からお腹をすかせて帰って来てもMさんはいつも妹と弟の3人で均等におやつを分けていた．兄は長男だからと別に用意してあった．そのことは気にならなかったが，自分も満足するまでおやつを食べたかった．せめて均等に分けるのではなく妹や弟に比べて歳が多い分，「3つに均等に分けるのではなく少し多目に取っていいよ」と母に言ってほしかった．いままで裕福だっただけにみじめで「貧乏は嫌！！」と心の底から思ったということである．

> 過去の出来事のどこでどのようなことが満たされなかったのかを聴き，そのときに周りにどうしてほしかったのか，自分はどうしたかったのかをアセスメントする．

このみじめな気持ちを患者は過去の10歳の自分，担当者が過去の母親役となってセルフロールプレイングを使って癒した．

👩 **母親（担当者）** Mちゃん，日本に帰って来てからは裕福な暮らしができなくてごめんね．前のような暮らしができるように，いまお

父さんと一生懸命がんばっているからもう少し辛抱してね．それからいつもお菓子を3等分にさせてごめんね．Mちゃんはお姉ちゃんで歳が多い分，ちょっと多めに取っていいよ．
- **Mちゃん** お父さんとお母さんがんばっているの知っているよ．わがまま言ってごめんなさい．もう少し辛抱するよ．だけどお菓子は多めに取ったら平等じゃなくなるけど，いいの？」
- **母親（担当者）** いいのよ．Mちゃんは妹や弟に比べて体が大きいでしょ，その分多くとるのが平等なんだから．今日からそうなさいね．
- **Mちゃん** うん，わかった．すごく嬉しい．お母さんありがとう．

過去のみじめな気持ちと現在のむなしい気持ちを逆流して説明してもらうと，「いままで私は満腹でも何か口寂しい感じがしていました．満腹だから食べずにいようとしたら，むなしくなっていたのはこのせいなんですね．食べるものに限らず，量より質が問題だったんですね．気持ちが満足することが大切ですね」と気づきが起こった．

そこで満腹感と満足感の違いをガイダンスすると「そうです．いままで満腹でも満足感がなかったんです」と納得した表情をされた．

満足するためにはどうすればよいかを尋ねると，「私はもともとよく食べるほうですので，量を減らすのは向かないようです．たくさん食べてもやせるには野菜をたくさんとればいいですね．もの足りないときはこんにゃくやきのこ，海藻類などでもう一品作ります」という解決策がでた．これなら実行できそうだということで，カウンセリングは終了した．

> 問題が明らかになってからのガイダンスは有効である．

翌週，Mさんは意気揚々とやってきた．「いやあ，うまくいきましたよ．お腹いっぱい食べたけど体重は減りました」と満面の笑み．「いままでずっと食べているときに食べたら太るという気持ちがありました．それでも結局たくさん食べていたんですけど．でも今回は自分に食べることに対してOKを出してあげられることができました．バランスを考えて食べればお腹いっぱい食べても大丈夫なんだということを実感しています．それから苦しくなるほど食べなくても，毎食満ち足りた気持ちで食事を終えられるようになりました」ということである．

減量される方にとって"減量＝食べてはいけない"という図式から"減量＝バランスよく食べる"へとシフトすることがリバウンドをしないための大きなポイントである．Mさんもこのシフトが起こり減量方法が変わった．がんばるというより楽しんでいる様子であった．「減量中にこんなに食べてい

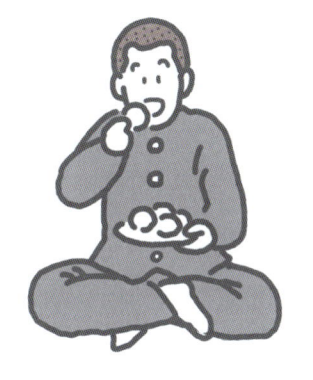

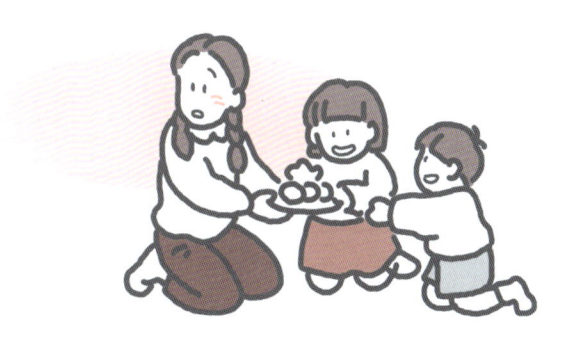

いのかしらと思うくらい，しっかり食べているんですよ．でも体重が減ってるでしょ，不思議ですよね．今日は何の野菜を食べようかしらと毎日楽しいです．これならずっと続けられるので，今度こそリバウンドしない自信がついてきました」ということである．

この調子で残りの2カ月が経ち，終了時にはマイナス6.2 kgの69.8 kgの成果をあげられた．60 kg台は十数年ぶりととてもうれしそうであった．また血液検査により総コレステロール229 mg/dl，HDLコレステロール90 mg/dl，LDLコレステロール130.8 mg/dl，中性脂肪41 mg/dlと劇的に変化した．この結果をみて「いままで野菜を食べると損をした気分で，お肉やお魚ばっかり食べていたのが180度食事が変わったからでしょうね」とびっくりされていた．薬物療法ももう少し経過をみてからということで今回は見送ることになった．

それから「目標は58 kgなので，あと12 kgを半年〜1年かけて自分でがんばって減らします．今回はやれる自信があります．目標達成したら報告しますね」と話してくれた．担当者側からみても気合を入れているわけではなく自然な感じの印象を受け，継続して減量できるだろうという安心感があった．

こうして3カ月の教室が終了した．そして3カ月後にその後の様子を聴くチャンスがあった．「引き続きバランスよく食べることに気をつけています．体重はあれから5 kg減りましたよ．あまりダイエットしているっていう感じがないのに減っていくのが不思議です」と一段とほっそりされたMさんはイキイキとした表情で話してくれた．

❸ 患者の立場に立ったサポート

脂質異常症に限らず，肥満由来の疾患はいろいろある．すぐ薬物療法ではなく減量後に検討するなど様子をみながら併用すると必要最低限の投薬となり，医療費削減になるし，何より本人にとってのQOL向上になる．

減量したいと思っている人は多い．しかし自分はやせられないとか，太る体質なのですぐリバウンドするなど，減量に対して無力感を感じている人が少なくない．

減量は特別なことが必要なのではなく，健康的な生活，食生活を送れば自然に体重は減ってくるのである．どうやらここを誤解している人が多いようである．まずこの誤解が解けるとずいぶんと気持ちが楽になる．

ところで筆者自身を振り返ってみると，患者の負担を限りなく少なくするコンサルテーションスキルだけを身につけていたときと比べてヘルスカウンセリングスキルを身につけて併用しはじめてからは，ずいぶん多くの減量をサポートできたように思う．コンサルテーションスキルだけの場合だと，わかっているけどできない人にはお手上げだったのである．しかし，今はそれが何とかできる．患者にとっても自分自身にとっても自信につながる喜ばしいことである．

カウンセリングの技法そのものだけでなく，カウンセリングマインドや基本姿勢をもって患者に接することで指導者としての立場からではなく，患者の立場に立って考えることができるようになったことにより，いろいろなものが見えてくるようになったことも大きな要因の一つであると考えている．

最後に多くの指導的立場の方々がこのヘルスカウンセリングを学ばれ，減量に限らずより多くの方々のサポートをされることを願っている．

IV 事例

3. 透析患者のセルフケアとヘルスカウンセリング

❶ わが国の透析患者の現状

　　わが国の透析患者は2015年末の調査では32万4,986人であり，透析導入患者のもっとも多い原疾患が慢性腎炎を抜き，糖尿病になっていることや，導入患者の年齢が平均69.20歳と高齢化している点など，従来にない医学的・社会的・身体的・精神的な問題を多く抱えている．近年，透析医療のなかでサイコネフロロジーが注目され，精神や心理の専門家による心理面のケアの必要性が指摘されている．透析者のセルフケアと一口に言っても，そこにはさまざまな職種によるかかわり方があり，それから得られる効果も多種多様である．筆者は透析療法の食事・栄養学の専門を通して，透析者のカウンセリングや透析家族の心理的サポートにかかわってきた．本項では，SATカウンセリングを介入した事例を述べる．

❷ 透析患者の心のケア

　　患者が透析を受容していくまでには周囲の援助と時間が必要である．
　「ああ，透析するぐらいなら死んだほうがいい」，「飲みたいのも，食べたいのもできないなら，もうどうなってもいい」など悲嘆感が表出する．このときは無理に「がんばってください」と激励したり，他の患者が元気になった例をもちだして「あなただけではないのよ」と説得したりせず，いまの悲嘆な気持ちを受け入れて「死んだほうがいいという気持ちなんですね…」と共感をすることが大切である．世の中で自分の気持ちを本当にわかってくれる人がいると思うとほっとし，安心して自分自身のことを冷静に考えられるようになる．
　　また，透析導入時はとくにパニックになっているので，精神面の悲しさ，つらさ，不安などを抱いていても，患者のほうから積極的に心を投げかけることは少ない．また，体調や仕事についても気がかりになっていることが多い．最初は体調がよくないが，透析を続けていくうちに体力が回復して，仕事に復帰できるようになるなど，仕事をすることが，体力維持や生活維持につながると，社会復帰への希望があ

ることを伝えると「そうですか！」と表情が明るくなる．医療者は観察力や洞察力を養い，大きな耳，やさしい言葉，思いやる心で精神的苦痛，患者のニード，質問，不安などを受容して，長期的にポジティブに援助していく必要がある．

ここに全国腎臓協議会の透析患者会が作成したガイドブックより引用した，透析患者がたどる一般的な心の経過をあげる．1期〜2期の精神状態を十分留意して面談する．

1期	実際に透析導入されているのに，それを自分のなかで認めたくない時期です． 元気なころの生活や夢，希望などは捨て去り難く，これらは失った事実を直視できない時期です．
2期	他人に知ってほしいが，わかるはずがないなどと考える，悲しみや苦しみの時期です． しかし，この悲しみや苦しみの意識が変容するのをじっと待たねばなりません．
3期	心がより高い次元に向けられ，新しい自我が生まれます． 透析療法を受け入れ，さらに発展的に生きる決断がされます．以前のような危機的状況に再び陥ることなく，新しい心境で社会や周囲の関係のなかで生活が始まります．

❸ 透析患者のセルフケア

透析患者の食事療法では，一番困難となるのは水分管理である．水分増大の問題について，医療者の立場からついアドバイスをすることが少なくない．「Cさん，体重増加が多いと心不全や高血圧などの合併症も出てくるからしっかりやってください」——患者の背景を聴かずにすぐ判断，評価し，意見を言うことで，患者は「わかってもらえない」という気持ちを強め，率直に話す気になりにくい．そこで患者の心の内面が見えて「どうしたいのか」その意思を尊重して患者自身がセルフケアがうまくできるように促すことが自己管理につながると考えて，栄養指導にヘルスカウンセリング技法を応用している．そのテクニック以前に必要なことは，スタッフと患者間の相互の信頼関係の形成である．

日常から患者としてではなく，一人の人間として心の交流が大切である．患者が話したいときは手を休めて聴く，話したくないときは焦らずに待つ姿勢をベースにして，"傾聴，観察"を積極的に行い，自己効力感を高めるように支援する．それによって自信がつき，自己管理の気力が出てセルフケアされるようになる．自ら自分自身の問題点を解決したいと思う気持ちが出できてから，問題の水分管理にふれる．このときにヘルスカウンセリング技法では「患者自身が自分の問題に気づき，何をすればよいのかが見え，自ら必要な行動がとれるようにサポートしていくことであ

って，結果の善し悪しではない」と説明をする．コミュニケーションはヘルスカウンセリングを取り入れてよいか，それとも従来のガイダンスのみにするか，患者に確認をしてから始めている．

　開いた質問，効果的沈黙，共感的繰り返しなど，ヘルスカウンセリング技法の手順を踏みながら行う．患者自身が自己決定の方向が見え，積極的にセルフケア行動がとれるように援助している．

④ 水分管理をめぐる会話

　ここに当科が行っている，水分管理についてのヘルスカウンセリングを応用した栄養指導の場面，①透析室の会話，ヘルスガイダンスとヘルスカウンセリングの2パターン，②生活行動変容のカウンセリングシートを使った症例を紹介する．

Case 1　　透析室での会話

- 患者氏名：Aさん，65歳女性，DW 52 kg，外来通院
- 病名：DM腎症，透析歴3年
- 家族構成：夫・娘の3人暮らし
- 嗜好：漬物が好き
- 性格：明るい
- 場面設定：透析スタッフから水分が多いといわれているが，なかなか水分管理ができなく嘆いている．透析中にベッドサイドでの栄養士との会話．

おもにアドバイスをするヘルスガイダンス形式と，気持ちを聴くヘルスカウンセリング形式の2例の面談状況を示す．

【ヘルスガイダンス形式】

管理栄養士：Aさん，こんにちは．お変わりなかったですか？
患者：ええ……．
🧑‍⚕️　3.9 kgとちょっと多かったですね．
🧑　お水を飲み過ぎてしまいました．
🧑‍⚕️　お水ですね……．1日どれくらいがAさんの適量だと思いますか？
🧑　尿量が少なくなりましたので600 mlくらいと思っているのですけれど，それ以上に飲んでしまっています．
🧑‍⚕️　お食事はきちんと食べられていますか？
🧑　はい，食事はきちんと食べなければいけないと聞いていますので，なるべく食べるようにしています．

Point
〈閉じた質問〉

〈評価〉

🗣 1日飲む量をポットなどに入れて，そこからしか飲まないとするのも一つの方法ですけど．

👤 家では計って，少しずつ飲むようにしていますが，外出したときなど喉が渇くと余分に飲んでしまいます．

🗣 計って飲んでいるんですよね．全部の量はチェックできていますか？

👤 自分ではやっているつもりですけど……．

🗣 Aさん，今度1日どれくらい水分や食べ物をとっているか，ノートに書きだしてみてはどうでしょう．

👤 そうですね……．

🗣 めんどうでなければ，書きだしてみると，意外なことがわかるかもしれません．

👤 やってみます……．ただあまり目が見えないのできちんと書けるかどうか……．

🗣 字を大きく書けるようにノートを作って検討してみましょうね．

👤 飲んじゃいけないとわかっているけれど，我慢できないのよね……．

実情を聞かずガイダンス．

必ずしも，情報や知識の習得が行動変容に結びつかない現実がある．

【ヘルスカウンセリング形式】

🗣 **管理栄養士** Aさん，こんにちは．今日はいかがですか？

👤 **患　者** だいぶ増えてしまって……．

🗣 だいぶ増えてしまったんですね……．

👤 お水を飲み過ぎてしまって……．

🗣 お水を飲み過ぎたんですね．

👤 尿量が少なくなったので600 mlにと思っているけれど，多くなっているんです．

🗣 600 mlと思っていてもそれ以上飲んじゃうんですね．

Point

〈開いた質問〉

〈共感的繰り返し〉

共感することで，自分の問題

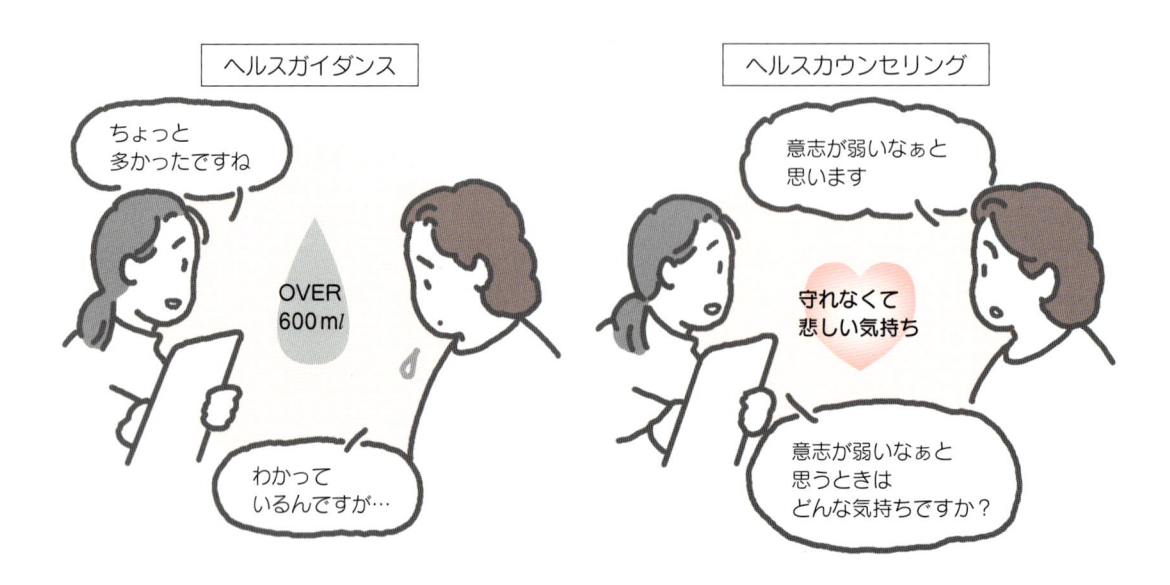

ヘルスガイダンス / ヘルスカウンセリング

（ヘルスガイダンス）
- ちょっと多かったですね
- OVER 600 ml
- わかっているんですが…

（ヘルスカウンセリング）
- 意志が弱いなぁと思います
- 守れなくて悲しい気持ち
- 意志が弱いなぁと思うときはどんな気持ちですか？

- 👤 どうしても喉が渇くんです．
- 👩 喉が渇くんですよね……．
- 👤 漬物をちょくちょく食べちゃうんです．
- 👩 そうですか，漬物を食べちゃうんですね．
- 👤 ついつい多くなっています．
- 👩 漬物を多く食べている自分はどんな自分だと思いますか？　〈自己イメージ連想〉
- 👤 意志が弱いなぁと思います．
- 👩 意志が弱いなぁと思うと，どんな気持ちですか？　〈感情の明確化〉
- 👤 情けないです……．酢の物を多くして漬物を減らします．
- 👩 そうですか，酢の物を多くするのですね．　〈共感的励まし〉
- 👤 はい，自分のため，家族のためにもがんばります．

点に気づき安心して話せる．どんなことでも話せるように見守るような会話にする．

　維持透析患者のAさんは，いつも透析間の体重が気になっている．

　ヘルスガイダンス形式では，Aさんの「増えてしまって……」と当然，水分管理をしなければならないのにできなかった悲しい気持ち（自責，むなしさ，無力感）に視点を置かずに「多かったですね」と実際の数字の結果のみで評価しているため，患者は「わかっているが我慢できない」といつも繰り返している．

　一方，カウンセリング技法を応用した場合は，増えてしまった背景と気持ちを聴くことにより，患者自ら行動変容することができる．

Case 2　生活行動変容のカウンセリングシートを使った水分管理のアプローチ

　維持透析患者はほとんど無尿であるから，水分の多い食事内容や嗜好飲料など，「ちょっとこれぐらいよいかな」と思いつつ，飲食行動が重なると透析間の水分増大の問題となる．家族支援や病識があっても，水分管理行動変容が困難な7症例（平均年齢50±6.2歳，平均透析歴115±93.7カ月）に対し，生活行動変容のカウンセリングシートを使い水分管理行動へのアプローチを行った．

　再三において減塩食や水分の少ない食べ方などのガイダンスをおさらいするものの，管理しなければと頭でわかっているが，実際には行動変容が難しい．栄養指導依頼のあった水分管理困難例に対し，自分ができない原因を気づくように支援する目的で7名の透析患者にカウンセリングシートを使って面談した．

　どの症例においても，心の内面の不安，情けなさ，諦め，つらいなどの感情の存在がみられた．
- 患者氏名：Bさん，43歳，女性，DW 45.8 kg，外来通院
- 病名：慢性腎不全，透析歴9年
- 家族構成：夫と2人暮らし（病弱の両親近住）
- 嗜好：ジュース
- 性格：消極的

　Bさんと面談したカウンセリングシート（*Sheet 1, 2*）を以下に示した．

Sheet 1　生活行動変容のカウンセリングシート（透析歴9年　女性　43歳）

（宗像恒次, 1998）

保健行動や生活行動，その他のやめられない行動，ストレスとなっていること，決断したいことなどの行動変容を促すためのカウンセリングシートです．

① 実行したい行動内容
（この1カ月以内に実行したい具体的な行動）

水分を減らしたい，中2日 2.5kg 以内

	気持ち	おもな感情	期待の内容	心の本質的欲求
② その行動がとれるとどんな気持ちになりますか？	血圧が安定する	安心	ゆったり最後まで透析を受けられる	自己信頼欲求
③ その行動がもしとれなければどんな気持ちになりますか？	落ち込む	情けない（悲しい）	尿が出なくても水分をコントロールしたい	自己信頼欲求
④ その行動をとろうとするとき，妨げ（障害）になる気持ちは何ですか？	気が緩んでこれくらいはいいかなあ	諦め	飲みたくても我慢すること	自己信頼欲求
⑤ ②③④の感情をもつ自分はどんな自分のイメージでしょうか？	わがまま	愛しい	自己主張ができる自分になりたい	自己信頼欲求

②③④⑤のなかで生活行動の変容を妨げるトラウマ感情をみつけて，心傷風景連想法―癒しのカウンセリングシート―を行う．それから⑥へ．

心傷（トラウマ）感情の例	心の声の例
恐れ　強い不安　見捨てられる怖さ　命があぶない怖さ　自分を否定される怖さ　自分を否定してしまう怖さ　ひとりぼっちの怖さ　脅かされる怖さ　パニック　焦り	ドキドキ　ビクビク　助けて　見捨てないで　怖い　はらはら　責めないで　早くしなくちゃ　あぶない　置いていかないで　どうなっちゃうんだろう
強い怒り（自分に対する怒りを除く）　不満　拒否感　不信感　うらみ　憤り　嫌悪感　罪悪感　恥ずかしい　敵意　軽蔑　嫉妬心　悔しい　腹が立つ	何であの人ばかり　何で私がしなくちゃいけないの　ふざけるな　うそつくな　ばかやろう　ずるい　来ないで　いや！　ごめんね　私のせいだ
悲しみ　諦め　寂しい　失望　孤独感　残念　絶望感　無力感　切ない　虚しい　喪失感　不条理	しょうがない　あ～あ　嫌われるかな　自信がない　どうせ無理　孤立しそう

⑥ 実行したい行動について，これからどうしたらいいか気づいたことは何ですか？
　これからどのようにしようと決断しましたか？

もう尿が出なくなったことを自覚して計画的に飲む

行動実行可能性　60　％

Sheet 2　心傷風景連想法 ─ 癒しのカウンセリングシート ─

(宗像恒次, 小森 改補, 1998)

① **心傷感情（トラウマ感情）** 最近感じた感情はどれ？ その感情の期待とソウルを明らかにする

〈感情〉悲しい　諦め　虚しい　孤独感　寂しい　無力感　強い不安 パニック　怖さ　恐れ　恥ずかしい　罪意識　罪悪感　他人への強 い怒り　強い情動　その他（　情けなさ　）	〈期待〉 尿が出なくても コントロールしたい	〈ソウル〉 自己信頼

② **心の声** その感情が起こるとき，心は何とつぶやいていますか？
（消えてしまいそう．　見捨てないで．　どうせ自分なんか．
冗談じゃない．　許せない．）

> ああ，またやっちゃった

③ **鍵状況** その感情が起こって②のようにつぶやくことが自分の中で時々あると思うのですが，②のようにつぶやくのは，いつもどんな状況のときですか？

> 繰り返し失敗したとき

④ **心傷風景連想法** ③の状況になると，②のようにつぶやいて，①の感情になったことが，これまでに何度もありますよね．ふっと浮かんだ過去の印象的な場面や出来事を，お話しいただけますか？ 4, 5歳のころや学生時代のことかもしれません．もし，たくさん浮かんだら，一番古いもの，あるいはすごく強く残っているものを教えてください．

> おじ，おばから怒られる前に，母親に怒られる．「他人に言われるようなことをするんじゃない」
> 物を投げつけるおじいちゃんがもっと怖かった．

⑤ 思い出した場面に自分が戻ると，　⇨　その感情は，どのような期待から生じていますか？
　そのときどのような感情がありましたか　　　（感情の明確化）心の本質的欲求は何ですか？

感情	期待	ソウル
つらい（怖い），見捨てられる	優しくしてほしかった	慈愛願望心

⑥ **癒しの技法** 何歳でしたか？　[4 歳]　そのころ何と呼ばれていましたか？　[B子]

その場面の重要な登場人物は具体的にだれですか？ その人に，自分が言いたかったこと，その人から言ってほしかったことや，してほしかったことは何ですか？（役割交替法，エンプティチェア法などで演じる）

登場人物	（自分が言いたかった）したかったこと	（その人に言ってほしかった）してほしかったこと
B子 おじいちゃん	もう少し人間らしくあつかってよ 私はまだ子供なんだから甘えさせて	そうか，ごめん．B子はまだ子供だったね． きつくてごめん， これからもそんなことあったら， おじいちゃんを注意してよ．

⑦ その場面の自分はどんな気持ちですか？

> 心がジーンとした　うれしくなった　元気になった　（ほっと安心した）　←こうなれば癒しは終了です．

⑧ **逆流説明法** ⑤の過去の感情と，①の今の感情とは，どうつながっていますか？

> つらい→情けない　　祖父から不本意に怒られたつらさがあったことと，尿も自分の意思と関係なく
> 　　　　　　　　　　出なくなった情けなさでコントロールできない．

⑨ 気づいたことはどんなことですか？ 過去から今まで何が繰り返されていますか？
本当は自分がどのように行動できたらいいと思いますか？

> 自分のことだからがんばりたい．

⑩ ②の心の声を⑨のような行動を実行できる声に変えてください．

> もっとちゃんとしっかりしなぁ〜

表 IV-1　カウンセリングを受けた透析患者の感想

Q 1	素直に話しやすかったですか？
A 1	n＝1　普段と一緒． n＝2　恥ずかしいと思いながらも，しゃべりすぎるくらい話をしてしまった． n＝3　初めは自分を防御し，よく見せたいと思っていたが，回を重ねて信頼関係が生まれた． n＝4　あんなにうちとけて話ができたのが不思議．あんなところまで話をしたのはなぜか．大人になってから，こんなに自分の話をしたのは初めて． n＝5　聞き方がよかったので，話しやすかった． n＝6　気持ちを考えて，わかるようにじょうずに話してくれたので，どうにかしたい自分の話を聴いてほしいと思った． n＝7　親身になって時間をかけてくれたので，うれしかった．

Q 2	ニード，問題点が見えましたか？
A 2	n＝1　全部話せてすっきりした．体のバランスが崩れないように少しずつやろうと思っている． n＝2　楽しい人生だと思えるように，サークルなどで友達をつくる．外に出ることによって，水分に執着しなくなる． n＝3　夢中になれることをみつける．努力すれば水分管理もやれる． n＝4　自分自身の問題点がわかるようになった． n＝5　食事，水分についての執着が強いことがわかった． n＝6　性格上弱い人間であることがわかった．お茶は一人でいれば我慢できるが，来客があると飲んでしまう． n＝7　自分の心が抑えていた気持ちが見えた．

Q 3	自信，元気，楽になりましたか？
A 3	n＝1　自分で納得できた感じ． n＝2　病気だから何もできないと思っていたが，何かをすることによって水分も忘れられるかなと思えた． n＝3　そんなに自分を追い詰めなくてもよいと思えた．後ろから応援されているような感じ． n＝4　できそうな感じ． n＝5　他のことに目を向けるようになった． n＝6　自分の性格が見えるようになった． n＝7　流されやすい自分の性格が見えてきた．

Q 4	食事療法の意欲がでましたか？
A 4	n＝1　自信がでた．納得したうえだから自分を抑えることができた． n＝2　まだまだ長生きしたいと思っているから，「大丈夫よ」と言われてがんばろうと思った． n＝3　目標に向かっていこうという気になった． n＝4　塩分について考えるようになった． n＝5　いままで以上に水分，塩分が少ない料理を作るようになった． n＝6　目標がもてた．食事，水分を記録するようになった． n＝7　自分の考えをしっかりもとうと思った．

Q 5	自分や家族を大切にできるようになりましたか？
A 5	n＝1　自分や家族にもイライラがなくなった． n＝2　注意されるとうるさいと思っていたが，いまではありがたいなという気持ちになった．カウンセリングを受けたことを子供にも話した． n＝4　家族にもカウンセリングで話したことを伝えて，あのときのことはこういう気持ちからだったのかとわかりあえた． n＝5　無回答 n＝6　元気なときには少しでも家族のために何かしたい．家族の食事もバランスよくと思うようになった． n＝7　自分は病気だと自己中心の考えだったが，周りに気づかうようになった．

表 IV-2 カウンセリングを受けた透析患者の評価

項目		受容度	はい	まあまあ	そうではない
Q1	素直に話しやすかったですか？		5（人）	2（人）	0（人）
Q2	ニード，問題点が見えましたか？		4	3	0
Q3	自信，元気，楽になりましたか？		5	2	0
Q4	食事療法の意欲がでましたか？		6	1	0
Q5	自分や家族を大切にできるようになりましたか？		5	1	0

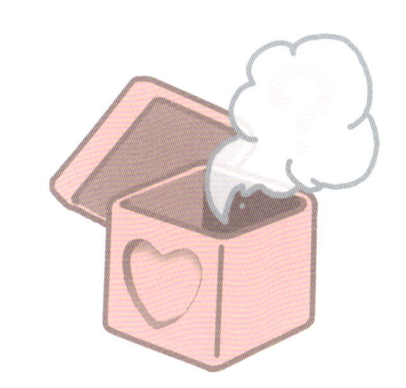

5 カウンセリングの結果

1. 達成できたこと

- カウンセリングシートを使っての面談はクイックに自己決定ができた．
- 水分コントロールしたいという主訴を妨げる気持ちがわかり，自分の隠れた感情や心傷体験（トラウマ）に気づいた．
- 「ちょっとこれぐらいよいかな」とたびたび飲食する妨げる気持ちは，諦め，情けなさ，しんどいなどの気持ちを生じ，それは記憶された過去の4〜10歳ごろの心傷イメージがフラッシュバックしていた．
- トラウマを役割交替法，エンプティチェア，守護神法などで演じて癒すと，心がジーンとしたり，ほっと安心をし，これからどうしたいか気づくようになった．

2. カウンセリングを受けた透析患者の感想・評価

カウンセリングを応用した栄養指導は心からのコミュニケーションを構築しているか聞き取りをした（表 IV-1）．

どの項目においても「そうでない」が0人であった．これらの評価より，面談者と患者間に相互の信頼感が生まれたと思う（表 IV-2）．

3. 検査所見と生化学検査

7名の心胸比，水分増加，DWの経緯を，介入時，介入後1カ月，介入後2カ月，介入後3カ月の時点で示す（図 IV-8，表 IV-3）．

カウンセリングの目的は，面談後の結果の善し悪しに視点をおかずに，患者が生きていくのが楽になり，自分自身に優しくなれて自信をもつことができると，その行いが必ず良い結果を生むと期待することにある．

表Ⅳ-3 透析患者の臨床検査値（n＝7人）

	介入時	介入後1ヵ月	介入後2ヵ月	介入後3ヵ月
BUN (mg)	69.7	61.4	67.5	68.3
K (mEq/l)	5.0	4.7	4.8	4.8
P (mg)	4.8	4.5	4.3	4.9
TP (g/dl)	6.8	7.0	6.9	6.8
Hb (g/dl)	9.6	10.4	10.5	9.7
Ht (%)	32.2	34.5	34.5	31.1

＊エスポー2人中止

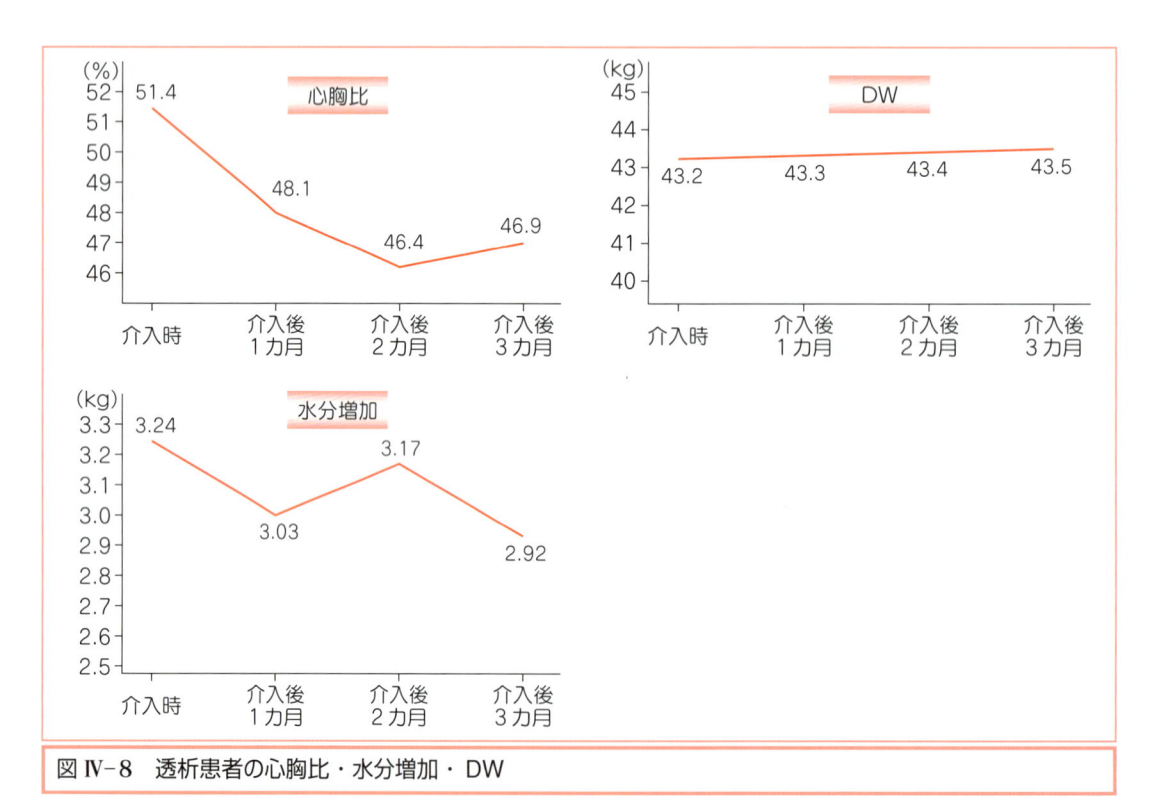

図Ⅳ-8 透析患者の心胸比・水分増加・DW

6 透析患者の継続フォローにカウンセリングは有効

　患者が食事相談を受けた後，実践した結果が気になるのは患者も医療者も同感である．しかし，結果の善し悪しに視点をおいて一喜一憂が強くなると，患者は期待に応えられない場合はストレスが強まり，つぎの面談を受けたくなくなる．同じく医療者も指導内容や方法に自信をなくして戸惑いを感じ，継続フォローがとだえる．つまり，コンプライアンスは，専門家の技術，助言に応じる行動に重点を置かず，患者がどのように生活していくかを自分で決められるように側面から手助けをして

いくことが重要である．ゴルフにたとえるとキャディの立場でサポートすることであろう．一時的な結果に視点を向けないで，当座は患者が実行したい行動に自信をもっていけるようにフォローする．

生活行動変容のカウンセリングシートを使った結果から，栄養指導にカウンセリングを応用することは有効であると示唆された．

⑦ 透析患者へのPR

当院は350人の透析患者と腎不全保存期，糖尿病患者を対象に栄養指導を継続的に行っている．当科スタッフ10名中6名がヘルスカウンセリング学会のセミナーを学習しながら，栄養指導の実践に反映させている．

●患者への周知

Q：ヘルスカウンセリングを応用した栄養指導ってなぁに？

A：一般的にカウンセリングは，「心の病気」にかかっている人が受けるものというイメージがありますが，当科で行っているヘルスカウンセリングは，「わかっているけれどやめられない」「水分をとってはいけない，と思いつつも飲んでしまう」という気持ちに焦点を当てて，自ら問題点に気づくようにサポートしていくことです．本人が実行した行動の良い，悪いの結果が問題ではなく，おもに患者自らの生き方や生活の仕方に自信をもって決定できるように手助けすることを目標としています．受けるときっと自信がつき，気分新たに自己管理ができると思います．

上記の内容を季刊紙「食事だより」やリーフレットなどで積極的にアピールしてかかわっている．

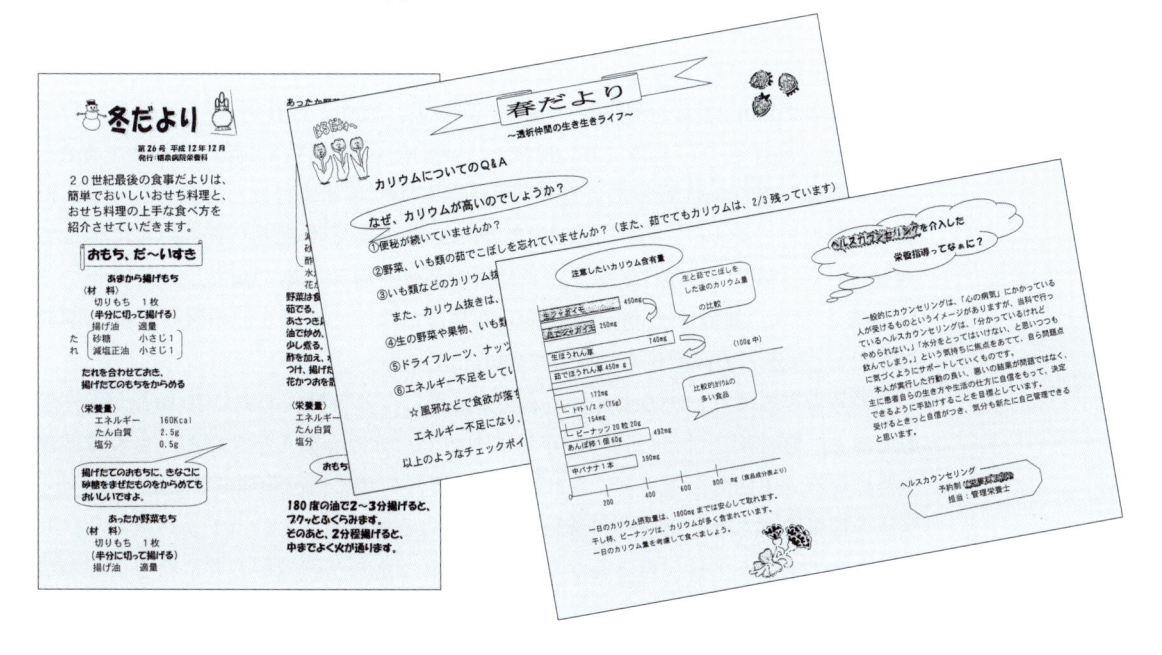

IV 事例

4. 慢性腎不全患者の
ヘルスカウンセリング

1 慢性腎不全とは

　腎臓が腎臓としての働きを全うできなくなった状態を腎不全という．たとえば糸球体腎炎とか糖尿病性腎症，あるいは腎盂腎炎などの腎臓の病気が，治らずにどんどん悪化していくと，腎機能は次第に落ちてくる．腎機能は半分くらいに低下してもその働きは十分にできる．3分の1に低下してもまだ何とかなる．しかし，10分の1まで低下してくるようになると，腎臓本来の働きができなくなる．個人差はあるものの腎機能が正常時の3分の1以下になると，一般に腎不全とよばれる状態になる．したがって，いったん慢性腎不全になってしまうと，原疾患が何であっても回復は望めず，さらに進行すると全身倦怠感や吐き気，食欲低下などの自覚症状を伴う尿毒症となり，やがては透析へと移行せざるを得ない状況になっていく．

　実際，わが国の透析患者数は32万4,986人（2015/12），透析導入患者の原疾患の第1位は糖尿病性腎症で43.7％（ほぼ横ばい），第2位が慢性糸球体腎炎で16.9％（減少傾向），腎硬化症が14.2％（高齢化による増加），原疾患不明の患者も漸増している．糖尿病性腎症は2008年末の調査で初めて減少し2009年には1.2％増加したものの，ほぼ横ばい状態が続いている．腎硬化症の割合は年々増加し，慢性糸球体腎炎は減少している．

　導入時の平均年齢は，糖尿病性腎症で67.5歳，慢性糸球体腎炎で66.9歳，腎硬化症は74.3歳であり，全体で67.86歳と，高齢化も抑制される傾向が見えてきた．

　1998年に，糖尿病性腎症による末期腎不全が慢性糸球体腎炎と入れ替わって透析導入の原疾患の第1位となった．2013年には43.8％と半数近くを占めるに至っている．一方，第2位の慢性糸球体腎炎による導入患者数は年々減少し，2013年では18.8％となり，統計調査開始から最低の割合となった．第3位の腎硬化症の割合（13.0％）は患者の高齢化を反映して漸増している．

　この報告をみてもわかるように，透析が必要になる腎臓病の実に70％強が慢性疾患である．慢性疾患は自己管理が非常に大切で，その心構えをきちんともつことが重要になる．主治医を選ぶという行為も含めて，いかに自己管理できるかどうかが，病気の進展を遅らせ，透析への移行を食い止める鍵になるといってよいだろう．もうひとつ大切なことは，たとえかなり高い確率で透析や移植が必要になるような状

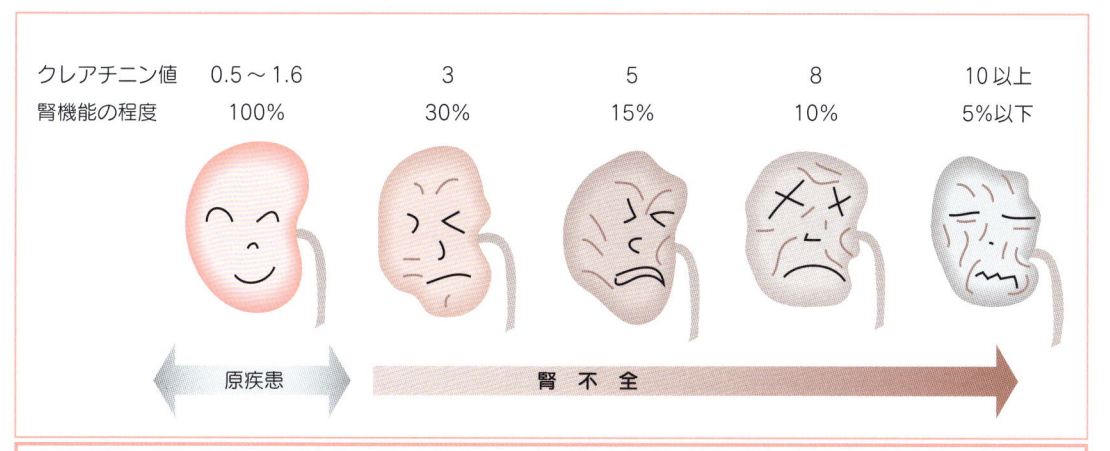

クレアチニン値	0.5～1.6	3	5	8	10以上
腎機能の程度	100%	30%	15%	10%	5%以下

←原疾患　　　　腎　不　全→

図Ⅳ-9　クレアチニンと腎機能の程度

態であったとしても，「自分はなんとしても透析や移植にはいかない」という強い意志をもつことである．正常の10分の1程度の機能しか残っていない腎臓でも，十分に生命力が残っていることを自覚し，強い意志をもち，透析遅延に向けてどうすればいいかをじっくり考えて行動することが重要と思われる[1]（図Ⅳ-9）．

つまり，自己価値観や自己決定能力をかなり高くもち，セルフコントロールしていくことが要求される．

2　慢性腎不全の食事療法

腎不全患者において食事療法は薬に匹敵するというより，それ以上に効果的で重要である．それには3つの大きな理由があるが，1つは「食塩制限」で，腎不全の合併症として起こる高血圧は腎臓由来のものであるがゆえに，降圧効果と降圧薬に対する反応を高める効果がかなり期待できる．2つ目は「たんぱく制限」で，これは，通常たんぱく質を食べると腎血流量が増え，糸球体内圧も増える．また，たんぱく質の代謝産物である尿素窒素は腎臓から排泄されるために，腎臓の仕事量が増える．さらに，たんぱく質中にある「リン」が増えることで腎臓はかなり痛むことになり「高リン血症」を招くことにもなる．余分にとったたんぱく質は尿中に排泄（たんぱく尿）されるが，このときに腎臓の細胞がさらに傷つけられる．したがって，たんぱく質を通常の3分の1量（0.5～0.6g/kg以下）に制限することが，腎臓を守ることになる．3つ目は「十分なエネルギー摂取」で，これは制限されたたんぱく質を体内で有効に活用させたり，エネルギー不足による体たんぱくの崩壊や高カリウム血症を防ぐために重要になってくる．

要するに味が薄く，少量の肉や魚，卵などのメインディッシュに，限られた量のいも・野菜中心メニューとなる．エネルギー確保のためには油や砂糖を多めにとらざるを得なく，間食の摂取にも神経をはらう必要がある．さらにたんぱく質を除去

図Ⅳ-10　慢性腎不全の食事療法（山内恵子，2000）

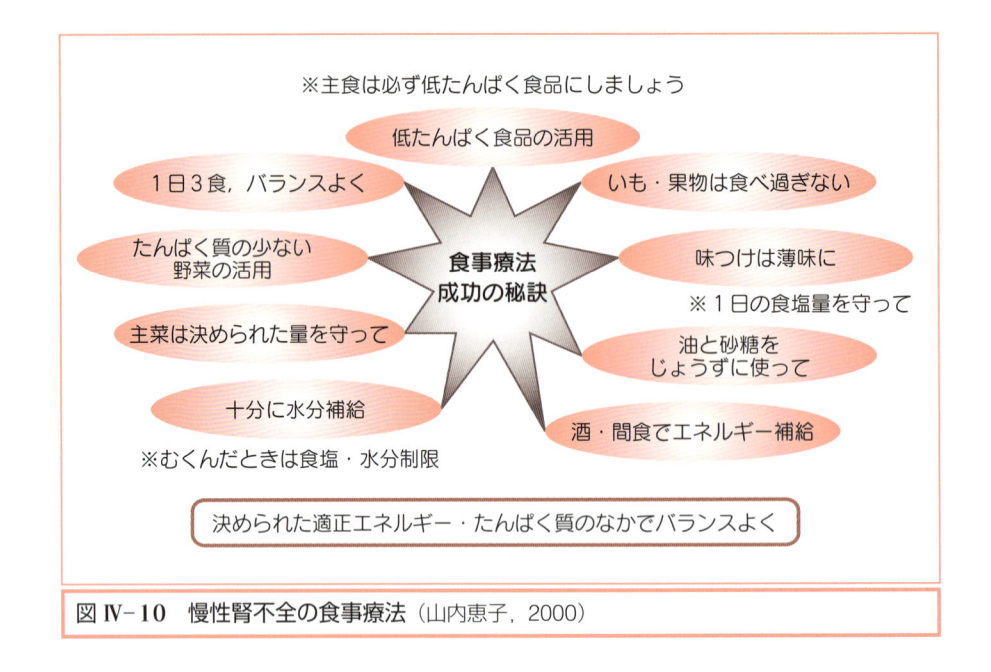

- ※主食は必ず低たんぱく食品にしましょう
- 低たんぱく食品の活用
- 1日3食，バランスよく
- いも・果物は食べ過ぎない
- たんぱく質の少ない野菜の活用
- 味つけは薄味に
- ※1日の食塩量を守って
- 主菜は決められた量を守って
- 油と砂糖をじょうずに使って
- 十分に水分補給
- 酒・間食でエネルギー補給
- ※むくんだときは食塩・水分制限

食事療法成功の秘訣

決められた適正エネルギー・たんぱく質のなかでバランスよく

したご飯やパン，うどんなどの特殊食材の使用も余儀なくされるのである．

家族や周りの人と異なるものを食べること，特殊食材を用いることでの経済的な負担，食欲がなくてもエネルギー確保していかなければならないことへのプレッシャー等々，多くの課題を乗り越えなければならない（図Ⅳ-10）．

❸ 患者の心理状況

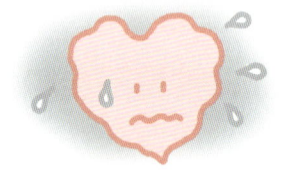

患者は医師から腎機能が低下し，食事によるコントロールが重要と告げられると，強いショック（恐怖心）を受ける．それは，やがて来る透析そして死の問題を見つめざるを得ないことから生じてくる．同時に，どうして自分だけがこんな状態にという怒りや無力感，いままでの医療に対する不満や喪失感に襲われる．

これは，ヘルスカウンセリングでいうところの「過去の心傷体験」のフラッシュバックシャワーを浴びた状態である．

したがって患者が栄養士と面談するときの状態は最悪で，この怖さや悲しさ，怒りの感情と向き合わなければ，患者のセルフケア行動を高めることは困難である．

同時に，食事療法を長期にわたって続けていくためには，家族や社会の協力が非常に重要となる．患者自身のセルフケア行動が高まらないと，職場や学校給食，外食などの社会資源の活用がうまくいかない．とともに料理を作る側に患者同様の怖さや諦め，怒りがあってもうまくいかない．

しかし，不安や無力感が大きいということは，それだけ期待も大きいということで，患者のなかに気づきが生じると，計量したり，成分表を用いて栄養計算したり，エネルギー確保のためのさまざまな工夫や努力など，通常の食事療法では考えられないような困難な食事コントロールも難なくこなすようになっていく（表Ⅳ-4）．

表IV-4 食事療法実施前後のデータ推移例

59歳　男性　本人・妻にカウンセリング実施

実施日	1998.8月	1999.4月	1999.7月	1999.8月	1999.11月
TP	6.9		6.5	6.8	
Alb					
BUN	41.6	19.4	17.2	18.6	20
Cr	3.2	4.2	4.3	3.9	2.6
UA			9.8	9.4	9.6
K			4.4	4.7	5.1
P				3.4	2.9
Ht					
血圧	125/78	118/70	120/70	115/72	110/59

▲栄養相談実施（1998.8月）　▲カウンセリング実施（1999.7月）

63歳　男性　本人にカウンセリング実施

実施日	1996.8月	1996.10月	1996.12月	1997.8月	1998.7月	1999.9月
TP	6.8	7.0	7.5	7.9	7.0	6.9
Alb	2.04	4.3	4.5	4.8	4.5	4.3
BUN	67.6	39.8	24.0	29.9	25.6	22.6
Cr	3.2	3.7	2.5	3.8	3.5	3.3
UA			7.6	8.2	6.2	7.2
K		5.2	5.6	4.4	4.1	4.3
P		4.3	4.3	3.9	4.0	4.2
Ht						
血圧	116/90	134/78	136/75	125/72	128/73	127/70

▲栄養相談実施（1996.8月）　▲カウンセリング実施（1997.8月）

　さらに，腎不全患者の心理状況に大きな影響を及ぼすものとして，病態の進展に伴うさまざまな自覚症状があげられる（表IV-5）．これらは自己管理が長くなればなるほど，また，病態が進行すればするほど，患者を心身両面から苦しめることになる．

　食事コントロールが悪ければ，当然体内に蓄積する物質も多く，表IV-5に示すような症状に苦しむことになるわけだが，かなり良好にコントロールされていたとしても，貧血や電解質の乱れからくる，しびれや体のかゆみ，筋肉の震え，低体温，全身倦怠感など，不定愁訴ともとれるような不快感が少しずつ広がり，必要以上に患者の不安をあおり立てるのだ．

　ほかに，患者の心理状態に大きな影響を及ぼすものとして，透析導入のためのシャントの手術や，CAPD導入のための腹膜処置などがあげられる．医師からその時期が訪れたことを告げられたことで，いままで避けてきた透析と向かい合わなければならなくなる．このときに自暴自棄にならないよう，患者の気持ちや感情を受け止めることがきわめて必要になる．腎不全患者の栄養管理にはカウンセリング対応が必須であると考える．

表 IV-5　腎不全状態の症状

1. 尿毒素がたまると

消化器症状	食欲がない，吐き気，口臭など
精神神経症状	記憶力・思考力の低下，怒りっぽい，不眠 イライラ，足のしびれ 汗が出ない，低体温
貧血症状	息切れ，動悸（胸がドキドキ）
皮膚症状	皮膚が黒っぽくなる，かゆみ
呼吸器症状	呼吸困難（肺うっ血・肺水腫）
眼症状	視力低下，眼底出血
内分泌系の異常	女性は生理不順，男性は女性化乳房 小児の発育不全
その他	感染症を起こしやすい，出血しやすい

2. 水分がたまると
1) 循環血液量が増加する（血液が薄まり，貧血になる）
2) 血管内血液量が増加し，血管の負担が増える（高血圧）
3) 心臓が大きくなる（心肥大）
4) 肺に水がしみだす（肺水腫）
　（症状）むくみ・胸が苦しい・動悸・息切れ・呼吸困難（寝ていると苦しい）

3. 電解質の調節が乱れると

ナトリウムがたまる	▶	口渇，むくみ，血圧上昇
カリウムがたまる	▶	手指がしびれる，唇がしびれる，だるい，胸が苦しい
リンがたまる	▶	カルシウム沈殿による関節の痛み，かゆみ
マグネシウムがたまる	▶	吐き気，嘔吐

4. 血液中のpHが酸性に傾く

5. 貧血になる……エリスロポエチン分泌不足
　　動悸・息切れ・顔色が悪い・脈が速い

6. カルシウム代謝異常……腎でビタミンD活性化されず，骨がもろくなる

Case 1　透析導入に対する不安をもつ慢性腎不全の症例

　総合病院にてコントロール良好な状態が続いていた患者．持病の心臓病が悪化し，腎臓への負担から腎機能検査データが急変した．さらに，主治医が代わったことから発生した不安や諦めによって病態が悪化していったケースに対してヘルスカウンセリングを活用し，精神安定を図った（表 IV-6）．結果的には透析導入となったが，諦めや焦り，恐怖心は和らぎ，夫婦とも大変楽な気持ちでその日を迎えることができた．腎不全の食事コントロールはきついものであるが，難しい課題をやり遂げていくなかで，医師や家族，栄養士などの支援の深さに気づく．さらに困難なことに立ち向かい，やりこなしている自分自身に自信がつく．「十分なことができた」という満足感が透析導入に対する受け止め

表Ⅳ-6 *Case 1*：76歳　男性　本人にカウンセリング実施

実施日	1995.5月	1995.6月	1995.7月	1996.6月	1997.6月	1997.7月	1997.10月	1997.12月
TP	7.8	7.3	7.3	7.1	7.1	7.1	6.6	6.6
Alb	4.7	4.3	4.3	4.2	4.1	4.2	3.9	3.9
BUN	73	34	28	25	31	28	60	56
Cr	4.3	4.7	4.5	4.7	6.6	4.7	9.34	9.41
UA	6.3			7.1	7.0	7.1	9.2	9.4
K				4.4	4.7	4.4	4.3	4.6
P					3.8	2.9		4.2
Ht	31.7				33.5		23.8	
血圧	130/70							

▲栄養相談実施　　　　　　　　　　　　　　　　▲カウンセリング実施

方を変えていくような気がする．透析になったとき，多くの患者が「これだけのことが十分やれたから，ここまで透析を遅らすことができたような気がします．食事療法をやる前は透析になるということが怖くてしょうがなかったけど，自然に受け入れることができたから……」と話す．

（相談室へ入ったときから顔色がさえず，訴えがありカウンセリングとなる）

カウンセラー　主治医が代わって検査データが聴けなくなってしまったことでどんな気持ちがあるの？

クライアント　前の先生から「Crは高いけど他のデータがよいので，透析はまだ大丈夫」と言われて，ほっとしてたんです．ちょっとデータが悪くなっていると思っていたら，今度の先生からシャントをつけるように勧められて，しばらくして食べたくなくなったんです．空腹感がないこともあるけど「まあいいわ」「食べたくないなぁ」という気持ちでやめています．

　前の先生から「Crは高いが他のデータがよいので，透析はまだ大丈夫」と言われ，ほっとしてたんですね．ちょっとデータが悪くなっていると思っていたら，今度の先生からシャントを勧められて，しばらくして食べたくないなぁって？

　そう，そう，そうなんです．

　「透析はまだ大丈夫」と言われてどんな気持ちですか？

　自分ではデータがわからないし，自覚症状もないのでホッとしました．

　ホッと安心していたんですね．どういう期待がかなったのですか？

　まだ透析しなくてすむ．安定しているんだって思っていました．

　まだ透析しなくてすむと思えたことでどんな自分への欲求がかなったのかしら？
　わかってもらえたという感じ？　それとも自分が信じられる？

Point

いつもご夫婦で来所され，食事記録表を眺めながら，にこやかにお話していく．今回は相談室に入ってきたときから，無口で元気がない．
「今日は何か元気がなさそうですね」と声をかけたとたん「主治医が代わっていままでのように検査データが聴けなくなってしまったんですよ」と語りだした．「どうしようか，少し気持ちや感情を聴かせていただきましょうか」と確認してカウンセリングに切り替えることになった．

通常の栄養相談のなかで，わかっているけどできないといった問題や，気になっている

- 食事でがんばっているのを先生がわかってくれたという感じです．
- そうですか．それでは，データが悪くなっているかなと思っていたら，シャントを勧められてどんな気持ちがしましたか？
- 心臓の負担を考え（心筋梗塞の既往歴あり）早めにつけておくとよいという説明で少し安心して手術をしたんですが，やはり怖かったです．
- 怖かったというのはどういう見通しが立たなかったからですか？
- 透析になってしまうのかなぁって思ったんです．
- 透析になってしまうのかなぁって思うと，自分のどんな欲求がかなわなかったの？
- まだ透析はいやだという気持ちをわかってもらいたかったのかな．
- そういう気持ちをわかってもらいたかった．じゃあ，「食べたくないなぁ」って食べたくなくなった背後にはどんな感情がありますか？
- <u>不安</u>です．
- どんな見通しが立たないの？
- 太ったらいけないなって．心臓発作が<u>心配</u>なんです．
- 太ったらいけないなって．心臓発作が心配なんですね．そういう気持ちをわかってもらいたいっていう感じ？
- そうです，そうです．
- この話をしようと思ったとき，どんな気持ちがありましたか？
- 主治医が代わって検査データが聴けなくなってしまって，センターに来る楽しみの一つは検査データを見て説明してもらえるから……．
- 主治医が代わって検査データが聴けなくなった．データを見て説明してもらえるからと思うとどんな気持ちなんですか？
- 「しまったな」悪くなってしまったな．透析するのかなって…．
- 「しまったな」透析するのかなって思うとどんな感情？
- <u>悲しい</u>です．
- それって喪失感？（うなずく）まだしたくないという気持ちをわかってほしい
- そうです．
- ○さん，いまから大切な質問をします．あまり頭で考えないでフッとひらめいた自分のイメージを言ってくださいね．○さんは困ったなぁ，データが悪くなっているみたいだ．透析になるのかなぁという不安がありますよね．それから「食べたくないなぁ」「太ったら心臓に悪い」と思うと不安ですね．それと「Crは高いけど他のデータがよいから」と認められたようでうれし

ことがあって先に進まないというような状況に接した場合，カウンセリングが必要かどうかを相手に確認することが必要．相手が望まないのに栄養士側の思いで実施しないことが重要である．

患者の話した事柄をポイント別に明確にし，背後の気持ち，感情，期待の内容，心の欲求まで明確にしていく．（下線の部分は感情）

悲しみは周りに対する期待を失った喪失感と，自分に対する期待を失った無力感がある．どちらかを確認することで，期待や心の欲求を把握することができるので，確認をとるようにするとよい．
喪失感はわかってほしい気持ちを諦めているので，推定法を用いて面談時間を短縮できる．

本来はここまでの話の中に強い怒りや怖さ，悲しみなどのトラウマ感情が出てきた場合，それを癒して先に進む方法をとるが，このケースでは患者の状況がかなり安定して

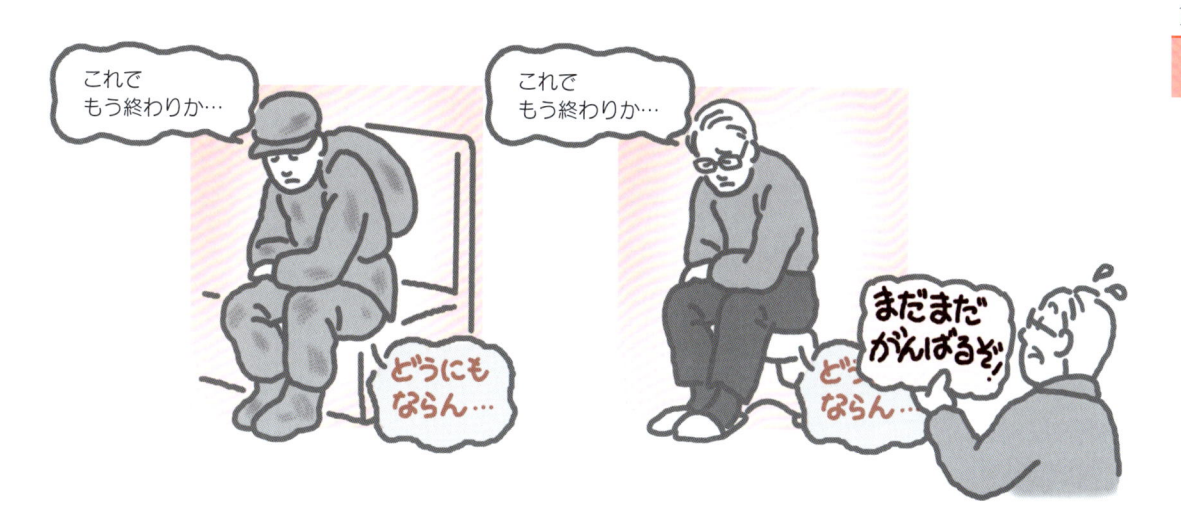

い．でも高くなったデータを見ると「しまったな」って悲しくなりますよね．そういう○さんって，いったいどういうご自分なんでしょう？
- 気弱になっている自分だな．
- 気弱になっている自分の背後にどんな感情がありますか？
- <u>自己嫌悪</u>．
- 当然自分はどうあるべきなんですか？
- 自分はまだがんばりたい．父親も92歳まで生きたんですよ．まだ妻の面倒を見なければ！
- 自分なりにがんばれたらどんな欲求がかなうんですか？
- 自分を認められる．
- 自分はまだがんばりたいというとき，心の中でどんな声がしますか？
- 「何とかならんか」
- それでは，データが悪かったら不安だとか悲しいという気持ちがありますよね．
  そのとき心の中でどんな声がしますか？
- 「いよいよか」
- 「何とかならんか」と「いよいよか」という声はいままでも何度かつぶやいたことがあると思うんですが，それっていつもどんなとき？
- 先が見えなくなっているときかな？
- これから私がこの2つの声をつぶやきますので，何でもいいですから過去に「何とかならんか」といいながら「いよいよか」って弱気になってしまったことを思い出してください．いいですか，フッとひらめいたことでいいですからね．
  「先が見えなくなっているとき」に「何とかならんか」「いよいよか」……．

いたことや，限られた時間の中ということなどから，感情の優先順位を確認して，自己イメージ連想法に入った．

栄養指導の現場でヘルスカウンセリングを活用する場合，患者の状況や話の内容に合わせ，ベーシックレベルで対応するか，それとも問題解決を活用したアドバンスレベルを用いるか，あるいは自己イメージの感情を逆流することで気づきを促すか等々，使えるものを臨機応変に活用するとよい．

このケースでは，自己イメージで表出した弱気になっている自分に対する自己嫌悪を自己信頼心とし，事柄から導いた不安や悲しみの感情を自己防衛心として，矛盾における対決を実施した．マスターレベルを少しアレンジして活用している．

〈心傷体験〉

　満州から引き上げてくる途中「これでもう終わりか」と思った．帰国できて嬉しいはずなのに諦めていた．同時に「自分の見通しの立て方が悪かったなぁ」と反省した．それは終戦のとき，満州の村の校長先生の娘さんから（それまで親しくしていた）生活のためのお金が欲しいと言われ，自分の将来の見通しがつかなかったので全部あげてしまった．その後帰国することになり，無一文なので「これでもう終わりか」と思ったし，汽車のなかでも検査されたとき，無一文だったので引揚者と信じてもらえず（軍人と疑われた），自分のせいで汽車を止めることになった．みんなに迷惑をかけ，こんな自分じゃ情けないと思った．……先を見て自分の見通しを立てることをしなかったのがいけなかった．(<u>自己嫌悪</u>)
（娘さんの気持ちも汲んで半分のお金を与え，自分もどうなるかわからないからとはっきり伝えることができ，それなりのお金を持って無事帰国できたシーンにイメージ変換した）

🎵 過去に先を見て自分の見通しを立てることをしなかった自分に自己嫌悪があると，どうしていま「先が見えなくなっているとき」に「いよいよか」って不安になったり悲しくなったりしているんでしょうね．これって矛盾してますよね．背後にどのような気持ちがありますか．
👤 見通しがつかないと怖くなり諦めるということかな？
（諦めるパターンを繰り返していることに気づいた）
🎵 諦めるときに心の中でなんてつぶやいていますか？
👤 「どうにもならん」
🎵 「どうにもならん」てつぶやくと諦めのスイッチが入ってしまうようなので，元気の出る声に変えましょう！
👤 そういうことか，よし「まだまだがんばるぞ」
🎵 ところで〇さん，今日の問題はどんなことでしたかね？
👤 主治医が代わって，データもわからないし，シャントをつけられて……食べられなくなっていた……．
🎵 先の見通しが立たなくなってどうしていいかわからなくなっていたということですか？
👤 そう，そう．
🎵 どんなことに気づきましたか？
👤 見通しがつかないと怖くなったり，やる気をなくしていたみたいだ．だからデータが悪くなると，やたら透析のことが気になったり，太ったら心臓に悪いかなって思うとビクビクして食べられなくなっていたんだな．教えられたとおり食べていると自覚症状もないし，やれるところまでやればいい．もう透析も怖くなくなったよ．ありがとう！

過去と現在の矛盾した感情を探しだし，逆流説明法を用いて見つめることで，自分がどういう状況を繰り返しているかが見えてくる．
〈心理パターンの気づき〉

心理パターンを繰り返すときの心の声を確認し，それに対抗する心の声を患者自身につくってもらう．

〈問題の再確認〉

どのような気づきが起きたかを確認し，通常の栄養相談に戻った．

Case 2　栄養指導により食事コントロールがよくなった慢性腎不全の症例

　ガイダンス的な栄養指導で患者自身の食事コントロールは良好になっていた患者．支援者である妻に心の葛藤が生じ，夫を必要以上にコントロールしようとしたことから，長期コントロールが危ぶまれたケースにおいて，ヘルスカウンセリングを活用し，支援者としての妻の自己成長を図った（表Ⅳ-7）．

　食事療法は患者一人の問題ではない．家族の協力が得られるほど経過はよくなる．しかし医師から宣告を受け，栄養士から困難な課題を出されると，いままで培ってきた夫婦関係の結果がいろいろな形でコントロールに影響を及ぼす．

　患者自身のカウンセリングだけでなく，ともに歩む家族への支援も大変重要だと考える．

カウンセラー　食事のほうはじょうずにやれているようですが，いま起こっている問題についてお話ししてください．

クライアント　前回の説明でよくわかったし，作ったものは食べてくれているんですけど，私が言うようにしてくれないんですよ．自分の好きなようにしているんです．低たんぱくパンも買っておいておくけど食べてくれないし．食べてくれればエネルギーもとれるし，でも言うと怒るから「まあいいや」という気持ちになってしまうんですよ．（かなりの早口でまくし立てる）
　あの人も基本的には気にしているみたいで，もうどうでもいいと放っておいたら，本人からおやつがないって言ってきたし，自覚はしているんだなぁって思ったんです．
　だからやる以上はきちんとやりたいなって，そう思うんですよ．

🎵　作ったものは食べてくれているけど，言うようにはしてくれない．でも言うと怒るから「まあいいや」という気持ちになって，もうどうでもいいと放っておいたら，気にはしているみたいで

Point
初回の栄養指導は，腎不全の病態や食事療法の必要性，低たんぱく食品の活用法，メニューの組み立て方など，ガイダンス中心の面談となっていた．2回目予約時の電話で，食事は改善されているが，本人よりも妻のほうが心理的に追い込まれており，カウンセリングを受けたいということで実施となった．

表Ⅳ-7　Case 2：45歳　男性　妻にカウンセリング実施

実施日	1995.7月	1995.8月	1997.3月	1998.4月	1999.3月
TP	6.9	6.9	6.8	7.1	6.9
Alb					
BUN	41.6	28.5	17.2	20	20
Cr	3.2	3.0	4.3	3.6	2.6
UA			8.7	8.6	9.6
K			4.7	4.9	5.1
P				3.4	2.9
Ht					
血圧	114/76	120/72	116/70	115/72	118/73

▲栄養相談実施　　▲カウンセリング実施

- 🧑「おやつがないって」自覚しているみたいなんですね．だからやる以上はきちんとやりたいなって，そう思うんですね．
- 🧑 そうです．
- 🧑 作ったものは食べてくれているけど，言うようにはしてくれない「まあいいや」と思うと，どんな気持ちですか？
- 🧑 私の思うようには食べてくれないし，走っちゃいけないと言うと走っちゃうんですよ．「もういい！」っていう感じ．
- 🧑 <u>相当怒っていますね</u>．ご主人は当然どうあるべきなんでしょう？
- 🧑 私の思うとおりに動いてほしい．だって楽ができるでしょう．
- 🧑 思うとおりに動いてくれて，楽ができるとどんな自分への欲求がかなうのかしら？　わかってもらえたという感じ？　それとも自分が信じられる？
- 🧑 わかってくれたという感じです．
- 🧑 それでは，放っておいたら，気にはしているみたいで「おやつがないって」自覚しているみたいと思うとどんな気持ちですか？
- 🧑 自分にも意識があるならば協力しようって思います．
- 🧑 それはどんな感情ですか？　願いとか期待とか？
- 🧑 <u>期待</u>かな？
- 🧑 どういう期待がかないそうなのかな？
- 🧑 透析になってしまうのかなぁって思ったんです．食事の効果が出るから，検査の結果を見せると，私が正しいと思ってもらえるでしょう．
- 🧑 思うとおりに守ってくれたから，よくなったのよって，わかってもらえるっていうことかな？
- 🧑 そう，そう．
- 🧑 やる以上はきちんとやりたいというのはどんな気持ち？
- 🧑 私が治してやろうって．
- 🧑 私が治してやろうっていうのは使命感みたいなもの？　それとも自信？　希望？
- 🧑 <u>自信</u>かな．
- 🧑 自信というのは喜びの感情だよね．どういう期待がかないそうなの？
- 🧑 安心な老後が期待できるという感じ．
- 🧑 安心な老後という期待がかなうと，どういう自分への欲求が満たされるのかな？　ご主人にわかってもらえたという感じ？　自分が好きになる？　周りが好きになれる？
- 🧑 そういうことがきちんとできると……自分が好きになれるかな．
- 🧑 この話をしようと思ったとき，どんな気持ちがありましたか？
- 🧑 寝込んだ主人の看病をするのが嫌．

患者の話した事柄をポイント別に明確にし，背後の気持ち，感情，期待の内容，心の欲求まで明確にしていく．（下線の部分は感情）

ひととおり話が確認できた後で，「この話をしようと思っ

🎵 寝込んだ主人の看病をするのが嫌というのは，そこにどういう気持ちがあるの？	
👤 弱いところを見るのがイヤなんだと思う．	
🎵 弱いところを見たくないというのはどんな感情？	
👤 <u>怒り</u>．	
🎵 当然ご主人はどうであってほしいの？	
👤 元気でいてほしい．（願）	
🎵 私の思うようには食べてくれない怒り，思うとおりに守ってくれたらよくなるという期待，私が治してやるという自信，弱いところは見たくないという怒り，こういった感情のほかに，何か気持ちや感情がありますか？	たとき，どのような気持ちがあったか」というように，相談時の感情を聴く．
👤 ないです．	いままで出てきた感情以外に何か思いが生じていないかを確認する．そのほかの感情に本音が出てくることが結構ある．
🎵 ○さん，ご主人が私の思うようには食べてくれないということで相当怒っていましたよね．強い怒りというのは今の自分も怒っているけど，なんとなく子供っぽい怒り方でしょう？　こういうのって，小さいころに傷ついた思いが，現在にフラッシュバックしてきて，理性では抑えきれない怒り方になっているのよ．トラウマって言うんだけど，過去の自分と向かい合ってそのときの傷を癒してあげることで楽な気持ちになれるんだけど，やってみる？	強い怒りはトラウマ感情があることを説明し，それを癒すことが問題解決をスムーズにするということを伝える． 癒しの技法は必ず本人の了解を得て実施に移すことが望ましい．
👤 そうなんだ．じゃあお願いします．	
🎵 ねえ，○さんは相当怒っているときに心の中でどんな声がしています？	
👤 もう，いい！	怒りの感情を表出させているときの心の声を確認し，それをつぶやくのはいつもどういうときか，その状況を一般化するようにする．
🎵 もう，いい！ですね．それっていつもどういうときにつぶやいています？	
👤 言っても相手がわかってくれないときかな．	
🎵 これから私が2〜3回つぶやきますから，できるだけ小さなころのことでフッとひらめくシーンとか出来事があったら教えてくださいね．	
🎵 ○さんは「言っても相手がわかってくれないとき」に「もう，いい！」ってつぶやいて怒っていますよね．「もう，いい！」って．何かフッと浮かんでくることがないですか？	得られた3つの手がかりをつぶやくときは，ゆっくりと暗示にかけるような感じで，2〜3回つぶやくようにするとイメージが出やすくなる．
👤 あっ，浮かんできました．	

〈心傷体験〉

　「両親が離婚したため，山梨の母方のおばあちゃんのところに預けられ，自分の言うことがいつもかなえられなかった．そのうちお嫁さんが入ってきて，邪魔だったからすごくいじめられた．早く母に引き取ってもらいたくて，模範生をやってきたから，甘えていない．小学1年生のころ，夕食にほうとうがでてきて，めん類は嫌いだっ

過去の事柄を確認したら，そのとき本当はどうしてほしか

たから『食べたくない』と言ったら『食べたくないなら食べなくていい』と怒られ，廊下の隅でいじけていた」という悲しみの感情だった．それは言ってもわかってもらえないという思いで，怒ることを諦めた心の傷だった．母親に「ほうとうは嫌だから，ご飯がほしい」と伝え，母から「そう，それじゃあ，おにぎりでも作ってあげようね」と言ってもらい，同時に「お母さん，早く一緒に住みたいよ」という本心を伝え，母から「ごめんね，寂しかったね．さあ一緒に住もう」と言ってもらったことで楽になった．そして今の自分から過去の自分へ「お母さんにわかってもらえてよかったね」と受け止めてもらったことで，過去の自分からは「自分でやれるところからやればいいよ．自分でもやれるって言っているんだから大丈夫」という答えが返ってきた．

🎵 過去に言ってもわかってもらえないと諦めた自分がいると，どうしていま言って相手がわかってくれないと「もう，いい！」って腹が立つのかしら？
🗣 怒ることを諦めて悲しかった自分だから，いまわかってもらえないと相手に当たっているみたい．自分のことばかり考えていた私がいるね．
🎵 怒るときに「もう，いい！」ってつぶやく心の声を，ちゃんとやれる声に変えましょうよ．
🗣 大丈夫，大丈夫．
🎵 はい，それでは元に戻りますね．○さんは今日のお話のなかで，思いどおりにならないと怒っていましたよね．結果を見て私を信じてという期待もありましたね．それから，弱いところを見たくないという怒り，私が治してやろうという自信，元気でいてほしいから寝込まれたら困るという怒り，このなかで一番強い感情の順に選んでほしいんですが．なくてもいいものは消し

ったのか，どうしたかったのかなど，しっかり確認して癒しに入る．

過去の自分の心の欲求のどの部分が傷ついたか知ることは，修復するために重要な手がかりになる．

癒しが終了したら，過去の感情と現在の感情がどのようにつながっているのか，何が繰り返されているのかを，逆流説明法を用いて確認する．

気づいたパターンを変えるために心の声の変換を行うとよい．

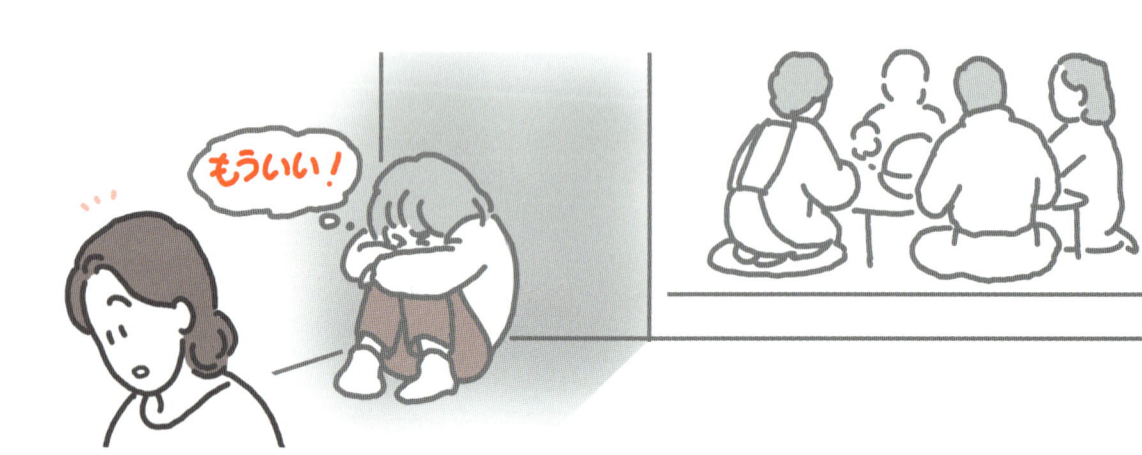

てください．
- 🧑 弱いところを見たくない怒り，信じてという期待，つぎは自信，思いどおりにならない怒りの順かな．
- 🎵 はい，それでは○さん，いまから大切な質問をします．あまり頭で考えないでフッとひらめいた自分のイメージを言ってくださいね．○さんは弱いところを見たくないって怒っていますよね．私を信じてという期待と私が治してやろうという自信を持ちながら，思いどおりにならないって怒っている．そういう○さんって，いったいどういうご自分なんでしょう？
- 🧑 私が仁王立ちして見下ろしている．
- 🎵 仁王立ちして見下ろしているという背後にどんな気持ちがありますか？
- 🧑 私が仕切ってやるっていう感じ．
- 🎵 私が仕切ってやるというのはどんな感情？
- 🧑 満足です．
- 🎵 それってどういう期待がかなっているの？
- 🧑 自分が楽しようとしている．
- 🎵 自分が楽できたらわかってもらえたという感じ？
- 🧑 そう，そう．
- 🎵 これから私がこの感情といままで出てきた感情をつなぐお手伝いをしますから，どういうふうにつながるか教えてくださいね．自分が仕切って，思いどおりにできたら楽だという感情と弱いところを見たくないという怒りはどうつながりますか？
- 🧑 思いどおりにできたら満足する自分だから，寝たきりになるような夫は見たくないって怒っている．

〈後は同様に逆流〉

　私を信じてという期待（願）
　＝思いどおりにできたら満足する自分だから，自分でも気にしているなら私を信じてと期待する．
　思いどおりにならない怒り（願）
　＝思いどおりにできたら満足だから，思いどおりにならないと怒る．

- 🎵 思いどおりにできたら楽だという感情と，私が治してやろうという自信は矛盾していますよね．一方でわかってほしいと言いながら，もう一方で自分が信じられるというのは矛盾しているのわかりますか？　その背後にどういう気持ちがありますか？
- 🧑 自分しか考えていない．自分を崩したくないために相手に当たっているみたい．
- 🎵 それって，この心理パターン表の中のどれに当たると思いま

感情の優先順位を確認して，自己イメージ連想法に入る．

自己イメージで表出した「思いどおりにできたら楽ができる」という慈愛願望心と，いままでの話の中に出てきた感情，期待の内容とどのようにつながるか，逆流説明法で確認をとっていく．

このケースは古いバージョンのアドバンスレベルでかかわったため，自己イメージ連想法の後の逆流説明で気づきを促す方法をとって終了している．

逆流説明法で確認をとっていくなかに，矛盾した感情がある場合，その背後に本人も気づいていない感情が隠されている．

それは，たとえば「矛盾している背後でどんな声がします

🧑 す？
（心理パターンの表を見せて選んでもらう）
🧑 巻き込む，それに当たるもあるかな．
👩 巻き込んだり当たったりするとき，心の中でどんな声がしますか？
🧑 私の思いどおり動いてよって．
👩 ○さんは，巻き込んだり当たったりするとき，心の中で「私の思いどおり動いてよ」ってつぶやく声を，そうじゃない声に変えましょうよ．
🧑 自分でやれる，大丈夫……これでいい！
👩 はい，今日のお話でどういうことに気づかれましたか？
🧑 私があまりにも急ぎすぎていたみたいです．主人の病気を治すのが大切なことなのに，自分の思いをとおすことに進んでいたみたい．自分自身，食べることが原因だったから，今も食べることにこだわっているということがよくわかりました．子供のころ母と別れて，寂しくて孤独だったから，また一人になりたくないと思うと，怖くなるので，健康管理してくれない夫に当たっていたんですね．これでは，サポートしなければいけないのに，足を引っ張っていたことになっていますよ．お陰様でとっても楽になりました．焦らずにやっていきます．
👩 そうですか，いろいろなことに気づかれてよかったですね．私の判断では，ご主人なりに食べ方を理解して，十分コントロールできていると思います．だって，出張や外食にも低たんぱくパンやゆめご飯，速水もちなどいろいろ持参してやっているじゃないですか．ご主人も奥様もエネルギーやたんぱく質の把握も完璧です．だれでもあまり管理されると，わかっていても逃げたくなるものです．ご主人の力も信じてあげて，そしてご自分にも自信をもって「これでいい」って，ゆっくり二人三脚でいってくださいな．

か」というように追い込むことで明確になる．
隠れた感情が出てきたら，その行動をとっているパターンを気づいてもらうために，心理パターンの表を用いて，患者に選んでもらうようにするとよい．

心の声を変更し，最後にこのカウンセリングで気づいたことを，患者側に述べてもらい，心の声を活用しながら，カウンセラーからの支援の言葉を贈って終了となる．

最後にカウンセラーから支援の言葉を贈るが，このとき必ず決定した心の声を共感的に繰り返すとエネルギーが伝わる．

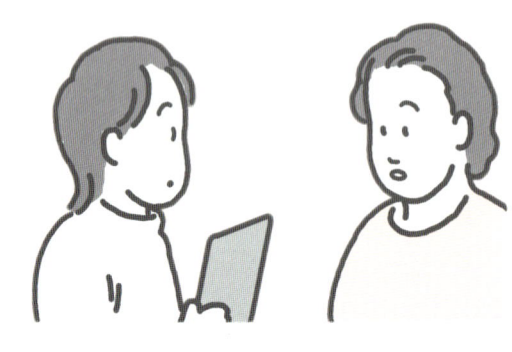

IV CASE PRESENTATION 事例

5. 高血圧症患者の
ヘルスカウンセリング

1 高血圧症とは

　高血圧症はもっとも多い病気で，現在，日本の高血圧症患者は4,000万人以上，つまり国民の3人に1人が高血圧症である．世界全体では25歳以上の大人で10億人に達しているといわれている．

　日本人の高血圧症の90％以上は，他の病気に関係なく血圧が高いことだけが病態である「本態性高血圧症」というタイプで，残りが何らかの疾患がもとで血圧が高くなっている「二次性高血圧」である．

　高血圧自体，重篤にならなければ頭痛や肩こりなどのような自覚症状は現れず，ほとんどは無自覚のままで進行する．したがって，放置すればある日突然大きな症状が現れることになる．そしてそれは脳卒中，心筋梗塞，腎不全，大動脈瘤破裂など命取りになる疾患ばかりなのである．

　これらの疾患の進展を速める要因は肥満や糖尿病，脂質異常症，喫煙，ストレスなどで，正しい生活習慣の改善が必須の疾患ばかりである．

　高血圧薬を用いて降圧効果を上げることで，合併症の進展を遅らせることができるということが1970年に初めて証明された．多くの臨床降圧試験の結果，どの薬を使ったとしても，血圧をより低く下げた人ほど合併症もよりよく予防できる．つまり，降圧効果が予後を決定するということである．

　その後WHOは高血圧治療のガイドラインを作成し，現在ではWHOとISH（国際高血圧学会）が協力して数年ごとにガイドラインの改訂を行っている．

　わが国でも，日本高血圧学会の作成する『高血圧治療ガイドライン2014年版（JSH2014）』が5年ぶりの改訂として，2014年4月に発刊された．近年の高血圧の分類および降圧目標を表IV-8，9に示す．

　病気の治療には原因療法と対症療法の2つがあるが，高血圧を治す原因療法の薬はない．したがって生活習慣の軌道修正を行ったり，降圧のための薬を用いたりといった対症療法が治療の中心となる．

　なかでも，本態性高血圧は遺伝体質の上に生活習慣病のゆがみが加わって発症するものと考えられている．つまり，高血圧になりやすい体質は遺伝するが，高血圧そのものが遺伝するわけではない．生活習慣の軌道修正を行うこと，そして正しい

表 IV-8　血圧の分類

収縮期圧(mmHg)		拡張期圧(mmHg)	WHO/ISH 1999 JSH 2000 ESH 2003	JNC 7 2003	JSH 2004	JSH 2014
<120	and	<80	至適高血圧	正常血圧	至適高血圧	至適血圧
120~129	and	80~84	正常血圧	正常血圧	正常血圧	正常血圧
130~139	or	85~89	正常高値血圧	高血圧前症	正常高値血圧	正常高値血圧
140~159	or	90~99	軽症高血圧	ステージ1	軽症高血圧	I度高血圧
160~179	or	100~109	中等症高血圧	ステージ2	中等症高血圧	II度高血圧
>180	or	>110	重症高血圧		重症高血圧	III度高血圧
>140	and	<90			収縮期高血圧	(孤立性)収縮期高血圧

表 IV-9　血圧の降圧目標

年齢・病態	WHO/ISH 1999 (mmHg)	JNC 7 2003 (mmHg)	JSH 2000 (mmHg)	JSH 2004 (mmHg)	JSH 2014 (mmHg)
若・中年	<140/90	<130/85	<130/85	<140/90	<140/90 [*1]
高齢者	<140/90	<140/90	≦140~170/<90	<140/90	<150/90 [*2]
糖尿病合併例	<130/85	<130/85	<130/85	<130/80	<130/80
	≦130/85	≦130/80	<130/85		
腎疾患合併例	≦125/75 (たんぱく尿>1g/日)	≦125/75 (たんぱく尿>1g/日)	<125/75 (たんぱく尿>1g/日)	<130/80 (たんぱく尿>1g/日)	<130/80 (たんぱく尿陽性)
脳血管疾患	—	—	—	—	<140/90

[*1] 前期高齢者患者を含む，[*2] 後期高齢者患者

服薬態勢がとれることが重要な鍵となる．

2　高血圧症の食事療法と生活管理

　高血圧の発症や進展にかかわってくる問題はいろいろある．高血圧症の食事療法および生活管理にかかわるポイントをまとめる．

1．飲酒習慣

　多量の飲酒習慣は脳卒中や心筋梗塞を招くということはよく知られている．しかし適量飲酒では虚血性心疾患による突然死の危険性を減少させたり，血圧を下げる効果もみられる．通常，飲酒量が増えると（1日3合以上）血圧は上昇する（図IV-11）．これはエチルアルコールの濃度によるものである．
　適量は1日1合程度で，降圧薬を内服している多量飲酒の患者が，摂取量を80%

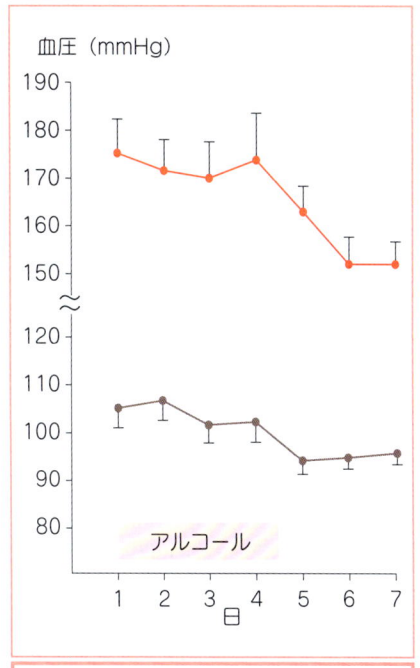

図 Ⅳ-11　8人の高血圧患者における禁酒の影響
収縮期血圧，拡張期血圧とも有意に下降している．　　（Potter & Beevers より）

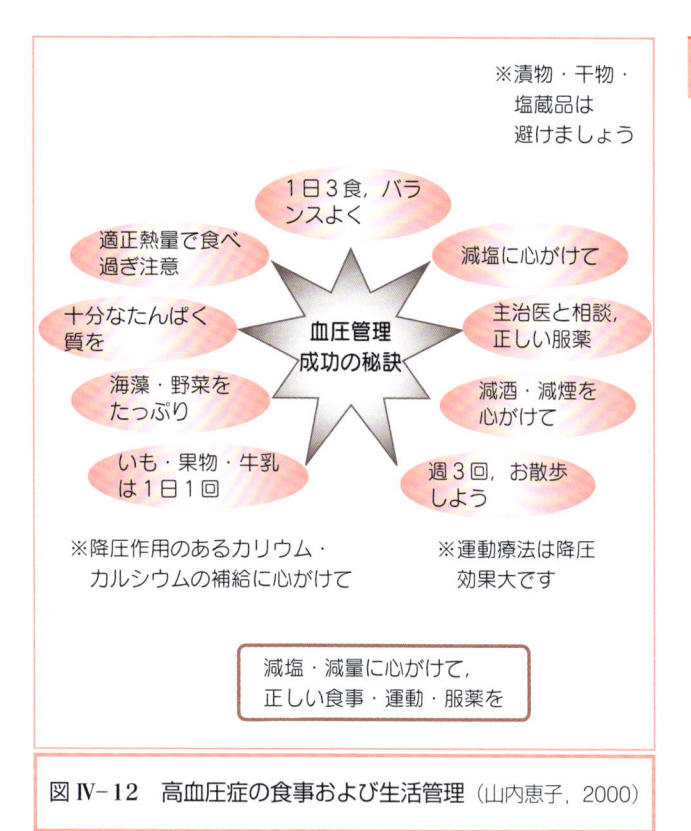

図 Ⅳ-12　高血圧症の食事および生活管理（山内恵子，2000）

減らすことで，2週間後には収縮期圧が5mmHg下降したという報告もある．

2. 減　塩

　国際的な研究によると食塩摂取量と血圧上昇の間には関連性が示されている．高血圧患者のなかには食塩に対して反応する人（レスポンダー）と反応しない人（ノンレスポンダー）がいるが，食塩の摂取量が多いほど加齢に伴う血圧の上昇も大きく，食塩の摂取量を1日1g少なくすると，収縮期圧で1～2mmHg下降するともいわれている．これは肥満・高齢・食塩制限前の高血圧患者でより大きな降圧効果がみられている．

　「高血圧治療ガイドライン2014」では，十分な降圧を図るためには，減塩の目標量は6g/日未満とするよう勧告している．また，日本人の食事摂取基準（2015年版）では，成人男性：食塩8.0g/日未満，成人女性：食塩7.0g/日未満となり，高血圧で治療している人は6g/日未満にすることが勧められている．

3. 減　量

　肥満や肥満傾向の高血圧患者は，減量するだけで血圧が下がることがよくみられる．肥満であるということは，皮下脂肪以外に内臓脂肪が増加し，インスリン抵抗性が亢進する．その結果，高インスリン血症を招き，脂質異常症など動脈硬化に関係する危険因子が増大し，虚血性心疾患のリスクは急上昇する．さらにインスリン自体血圧を上昇させることが知られており，肥満，インスリン抵抗性，脂質異常症

図 IV-13　血圧の推移（肥満学会，1995）

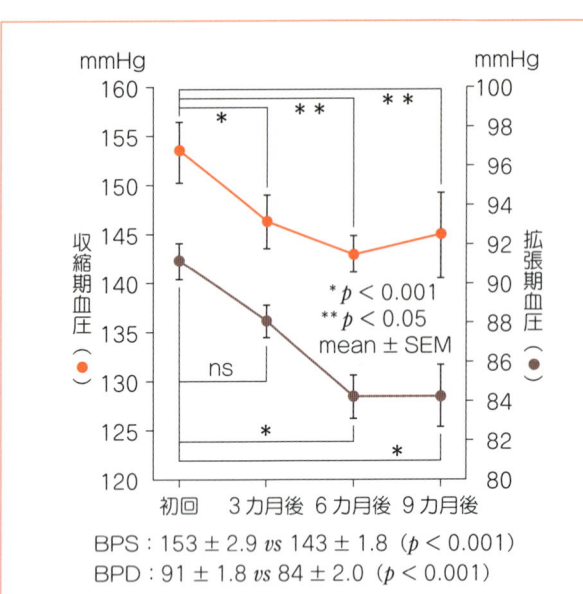

岡崎市内の各病・医院より紹介された374名（男194，女180）に運動負荷試験実施後，運動および栄養相談を実施し，このうち血圧高値者で6カ月間の経過観察し得た30名．
収縮期圧は3カ月後に有意な降圧効果を認め，9カ月後には平均17mmHgの降圧を，また，拡張期圧は3カ月後には軽度の改善を認め9カ月後には平均10mmHgの降圧と，いずれも有意な改善を認めた．

BPS：153 ± 2.9 vs 143 ± 1.8 ($p < 0.001$)
BPD：91 ± 1.8 vs 84 ± 2.0 ($p < 0.001$)

*$p < 0.001$
**$p < 0.05$
mean ± SEM

などの改善のためにも速やかな減量が望まれる．

4. 食事療法

　いままで述べてきた，減量・減塩・減酒を継続していくために，どうしたらよいかが高血圧の食事療法になる．適正体重を維持するために，体に合った摂取エネルギー量をバランスよくとっていくこと．肉類や間食，果物のとりすぎに注意し，脂質異常症を招かないようにすることも重要．血管をしなやかに維持するために良質のたんぱく質を十分補うこと．また，カリウムやカルシウムを豊富に含む食品の利用は降圧効果を高めるので積極的に勧めるようにするとよい（図 IV-12）．

5. 禁　煙

　喫煙で一時的に血圧上昇するが，長期喫煙による血圧上昇作用は少ないようである．しかし，喫煙は血圧そのものよりも，合併症の一つである動脈硬化性疾患に対する危険因子となる．高血圧治療の目的である脳卒中，心筋梗塞，突然死や末梢動脈疾患の発症を予防するために，禁煙は強力な治療となる．

6. 運　動

　運動不足の場合，血圧上昇することが明らかになっている．また，多くの研究が高血圧患者が運動を継続することで血圧が下がることを報告している．
　われわれの調査においても，穏やかな散歩を週3回程度，30〜60分/回の実施で，収縮期圧はすでに3カ月後には有意に降圧し，9カ月後には平均17mmHgの降圧を，また，拡張期圧は3カ月後には軽度の改善を認め9カ月後には平均10mmHgの降圧と，いずれも有意な改善を認めている（図 IV-13）．
　高血圧症患者への運動指導は重篤な合併症の有無を確認したうえで，穏やかな運

表IV-10 各種ストレスによる血圧の上昇（Clarkら，より）

ストレス	血圧の変化（mmHg）		ストレス	血圧の変化（mmHg）	
	収縮期	拡張期		収縮期	拡張期
睡 眠	−10	−7.6	歌 唱	+10.7	+6.7
安 静	0	0	着替え	+11.5	+9.7
テレビ	+0.3	+1.1	歩 行	+12.0	+5.5
自宅で仕事	+1.6	+3.2	通 勤	+14.0	+9.2
読 書	+1.9	+2.2	職場で仕事	+16.0	+13.0
机仕事	+5.9	+5.3	会議で発表	+20.2	+15.0
会 話	+6.7	+6.7	性 交	+40.0	+15.0
食 事	+8.8	+9.6	最大強度の運動	+51.0	+16.0
電 話	+9.5	+7.2			

動強度（散歩，スイミング程度の有酸素運動）を維持しながら，定期的（週3〜4回）に適度（1回30〜60分）に行うことがよい．

③ 高血圧とストレスや感情

さまざまなストレスによって血圧は上昇する（表IV-10）．ストレスで睡眠不足になると，24時間にわたり血圧は上昇し，本来下降すべき睡眠中の血圧が十分に下がらないということが報告されている．

したがって，日常生活のなかで生じてくるさまざまなマイナス感情を和らげ，安定した精神状態に保つことが，良好な血圧管理をもたらすことにもなる．そのためにも高血圧症の患者に対しカウンセリングを活用していくことは有意義であると考えられる．しかし，高血圧症の患者は，自覚症状が生じにくいということもあって，なかなか食事療法や生活管理に取り組まない傾向にある．

減酒や禁煙，減塩，減量，運動継続といった高血圧患者における生活習慣改善の諸問題は，わかっているけどできないという状況に陥りやすいものばかりである．

ヘルスカウンセリングは，自分の問題を明確にし，自己成長を支援することで自己効力感を高めていくように構造化されているため，これらの「わかっているけどできない」という問題解決の支援に対して効果的に働く．

Case 1　カウンセリングによる運動指導が効果をあげた高血圧症例

継続的な運動習慣は，薬物療法に匹敵する降圧効果が得られることが報告されている．そのため高

血圧患者の運動療法に対しては，医療行為としての運動指導の保険算定や，処方にもとづく運動療法に対する医療費控除などの処置がとられている．

筆者がかかわったこの患者は，開業医からの紹介で，栄養相談と運動負荷テストにもとづく運動指導を実施した．午前中に栄養相談を行い，引き続きトレッドミルによる運動負荷テストや体力測定を実施し，それらから得られたデータをもとに，至適スピードにおけるウォーキングを勧めた．この際でてきた患者の問題発言を受け止めて，カウンセリングの必要性を説明し実施となった．

このケースでは，事柄から，気持ち，感情へとヘルスカウンセリング学会資格認定セミナーのベーシックレベルでかかわった．出てきた一つの心傷感情に対し，癒しの技法を用い，逆流説明法による気づきと心の声の変更だけを実施した．どちらかというと限られた面談時間のなかで，手短に患者を支援した事例である．

カウンセラー いま試しに歩いていただいたくらいの速さで，お散歩していただくと，血圧を下げるのに効果的ですが，やれそうですか？

クライアント 運動しなきゃってわかってはいるんですけど，途中でトイレに行きたくなってしまうのが心配で，散歩はチョット…．

🔹 途中でトイレに行きたくなってしまうのが心配で，散歩はチョットと思うんですね．

🔸 そうです．やらなきゃと思えば思うほどダメなんです．汚い話でごめんなさい．下痢みたいにお腹がゴロゴロするんじゃないかって……．

🔹 思えば思うほどお腹がゴロゴロするんじゃないかって……．そういうことってよくあるんですか？

🔸 私，学生時代名古屋まで通っていたんですが，途中でいつもお腹が痛くなって，何度もトイレに降りたり，一番ひどかったのはそのころですが，今も何かをやらなきゃと思うと，どうも…．だから，先生からも運動しなさいって勧められたんですけど…．

🔹 学生時代が一番ひどかったけど，今も何かをやらなきゃと思うとゴロゴロしそうで，先生に勧められてもっていう感じなんですね．同じような状況で下痢しそうな嫌な感じがいままでも繰り返されていますよね．この問題に少し焦点を当てて，どこからそういうことが生じているのかを見つめる方法として，カウンセリングがあるんですが，もしイヤじゃなかったら問題解決のお手伝いができるかもしれません．やってみますか？

🔸 ええ，お願いします．

🔹 お腹のゴロゴロを色にたとえると何色ですか？

🔸 うーん，ブルーかな……．

🔹 ゴロゴロがブルーだというと，そこにはどんな気持ちや感情がありますか？

🔸 むなしいっていう感じかな．

🔹 むなしいというのは無力感？ それとも喪失感？ ひらめいたほ

Point

運動メニューを提案して，やれそうですかと確認したところ，問題となる発言があった．
こういう状況では，指導者側がいろいろ提案しても相手に受け入れられない．

このように，気になっていることがあって先に進まないというような状況に接した場合，カウンセリングは有効である．しかし，それが必要かどうかを相手に確認することが重要である．

身体症状は気持ちや感情に還元しにくいので，色イメージやお天気，雨など象徴的なものでイメージ化してから，気持ち，感情と進めていく方法が活用しやすい．

🧑 うを選んで．
🧑‍⚕️ 喪失感．
🧑 喪失感というのは何か周りに対する期待を諦めているときの感情だけれど，どういう期待を諦めているのかしら？ 本当はどうありたいの？
🧑‍⚕️ 何かわからないけど，気持ちをわかってほしいっていう感じかな．
🧑 ねえ，○さんは気持ちをわかってほしいっていう感じで虚しくなっていますよね．そのときに心の中でどんな声がしていますか？
🧑‍⚕️ 「もう，だめ」って……．
🧑 「もう，だめ」ですね．それっていつもどういうときにつぶやいていますか？
🧑‍⚕️ やらなくちゃって思うときかな．
🧑 やらなくちゃって思うときですね．これから私が2～3回つぶやきますから，できるだけ小さなころのことでフッとひらめくシーンとか出来事があったら教えてください．○さんは「やらなくちゃって思うとき」に「もう，だめ」ってむなしくなっていますよね．いままでも何度かそういうことがあったと思いますが，できるだけ小さいころのことを思い出してください．「やらなくちゃって思うとき」に「もう，だめ」って……．

〈心傷体験〉

　小学校4年生のとき，○子さんは先生に褒めてもらいたくて，いつも一生懸命勉強していたから成績はいつもよかった．ある日担任から「お前ならがんばれば○○中学に行けるから」っていわれてちょっとプレッシャーを感じていた．ところが学期末の試験のときに風邪でお腹が痛くて，十分に力が発揮できなかった．プレッシャーに負けた悔しさ，「もう，だめ」という気持ちに気づいてほしい思いなどが交差するなかで，どんどん成績が落ちていった．このときの傷ついた心を癒すことで，○子さんは期待されるとがんばれない，自分を傷つけながら相手の気を引いている自分に気づいたのだ．
　「周りに心配させてほっとしている自分では，自分から病気を克服することは無理ですね」といって「何かとても楽になりました．毎日少しずつ歩いて慣らしていくようにします」といって帰っていった．
　○子さんが変えた心の声は「マイペース」だった．

心傷感情が出た場合，むやみに癒しの技法を用いるのではなく，目的や効果などを説明し，本人が納得したうえで実施することが重要である．
（アドバンスレベルで学習）

心の声と鍵となる状況を患者から求め，少し追い込むような感じでフッとひらめくように促す．

癒しのあとの逆流説明法で過去から今へ，どういうことが繰り返されているかに気づくこととができる．
心理パターンまで気づいたら，心の声を変えておくと効果的である．

Case 2　高血圧食の栄養指導への不平・不満がカウンセリングにより受け入れられた例

1カ月前に主治医の紹介で高血圧食の栄養指導（ガイダンス中心）を実施し，その後の経過確認のために予約をとり面談となった．面談開始と同時に「いまの病気が受けとめられない」「なぜ薬を飲んだり食事に気をつけたりしなければいけないのか」ということを訴えてきたことから，本人にカウンセリングの方法があることを伝え，了解を得たうえで実施となったケースである．

筆者が勤務していた施設における栄養指導の面談時間は90分あり，十分にマスターレベルの面談が実施できることから，患者の発した信号を受け止め，カウンセリングに切り替えたケースである．

> **カウンセラー** 高血圧で薬を飲んだり，食事に注意するということが納得できないからとおっしゃっていたけれど，そこにはどんな気持ちがあるのかな？
>
> **クライアント** いま自覚症状は何もないし，確かなデータを人間ドックか何かで確認したほうがいいのかな？
>
> いま自覚症状は何もないし，確かなデータを人間ドックか何かで確認したほうがいいのかな？と思うんですね．
>
> そうです．
>
> 「いま自覚症状は何もない」と思うとどんな気持ちなの？
>
> 本当にそんなに悪いのかと思っちゃう．
>
> 本当にそんなに悪いのかと思っちゃう．それって不安なのかな？
>
> <u>不安</u>ですよ．
>
> 不安というのは見通しがつかないときの感情なんだけれども，あなたにとってどういう見通しがつかないんだろう？
>
> だって，私は健康だもの．どこも悪くない．
>
> どこも悪くないんだとわかったらどんな自分への欲求がかなうのかしら？　誰かにわかってもらえたという感じ？　それとも自分が満足？　それとも誰かを認められる？
>
> 先生にわかってもらえたという感じ．
>
> そうなんだ．じゃあ「確かなデータを人間ドックか何かで確認したほうがいいのかな」と思うのはどんな気持ちから？
>
> 私ってこんなに悪いんだと自覚しないと，好きなように食べて太ってくる．
> 主人からはしょうゆなど使いすぎると言われるけれど，いままでそういう生活してきたから，急にはできない．
>
> こんなに悪いんだと自覚しないと，好きなように食べて太っちゃうし，しょうゆを使いすぎると言われても急にはできないんですね．そう思うとどんな気持ちなの？
>
> いままで病気をしたことがなかったから，自分が納得できない

Point

1カ月前に高血圧食の栄養指導（ガイダンス中心）を実施し，その後の経過確認のために予約をとり面談となった．いまの病気が受け止められないということで，本人にカウンセリングの方法があることを伝え，了解を得たうえでカウンセリングに切り替えることになった．

通常の栄養相談のなかで，わかっているけどできないといった問題や，気になっていることがあって先に進まないというような状況に接した場合，カウンセリングが必要かどうかを相手に確認することが必要．相手が望まないのに栄養士側の思いで実施しないことが重要である．

患者の話した事柄をポイント別に明確にし，背後の気持ち，感情，期待の内容，心の欲求まで明確にしていく．（下線

と取り組めない．
- 🐦 そうか，いままで病気をしたことがなかったから，自分の病態が納得できないと取り組めないということなのね．
- 👤 そう．そうなのよ．
- 🐦 それってどういう感情．
- 👤 <u>怖い</u>．
- 🐦 怖いというのは周りから見捨てられてしまうような感じ？ それとも自己否定するような感じ？ それとも死を感じるような怖さ？
- 👤 自己否定するような感じ．
- 🐦 納得できないことでどんな見通しが立たないんだろう？
- 👤 あと何年生きられるのかなって．
- 🐦 将来の見通しがついたら，自分のどんな欲求がかなうんだろう？
- 👤 わかれば前向きになれる．
- 🐦 わかれば前向きになれる．そうしたら自分を信じてやれるということかな？
- 👤 うん，そうなれる．
- 🐦 ○さん，自分が納得できないと取り組めないということで自己否定するような怖さを感じていますよね．パニックとかこういった怖さというのは今の自分も怖くなっているけど，小さいころに傷ついた思いが，現在にフラッシュバックしてくることで，ちょっとコントロールできない不安感になっていることが多いんですね．トラウマって言うんだけど，過去の自分と向かい合ってそのときの傷を癒してあげることで楽な気持ちになれるんだけど，癒しというのやってみる？
- 👤 じゃあお願いします．
- 🐦 ねえ，○さんは自分が納得できないと取り組めないときに心の中でどんな不安な声がしています？
- 👤 「なんでー，信じられない」
- 🐦 「なんでー，信じられない」ですね．それっていつもどういうときにつぶやいていますか？
- 👤 「なんでー，信じられない」というのは，自分の先が見えないときかな．
- 🐦 自分の先が見えないときですね．これから私が2〜3回つぶやきますから，できるだけ小さなころのことでフッとひらめくシーンとか出来事があったら教えてくださいね．
  ○さんは「自分の先が見えない」ときに「なんでー，信じられない」ってつぶやいて自己否定するような怖さを感じていますよね．「なんでー，信じられない」って．何かフッと浮かんでくることがないですか？

の部分は感情）

怖さは心傷感情である．この場合，怖さが見捨てられるような感じの社会死を意味するのか，自己否定するような感じの精神死なのか，それとも生命危機を感じるような身体死の怖さなのかを明確にする．

心傷感情が出た場合，むやみに癒しの技法を用いるのではなく，目的や効果などを説明し，本人が納得したうえで実施することが重要である．相手が望まない場合，栄養相談は本来のカウンセリング面談ではないので，用いないようにしたほうが無難である．

心の声と鍵となる状況を患者から求め，少し追い込むような感じでフッとひらめくように促す．

〈心傷体験〉

　母は再婚だった．しかし，その事実を知らされたのは小学校2年生のとき，母からではなくて隣のおばさんからだった．「あんたの家には死んだ子がいるよ．それは先妻の子だ」という不用意な言葉．「何で大事な話を他人に言って，私に直接言ってくれなかったの」という母親への怒り．母親から信じてもらえなかったんだという悲しさだった．

　そして中学3年生のときも，交際していた男の子のことを，隣のおばさんから「男がいるみたいだ」と伝え聞いて，母は相手先に訪ねていって「うちの娘を誘惑しないでくれ」と言いに行ったことも浮かんできた．「当然私に直接言うべき．きちんと説明してほしい」という母親や隣のおばさんへの激しい怒りだった．

　母親には「私にちゃんと説明してよ．他人から聞くんじゃなく，私を信じてほしい」としっかり自分の気持ちを伝え，母親からも隣のおばさんからも心の底からゴメンネとわびてもらうことで，○子の心は癒された．

- 🎵 過去に大人からきちんと説明してもらえなくて怒ったり悲しくなる自分がいると，どうして今，自分の先が見えないと「なんでー，信じられない」って怖くなっちゃうんだろう．過去と今がどうつながる？
- 👤 きちんと説明してもらえないと怒る自分がいるから，納得できないと取り組めないし，この先どうなるんだろうと怖くなっていたみたい．腹が立つけど相手に伝えられなくて，不安になっているのが一緒みたい．
- 🎵 肝心な気持ちを言ったり聞いたりすることを諦めているのかな？
「なんでー，信じられない」という心の声を，怖くならなくてすむ声に変えようか．
- 👤 うん．「先生どうなんですか」って聞けばいい．「言ってみな」ってつぶやくことにするわ．
- 🎵 そうですね．それでは次に行きますね．○子さん，この話をしようと思ったとき，どんな気持ちがありましたか？
- 👤 父親も健康で，20年間健康保険も使わず退職したんだけど，交通事故で死んだくらい……みんな元気だから……．
- 🎵 お父さんも20年間健康保険も使わず健康だったし，亡くなったのは交通事故，みんな健康なのにと思うとどんな気持ちになるのかな？
- 👤 私一人こんなになってしまって「なんでかな？」って……．

表出された心傷体験に対しては，共感的に受け止め，そのときの自分が本当はどうしたかったのか，どうしてほしかったのか，満たされたかった欲求を十分情報キャッチすることが必要である．そして，これらの情報をもとに，傷ついた心を癒すことで，ホッとできる自分になることができる．

過去の感情と現在の感情を，逆流説明法を用い，つなぐことで，患者自らが繰り返されていた問題や，妨げになっていたことに気づくことができる．

この部分で，心の声を変えておくほうが効果的である．

癒しが終了したら速やかにもとの状態に戻す．
ひととおり話が確認できた後で，「この話をしようと思ったとき，どのような気持ちがあったか」というように，相談時の感情を聴く．

〈引き続き，最近の心傷感情を語りだした〉

　父親が交通事故にあったとき，○○病院で骨折部位が見つからなかった．これがきっかけで寝たきりになり，転移先の病院で骨折がわかったときには手遅れ状態，それがもとで死んでしまった．母は一晩で胸がびっくりするくらい腫れ上がり，△△病院へ行ったけど，そのときの主治医からは，「何しに来た，ここは老人病院じゃない」といわれ検査もしてもらえず，以前首にがんがあったと説明しても「前のデータを見せろ」と言われて，それを調べて連絡しているうちに診断まで1カ月もかかり，結局がんで死んでしまった．

- 🗣 （出てきた心傷感情を共感的に要約繰り返し）私一人こんなになってしまって「なんでかな？」っていうのはどんな感情？
- 👤 その病院とか，医者に腹が立ったけど，今はまた変な医者に当たったらどうしようって……<u>不安</u>かな．
- 🗣 変な医者に当たったらと思うと，どういう見通しが立たないのかな？
- 👤 よくなる病気もよくならない．
- 🗣 もし，先生があなたの病気を正しく判断して，病気がよいほうに向かっていくようになったら，あなたのそういう不安な気持ちがわかってもらえたということになるのかな？
- 👤 そうですね．
- 🗣 ○さん，自分はどこも悪くない，でも先生はわかってくれないという不安と，自分が納得できないと取り組めないから，あと何年生きられるのかなと思うと怖い．それから変な医者に当たったらどうしようという不安，そういう感情のほかに何か気持ちや感情がありますか？
- 👤 薬を飲んでも血圧が下がらないから…．前の病院では朝，夕2回飲んで下がったけど，○先生は1回しかくれなくて下がらない．薬が少ないと思う．
　そう言ったら先生は「いまの薬はよくなっているから1回でもいい．もう少し様子を見よう」って，そう言ったんですよ．
- 🗣 前の病院では2回飲んで下がったけど，○先生は1回しかくれなくて下がらない．薬が少ないのかなって聞いたら「もう少し様子を見よう」って言われて，どんな気持ちだったの？
- 👤 よい先生なので先生を信じなければと思う反面，疑っている悪いかな．
- 🗣 よい先生なので先生を信じなければと思う反面，疑っている悪いかなと思うんだ．感情にすると何？
- 👤 血圧が下がらない，でも先生の方針は同じ…<u>不安</u>なんですね．
- 🗣 先生の方針は同じで不安なんだ．どういう見通しが立たないの？

気持ちのなかに過去の心傷感情が出てきた場合，共感的に繰り返すだけで癒されていく．

いままで出てきた感情以外に何か思いが生じていないかを確認する．
その他の感情に本音が出てくることが結構ある．

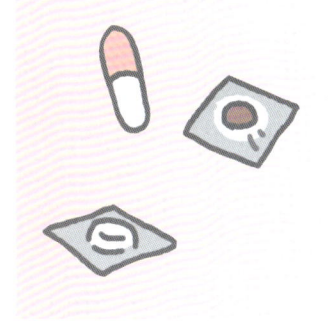

- 先生を信じたい．
- 先生を信じて治療に専念できたら，どんな自分への欲求がかなうのかしら？
  わかってもらえたという感じ？　自分が受け入れられる？　それとも先生を受け入れることができる？
- 自分も素直に好きになれるし，先生も認められる．
- 自分も素直に好きになれるし，先生も認めることができるんですね．
- そういえば，以前，足首を痛めたときも，友達からよい先生と薦められ，整形の薬を1カ月飲んでも痛みがとれなかったことがあったわ．別の友達の薦めで他の整形に行ってみたところ，そこの先生はよく見てくれて，痛いところを触ってくれたの．そうしたら一晩で痛みがとれてしまったことがあった．
- 自分がこの先生大丈夫かなと思っていると，薬を飲んでも痛みがとれなくて．自分が安心して先生を信じることができたら，一晩で痛みがとれてしまったということかな？
- そうみたいだね．
- それじゃあ，いままで出てきた感情を一番強い順番に選んでみてください．いらないものは消しちゃってもいいから．
  それでは○さん，いまから大切な質問をします．あまり頭で考えないでフッとひらめいた自分のイメージを言ってくださいね．○さんは「本当にそんなに悪いのかと不安になりますよね．自分が納得できないから取り組めない，大丈夫かなという怖さがあって．それから変な医者に当たったらどうしようという不安．それと薬を飲んでも効かない．先生を信じたいけど不安なんですね．そういう○さんって，いったいどういうご自分なんでしょう？
- 自分は健康だ．それが当たり前の自分．
- 自分は健康だ．それが当たり前の自分というのは具体的にどういうこと？
- うちじゅうみんな健康だったし，自分も健康，そうありたいとも思っている．
- 感情にするとどんな感じ？
- 明るい感じ．
- 自分は健康だって，どういう期待がかなっているの？
- 周りもそう認めているし，認められたい．自分もそうありたい．
- それじゃあ，健康じゃないということになったら？
- 不安になる．
- そうすると，信じたくない．取り組めない．納得できないってなるのかな？
- そう，そう．

自然に誘発されて過去の体験を語りだしたが，これらの内容から，重要他者（父・母・先生など自分にとって大切だと思う人）から受け入れられないと感じることが，治療の妨げになってしまうという患者のパターンが，さらに明確になってきている．

感情の優先順位を確認して，自己イメージ連想法に入る．

🎵 ねえ，自分は健康だって安心したり，そうじゃないと怖くなって信じたくない．取り組めない．納得できないってやっている自分がいるでしょう．それとまったく反対の感情ってない？
👤 反対ねえ……前向きに直そうという自分になりたいのになれない，そういう自分が情けないわ．
🎵 自己嫌悪？
👤 そう，そう．
🎵 「自分もそうありたい．認めてほしい」というとき心の中で何てつぶやく？
👤 「本当の私を見て」かな．
🎵 それじゃあ，やれてなくて情けないときは？
👤 「こんなの嫌だ」
🎵 「本当の私を見て」という言葉と「こんなの嫌だ」それっていつもどういうときにつぶやいていますか？
👤 抑えちゃう自分がいるときかな．
🎵 抑えちゃう自分がいるときですね．過去に「こんなの嫌だ」とつぶやきながら，「本当の私を見て」といってうまくいかなかった出来事があると思うんですが，2〜3回つぶやきますから，フッとひらめくシーンとか出来事があったら教えてくださいね．○さんは「抑えちゃう自分がいるとき」に「こんなの嫌だ」と「本当の私を見て」って同時につぶやいてうまくいかなかったことがあるよね．何かフッと浮かんでくることがあったら教えて？

〈心傷体験〉

　小学校3年生のとき，スーパーでよそのおばさんが「お金が足らないから，つけにしといて」と買っていくのを見て，私もそういうことができるんだというくらいの軽い気持ちで，ガムを持ってきてしまった．それを近所の人が見ていて母に言った．母に叱られたとき，説明してもわかってもらえなかった．そういうシーンが浮かんできた．それは大人に対する不信感．見た人が母に言うんじゃなくて，私に言ってくれればと思ったし，母も自分の言い分を聞いて，悪い子じゃないと信じてほしかった．

　わざとじゃない，そういうことができるんだくらいにしか考えなかった気持ちを素直に受け止めてもらい，母親からも隣のおばさんからも心の底からゴメンネとわびてもらうことで，○子の心は癒された．そして，悪いことをしちゃったという自分の罪意識もしっかり自分自身で受け止めたことで，過去の○子は自己成長を遂げた．

　そして，過去と今の自分がどうつながるか，それは「きちんと説明してもらえないと怒る自分があるから，説明してもらって，自分が納得できればうれしい」でも「自分の気持ちを説明してもわかっ

自己イメージで表出された感情と相反する感情を確認することで，患者のなかにある矛盾した感情を得る．
このとき必ず一方が自己防衛心，もう一方が自己成長心になっていることを確認する．

矛盾する2つの感情に焦点を合わせ，自己防衛心であるときの心の声「本当の私を見て」と，自己成長心であるときの心の声「こんなの嫌だ」というそれぞれの声をもらう．
この2つの声を同時につぶやいた過去の心傷感情を表出させるために，いつもどのような状況でこの声を同時につぶやくかを確認する．

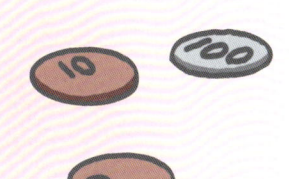

てもらえなかったり，思うように説明してもらえないと腹が立つ．でも，自分の気持ちを相手に伝えることを諦めてしまうことで，不安になったり，相手を信じられない，前向きになれないということを繰り返している自分に気づいた．

- どういうパターンを繰り返していたかわかる？
- 諦めてしまう心のパターンがあったみたい．できないでいるのを先生のせいにしていたのかな？ 当たるパターンもあるよね．
- 諦めてしまうときと当たるときの声を変えてしまいましょうか．諦めるとき，当たるときそれぞれ何てつぶやいていますか？
- 「まあ，仕方がないか」って諦めて，「なんで！」って当たってた．
- どんな声に変えましょう？
- 「大丈夫，できる」「私のため」
- さて，今日の問題は何でしたかしら？
- 自分の気持ちを抑えちゃっているときに，相手に怒ったり，やろうとしなかったりしていること．
- そうでしたね．どんなことに気づかれました？
- 大人が信じられないという子供のときの不信感が，自分より立派な人で自分をわかってくれないなあと感じたときに，同じように相手が信じられないという壁を作っていたみたい．自分から壁を作っていたんじゃよくなるものもよくならないよね．いまの病気を受け止めて，前向きにやらないと…，まだ死にたくないから頑張るよ．ありがとう．
- 薬を飲んだり，食事に注意することについてはどうしましょうか？
- 薬はちゃんと飲む．食事は前回教えてもらったこと，まじめに取り組んでみるね．まず，かけすぎているしょうゆもやめる．牛乳は1日1本飲むようにするわ．果物も1日1個までって言われていたけど，好き勝手に食べていたから……．わかったからやめられるよ．
- 何％やれそう？
- 99％，大丈夫．

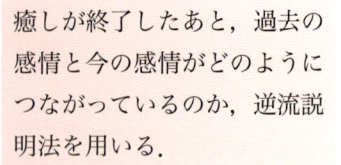

癒しが終了したあと，過去の感情と今の感情がどのようにつながっているのか，逆流説明法を用いる．
そして，繰り返されている行動パターンに気づくために，10の心理パターン表（17頁参照）の中から選んでもらうようにしている．

今回栄養相談の面談では，食事の話は何もしていない．しかし，カウンセリングが終了し，本人に気づきが生じたとたん1カ月前に実施した担当栄養士からのアドバイスが素直に受け入れられたようである．
わかっているけど実行できないことで，自己嫌悪が起こっていたが，そこを見たくないために，主治医に当たったり，自分の気持ちを伝えることをしなかったりしていたということに気づいたようである．

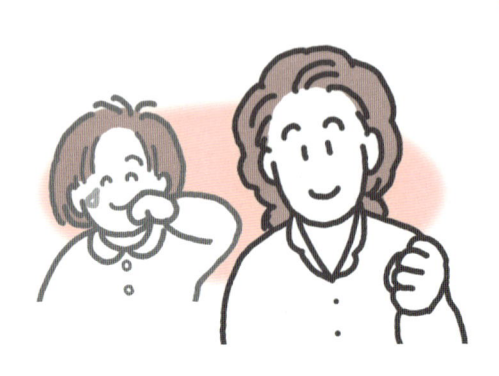

IV 事例

6. 拒食・過食の
ヘルスカウンセリング

　「拒食」「過食」という言葉は，マスコミなどでしばしば取り上げられたり，拒食・過食症の方が増えていることから，よく知られるようになってきた．しかし，「拒食・過食症になるのは無理なダイエットが原因だ」などと，まだまだ誤解されている面がたくさんあるように思われる．なぜなら拒食は胎児に戻りたい行動であったり，過食のダラダラ食いは寂しさを埋めるためであったり，ドカ食いは怒りの表現方法であったりと，拒食・過食行動の一つひとつには，その人にとって大切な意味があり，ダイエットは単なるきっかけにすぎないからである．ヘルスカウンセリングを行っていくことで，自分にとって大切な意味に気づいていけることをケースを通して紹介する．

Case 1　寂しさのあまり胎児に戻りたいと拒食を続けるA子

　A子さん，25歳，元OL．結婚の約束までしていた彼氏にふられたショックから，食欲がなくなり，ついには食べ物を見るだけで気持ち悪くなり，食べられなくなってしまった．体重は46kgあったのが，3カ月で38kgまで減ってしまい，心配した母親がクリニックに連れてきた．
　以下は初回～5回目までのカウンセリング中の会話である．

カウンセラー　食べ物を見ると気持ち悪くなってしまう，そのときの状況を思い出してみてください．するとどんな色のイメージがしますか？
クライアント　……真っ黒．
　真っ黒って感情でいうと不安？　それとも何か苦しいって感じかな……．
　苦しい．
　どんな思いが続いていて苦しいの？
　何もかもが嫌なの，生きていることが苦しくて……．
　生きているとどんな苦しさがあるの？　生きていることでどん

Point
身体症状や行動症状には感情表現が禁止・抑圧されてきた背景がある．そこで色彩イメージ法を使い，色を通して感情を表現することは，抵抗なく，早く，感情に気づくことができる．

🧑 な思いをしてしまうの？
👤 何をやってもダメなんだもん．存在するだけの価値なんてないの．
🧑 何をやってもダメなんだもん．存在するだけの価値なんてない．そう思うとどんな感情が湧いてきますか？
👤 なんか寂しくなる（小刻みに体を震わせ泣く）．
🧑 （少し落ち着くまで間をおく）
寂しいって何を諦めなくてはいけない気がするの？　本当はどのようになりたいの？
👤 本当は誰かに生きていてほしいと思われたい．でももう誰もいない．
🧑 本当は誰かに生きていてほしいと思われたいのに，もう誰も思ってくれる人がいないからさみしいのね．だから，何もかもが嫌で生きていることが苦しくなってしまっているのね．

〈ここで，寂しいという感情に身体的変化と強い情動を感じたため，心傷風景連想法を行う〉

🧑 この寂しさを感じていると心の中ではどんな声が聞こえるかしら？　もしくはこの寂しさにぴったり合う心の声，セリフはなにかしら？
👤 「消えてしまいたい」
🧑 「消えてしまいたい」という寂しさはいつもどのような状況のときに強く感じるのかな？
👤 何かに失敗したときや人間関係がうまくいかないときかな．
🧑 じゃあ，ゆっくりした気持ちで聴いててほしいんだけれど，頭で考えずに自然にフウッと浮かんできたイメージを信じて教えてください．
🧑 いつも何かに失敗したときや人間関係がうまくいかないとき，「消えてしまいたい」と寂しさを感じることで，フウッと思い出す過去のことやイメージはなんですか？
👤 家のなか…お母さんがすごく忙しそうにしている．そして居間にお兄ちゃんとお姉ちゃんがいて，ふたりともわーわ，ぎゃーぎゃーと泣いている．
🧑 何歳くらいのときかな？
👤 わからない．お兄ちゃんもお姉ちゃんもまだ小さいから，私はもっと小さいってことだよね………うーん．
🧑 じゃあ，お母さんがすごく忙しそうにしていて，お兄ちゃんとお姉ちゃんがわーわー，ぎゃーぎゃー泣いているのを見ていて，どんな気持ちになっているの．
👤 いやだなぁ，ふたりがあんなに泣いていたら，私は泣くことができないじゃない．
🧑 いやだなぁ，ふたりがあんなに泣いていたら，私は泣くことが

イメージから感情，さらには感情を介してどのような期待があるのか見いだしていくことによって，その心のエネルギーの源泉へと気づきを深めていくことができる．

このような寂しいという感情や身体的変化および強い情動の奥には心傷体験の存在があるため，言語的表現だけでなく，非言語的表現も見落とさないように心がける．

できないと思うとき，どんな感情になるかな？
👤 やっぱり生まれてこなければよかったという後悔．
🎵 やっぱりというのは？
👤 うーん……なんか私，もの心つく前からいつも生まれてきたことに後悔していた気がする．
🎵 もの心つく前というのは，生まれたばかりのとき，それともお母さんのおなかの中にいたときからなのかな？
👤 たぶん，生まれる前から感じていたことだと思う．

〈生まれる前からということから胎内イメージ連想法を行う〉

🎵 そう．じゃあ，生まれる前のお母さんの子宮に入っている胎児の自分をイメージしてみようか．
（胎児の自分を感じやすいように誘導する．）

胎内イメージ連想法を施行する前には以下のような準備が必要である．
①目的・効果を説明する．
②環境を整える（騒音がない静かな部屋で少し暗くするなど）
③リンゴ・レモン・梅干しなどをイメージしてもらい，その臭い，食感などを聴き右脳の活用を促す，などクライアントがリラックスできるような工夫をする．

　子宮の中のイメージを展開していくと，表Ⅳ-11のようになる．

　Aさんの記憶の中から蘇ってきたイメージは，障害をもつ兄と年子の姉がいて，母親の忙しい姿を見て，自分が生まれることで母親はもっと大変になってしまうから生まれたくないと，母親の子宮の中で感じたものだった．これ以来，Aさんは母親の忙しい姿を見るたびに，私が生まれてこなければ忙しい思いをしなくて済んだのにと申し訳なさを感じ，また，障害をもった兄がいるのだからしょうがないと自らを表現することを諦め，手のかからないよい子を努めてきた．しかし，本当は母親の愛情を人一倍ほしく，また存在する価値を認めてほしかったのである．

　Aさんにとって拒食を続けることは，やせていくことで自分は小さい小さい胎児のように守られなくては生きていけないことに気づいてほしい（愛してほしい）という思いと，唯一愛情を感じることができた子宮に戻り，温かさ，安心感をもう一度味わいたいという思いからであった．そこで，癒しの技法にある胎内・産道期・誕生期イメージ癒し法を行い，癒されていくことで少しずつだが自分を表現し，両親とも本音で話し合えるようになっていった．そして，食べ物を見ても気持ち悪さがなくなり，徐々にもとの食生活に戻っていった．

表Ⅳ-11　子宮中のイメージ展開

	イメージ	感情	理由
羊水の温度	ちょうどいい	安心	母親とつながっていて，ひとりじゃないから．
羊水の味	甘い	元気がでそう	生きている実感が湧いてくるから．
胎内の明るさ	淡いピンク色	眠くなる 安心	何も心配しなくていい，母親に守られているから．
胎盤の色	赤黒い	怒り	大変なのに，なんで私を産むの．堕せばよかったのに．
へその緒の状態	細いが巻きついたりしていない	心配	生まれたら愛情がもらえなくなるような気がするから．
聞こえる音	うるさい	嫌（嫌悪感）	できればここから出たくない．

Case 2   言えない怒りを吐くことで表現するB子

　B子さん，21歳，女子大生，高校3年生の夏，友達と遊びごころでダイエットをはじめる．ダイエットが成功したことで自信がもてて楽しい生活になる．ところが受験期で自宅にいることが多くなったころから，急に食欲がでて，今度は過食が始まった．自分でやめることのできない過食行動に戸惑うのと太っていく恐怖にいつしか嘔吐するようになる．カウンセリングを進めていくうちに，嘔吐には太っていく恐怖のほかに違う意味もあることに気づく．

　以下はそのときのカウンセリングの場面である．

　後日，Bさんは父親に自分の気持ちをぶつけてみたところ，父親はその気持ちを受け止めたうえで自分の気持ちを話してくれ，お互いに素直に話し合えた．この経験からドカ食いをして吐くという行動がだいぶ減るようになり，大学生活を楽しめるようになった．

クライアント　最近，吐くことが目的で食べていることに気づいたんです．

カウンセラー　ふうーん，そう．吐くことでどのような目的が果たせるの？

クライアント　そこがわからないんですよねえ．

カウンセラー　じゃあ，ゆっくり，その状況（吐いているとき）を思いだしてみてほしい．

クライアント　（瞼を閉じ，しばらくすると，右手を動かし口元で吐くまねを始めた）

カウンセラー　（同じように動かし感じてみる）
いまの動きを続けながら感じてみてほしい．どんな気持ち，何を感じるの？

クライアント　（右手を動かしながら）ばかやろう．何よ．むかつくーって吐き出している感じ．

カウンセラー　誰にむかついているの？

クライアント　父親だ．いま父親の顔が浮かんじゃった．

カウンセラー　父親のどんなところにむかつくの？

クライアント　批判的なところ．

> **Point**
>
> 本人の表現を大切にし，その表現を共感的に繰り返していくことで状況が展開し，そこに隠れていた感情に出会える．

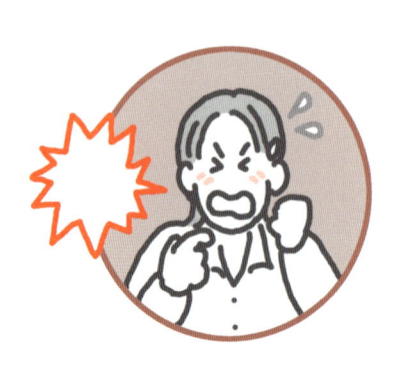

- 🎵 本当はどんな父親であってほしいの？
- 👤 私のことをちゃんと知ってほしい．そのうえで意見してほしい．

〈怒りに強いエネルギーを感じたため，心傷風景連想法を行う〉
- 🎵 ばかやろう．何よ．むかつくーっというのは父親にだけ感じるものなの？
- 👤 ううん．私のことを何も理解していないのに，私の言ったことに批判してくる友達とか，バイト先の先輩だったりとか……．
- 🎵 もしかしたら，そんな日には吐くのかな？
- 👤 そう，必ずドカ食いして吐いてしまう．
- 🎵 じゃあ，何も考える必要はないからゆったりと聴いていてね．そして，自然にフウッと浮かんできたイメージを教えてくださいね．
私のこと何も理解していない人に，私の言ったことを批判されると「ばかやろう．何よ．むかつくーっ」という思いになることで，フウッと思い出す過去のイメージはなあに？

Bさんの心傷風景は，父親にできのよい姉と比較されてきたことが浮かんできた．Bさんはどうしたら父親から認めてもらえるのかと，姉のやらないことをいろいろやってがんばったが，父親から振り向いてもらえず怒りを感じる．しかし，父親から嫌われるのを恐れ，ついには父親の存在を無視することで怒りを表現することを諦めた．しかし，心の底では父親に自分の気持ちをぶつけたい，そして受けとめてほしいという思いが強く，言葉で気持ちを表現できない代わりに吐くことで表現していたのである．

〈ロールプレイによる癒しを行う〉
- 🎵 そのときのBちゃんはどのようにしたら，またはしてもらったら，むかつかないでいられるようになるかな？
- 👤 そのときのBちゃんというより，いまの私がはっきりと自分の気持を表現したい．私が表現しないから，父親ともうまくいかないと思う．私が病気になってから父は父なりに精いっぱいやってくれている．（強くしっかりした口調で言う）
- 🎵 そう，じゃあ．小さいときには父親に嫌われるのが怖くて，自分の気持を表現することができなかったけれど，いまはもう大人であり，自分の気持ちを自由に表現できる強さがあるというイメージをもってごらん．そのイメージがもてたら，自分の表現したいことを言ってみようか．
- 👤 （瞼を閉じ，表情はおだやかである……つぎの瞬間から眉間にしわを寄せる）
- 🎵 どうしたの？　いま何を感じているの？
- 👤 ばかやろう．むかつくーって言いたいのに，やったことないか

心傷風景が明確になったことで父親との関係を冷静に見つめられるようになり，自分の思いを表現することの必要性に気づく．

カウンセリングにより自分の

ら恥ずかしくてできない．
- そうだよね．やったことないことをやるのは勇気のいることだよね．でも，さっき，吐くまねをしながら言ってたよね．すごく強さを感じたよ．もしよかったら，もう一度，さっきやったように動作をつけながらやってみない？ 私も一緒にやってみるよ．
- できるかなあ，でもやってみたい．
- じゃあ，まずは自分は大人であり，気持ちを自由に表現できる強さを感じて，つぎにさっきやったように吐く動作をしてみようか（実際に動作を始める．つぎに動作を続けながら）「ばかやろう．何よ．むかつくーっ」……一緒にやってごらんよ．
- （カウンセラーの動きと言動をみて，笑みを浮かべ，ゆっくりと動作を始める）
- うん，その調子．自分の強さを感じてごらん．（応援する気持ちで一緒に動作を続ける）
- （次第に動作と声に力強さがでてくる）「ばかやろう．むかつくーっ．私は私で何が悪いんだー」
- いま，どんな気分？
- すごい気持ちいい．すっきりした感じ．（嬉しそうに笑って話す）
- 本当だね．Bさんの気持ちよさと強さが伝わってきたよ．
- うん，ありがとう．

> 行動パターンがわかり，行動目標が決まったとしても，いままでと違う行動をとることは容易ではない．そこで本人の自己効力感が高まるようなサポートが必要となる．
> このケースでは，自分の強さをイメージによりもたせ，また一緒にやってみることで抵抗を軽くするように努めた．その結果，実際に自分がやれたことで自己効力感が高まったと思われる．

> カウンセラーが素直に感じた思いを伝えることで支援の言葉となる．

カウンセリングの心がまえ

　この2ケースからもわかるように，それぞれに深い意味があるため，単に「ダイエットをやめればいい」「きちんと食べるようにしましょう」「コントロールできるような方法を行いましょう」「我慢しましょう」という励ましやアドバイスでは「そんなのできたら苦労はしない」「この人何にもわかってない」という気持ちにさせてしまうだろう．ここで大切なのは，拒食・過食はその人にとってどんな意味があるのだろうと関心をもって接することである．そのように接してもらうことで「この人は私のことをわかろうとしてくれている」といううれしさや安心を感じ，自然に心が開かれ，自分自身を冷静にみつめるようになるのである．また，拒食・過食症のような心身症の場合，自らの気持ちを表現するのが困難であることが多いため，簡単にカウンセリングは進まない．しかし，その人なりの表現方法をもっている．それは，色などのイメージであったり動きであったり，声のトーンや目の変化であったりと非言語的なものである．このようなエネルギーの強さをキャッチし，そのエネルギーに添っていくことが必要と思われる．

7. 高齢者の栄養指導とヘルスカウンセリング

　人は加齢とともに身体機能が衰え，それまで簡単にできていたことが困難になったり，さまざまな心身の不調や慢性疾患の発生，悪化などを実感することが多くなる．また，同時に定年や子供たちの独立，配偶者との死別など社会的役割の変化も大きい．そして，そのようななかで，あるときは自分の失ったものの大きさを思い，絶望感や孤独感にさいなまれ，また将来に向かっての強い不安を抱え，その結果，さらに心身の不調をきたすという悪循環を招くことも多い．

　そして，このような高齢者にとって「食」はまさに生きることの基本であるといえる．また，慢性の持病をもっていたり，体力が著しく低下している場合など，ときに生命に直結することでもある．

　では，保健，医療，福祉の現場において，このような高齢者と接する栄養士や保健師，看護師にはどんなサポートができるのか．本項では，「食」という入口を通してのかかわりの例を紹介したい．

❶ 相手の訴えの背後にある本当のニードをキャッチする

　人の訴えの背後には必ず気持ちや感情がある．そして，その感情は，その人の心の中にある何らかの要求（ニード）のもとに発生しているのである．したがって，患者の訴えを聴くときには，まず，話の中の相手の気持ちや感情が表現されている部分（キーワード・キーメッセージ，33頁参照）に注目しながら，ブロッキングをはずし傾聴する．その後に，キーワードやキーメッセージを使って相手の話を繰り返して確認することの2つが大切である．そのうえで，感情の明確化，感情の意味の明確化という技法を用いると，相手の本当のニードを知ることができ，その後の指導も，より相手に合ったものとなる．

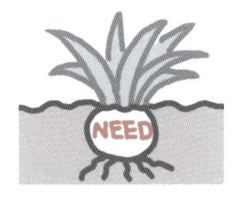

Case 1　　　　　突然機嫌が悪くなった高齢の患者

　80歳，男性のAさん．脳梗塞の後遺症で会話はやや不明瞭である．今回，大腸がんの手術のために入院．高齢のため心配されたが順調に回復し，人口肛門の扱いも自分で行うなどとても積極的であった．ところがある日，それまで愛想のよかったAさんは突然しゃべらなくなり，食事もとらなくなってしまった．機嫌が悪いことはわかるが聞いても何も言わず，看護師も思い当たることはないという．
　以下は，食事にまったく手をつけないAさんと，そこへ来た栄養士との会話である．

	Point
栄養士がAさんの部屋をのぞいてみると，ベッドに横になったまま天井を見つめ，憮然とした顔をしている．午後2時に近いが食事はまったく手をつけていない．	Aさんの表情から，何かわからないが不満がありそうと感じる．
🧑‍⚕️ カウンセラー　お食事，どうなさいました？	〈開いた質問〉
👤 クライアント　（無言．口をしっかりと結び，表情も変えない）	まず声をかけてみる．
🧑‍⚕️ 何かお気に召さないことがありましたか？	思いきって，しかしさりげなく聴いてみる．
👤 （無言） 　お気に召すもお気に召さないもない．（憮然とした言い方）	〈効果的沈黙〉
🧑‍⚕️ お気に召すもお気に召さないもない？ 　どういうことかしら？	〈繰り返し・確認〉 〈事柄の明確化〉
👤 もう，どうでもいいんだ．私には関係のないことなんだ．お気に召そうが召さなかろうが関係ないんだ．（そう言いながら，目が潤む）	〈キーメッセージ〉
🧑‍⚕️ 「もう，どうでもいい．私には関係のないことだ．お気に召そうが召さなかろうが関係ないんだ」そう思われているのですね．（初めて視線が合う）	〈共感的繰り返し〉
👤 ああ．	
🧑‍⚕️ もうどうでもいい，私には関係のないことだという思いのなかにはどんなお気持ちがあるのですか？	〈感情の明確化〉
👤 自分に失望…だね．もう自分のことを自分で決めることすら許されないんだ．ただ人形のように命令を聞くしかないなんて…．	
🧑‍⚕️ ただ人形のように命令を聞くしかない，自分で自分のことを決めることも許されない，そんな自分に失望してしまったのですね． 　本当はどんな自分でいたいのですか？	〈共感的繰り返し〉
👤 本当は…，たとえどんなことであれ，死ぬまで自分のことは自分で知っていたいし，自分で決めさせてほしいよ．	〈感情の意味の明確化〉
🧑‍⚕️ Aさんは，たとえどんなことであれ死ぬまで自分のことは自分で知っていたいし，自分で決めさせてほしいと思っているのですよね．それなのに今はただ人形のように命令を聞くしかない，自分で決めることを許されないというのはどういうことです	〈共感的繰り返し〉 〈事柄の明確化〉 なぜそう思うに至ったのか疑問を投げかけてみる．

か？　どなたかがそんなふうにおっしゃったのですか？
- いいや，その逆だよ．みんな何も説明してくれない．前に入院したときは，先生も娘も病気のことをちゃんと話してくれたのに，今回は，いつになっても話してくれない．思いあまって先生に聞いてみたら「娘さんによく話してあるから」って行ってしまった．
- そうでしたか．それは失礼してしまいましたね．私からAさんのお気持ちを先生にお伝えしてみましょうか？　それともご自分でもう一度聞いてみますか？　〈目標行動化〉
- 自分で聞いてみますよ．（ニコっとする）

　その後，主治医にはAさんが先生の説明を聞きたいと思っていることを伝え，Aさんから申し出があったら，それに応えてほしいと話す（栄養士から聞いたとは言わないでほしいとお願いする）．Aさんは主治医に自分の思いを伝え，納得いく説明を聞くことができ，食事もとるようになった．

　このように，キーメッセージとして非言語的に表現されている相手の気持ち・感情に焦点を当ててかかわりをもち，あくまでもフォローの姿勢を保ちつつ共感的に受け止め，技法を展開していくことで相手の本当のニードにたどりつくことができる．

　患者の反応を恐れたり，何も話してくれないからと諦めるのではなく，まず医療者側から心を開いたコミュニケーションをとれることが大切であろう．そして，キャッチしたニードを満たす支援をしていくには，職種を越えてスタッフ間の連携がうまくいっていることが重要であることは言うまでもないことである．このケースについていうなら，Aさんが思いきってもう一度聞いてみても，主治医がそのことを知らずに再度同じ対応をとってしまえば，Aさんはさらに傷つくことになりかねない．患者と主治医の心をつなぐちょっとした工夫ができると，より効果的である．ただし，自己満足的なおせっかいは禁物である．

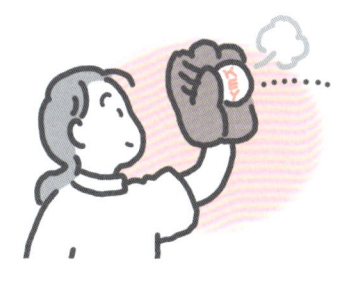

❷ 自己イメージ連想法により本当になりたい自分に気づく

　訴えや行動の背後の感情は，他者に向けられたものであることも多い．一方，自己イメージ連想法により，右脳を使って今の自分をイメージし，そのイメージの背後の感情と意味の明確化をすることで，本当になりたい自分はどんな自分なのか，さらに，そのためにいま必要なのは何なのかに気づく支援が可能になる．

　以下にその事例を紹介する．

Case 2 糖尿病をもった高齢者

　76歳，男性Bさん．45歳ごろ糖尿病と診断される．仕事をしているころはコントロールも良かったが，退職してからは不規則な生活になり，食事も好き放題になってしまった．その後加齢とともにADLも低下し，妻も病弱で手に負えなくなり，訪問看護を利用するようになった．

　主治医や看護師から見たBさんはとてもわがままで，食事や運動などの話をすると反発した．そして，強く指導する看護師には拒否的であったり，逆におとなしい看護師には命令的になるなど看護師のストレスの要因になっていた．そこで，看護師間でミーティングを行い，Bさんに対してかかわりをもつ看護師全員が一貫した態度で臨むことを決めた．そして，そのためにはBさんの思いを少しずつ聴いていくことが必要と話し合った．以下，その直後の訪問時の会話である．

	Point
Bさん（訪問時遅い朝食中．エネルギー半分のジャムだからと言ってパンにたっぷりぬって食べている．機嫌は良い）	
B妻 もうだめなのよこの人は…全然わかっていないんだから．（そう言いながらもう一枚のパンにジャムをぬりBさんの前に置く）	ガックリくるが，ブロッキングをはずして聴くことにする．
看護師 ジャムパン食べてるときのBさんて，幸せそうなお顔してますよね．（妻に向かって言う）	
そうなのよ．	二人とも，いつになくゆったりした表情だ．
もう，食べることくらいしか楽しみはないからな．	〈共感的繰り返し〉
もう，食べることくらいしか楽しみはないと思っているんですね．	
寂しい話よね．	
寂しい感じがするのね．Bさんはどんな気持ち？	
寂しくはないね．年をとったらそんなもんでしょ．みんなそう言ってるよ．それに，食べられる楽しみがあれば十分とはいかなくてもまあ満足ですよ．	
みんなそう言っているし，年をとったらそんなものだって思う．そして，食べられる楽しみがあればまあ満足だって感じているんですね．	〈感情の明確化〉
そうだね．	
食べられる楽しみがあるとどんな思いがかなうのですか．	〈感情の意味の明確化〉
それは…神様がまだ生きていていいよって言ってくれているという感じがするのかな．	
あー，神様がまだ生きていていいよって言ってくれている感じがするんですね．	
うーん．そうだね．	
ねえBさん，これから大切な質問をするけど，頭で考えないでフッとうかんだことを言ってみて．	

- 🧑 えっ，なんだい？ なんでも聞いとくれ．
- 👩 Bさんは，もう，食べることしか楽しみがないなと思っている，でもみんなそう言っているし，年をとればそんなものだ，それに，食べる楽しみがあるというのは神様が「まだ生きていていいよ」と言ってくれているようでまあ満足だって感じていますよね．そんな自分てどんなイメージですか．
- 🧑 えっ？イメージ？ うーん…ただの年寄りだね．
- 👩 ただの年寄り…，そう思うとどんな気持ちですか．
- 🧑 まあ満足だね．死ぬときまでこんなふうにしていられたらいいね．
- 👩 私は嫌だわ，こんな頑固なおじいさん…．(ニコニコとうれしそうな表情)
でも，ここまできたら最後までつきあうしかないわね．
- 👩 Bさん，死ぬときまでこんなふうにしていられたらうれしいですよね．そのためにはどんなふうにしていったらいいと思いますか．
- 🧑 ○○先生(主治医)の言うことを聞くしかないね．寝たきりになったらそのときだけど，まあなるべくだったらならないように看護師さんの言うことも聞くよ．(ニコっと笑い，ウィンクする)
- 👩 うれしいわ．でも嫌なときは言ってくださいね．
- 🧑 それはそうだ．私が黙っているわけないでしょ．

(以下略)

〈自己イメージ連想法〉

Bさんの意外な一面を見た気がした．

その後は，看護師間の連携も密にとるようにし，Bさんの意思を尊重したかかわりを意識的に心がけることでトラブルもなく，ヘモグロビンA1cも徐々に安定していった．

❸ できることから始めてみよう

　人は，自分の思うようにならないことが続いたり，たび重なったりすると，自分の意に反した言動をとってしまうことが多い．そんなとき，その言動に過剰に反応してしまうと問題が解決しないどころかコミュニケーションの糸はもつれてしまう．
　ヘルスカウンセリング法では，相手の訴えをブロッキングをはずしてそのままに聴き，共感的に受け止めることで相手との信頼関係を築き，さらに，感情やその意味の明確化，自己イメージ連想法などの独自の技法を使うことで，その人自身が「本当はどうしたいのか」に気づき，自己決定できるような支援が可能である．
　ここで紹介した事例は，ヘルスカウンセリング法のなかで一番基本的な技法を使ったかかわりの例である．ぜひ試してほしい．まずは，ブロッキングをはずして傾聴することから始めてみよう．

8. アレルギー患児とヘルスカウンセリング

❶ アレルギー疾患における治療上の問題

　アレルギー疾患は多因子性疾患であり，多くの要因によって発症したり，再発したりする．カビやハウスダスト，スギ，卵やそばなどのアレルゲンの問題，皮膚や気管支が過敏症になっている体質の問題や，気候・季節，公害，ストレスの問題などがある．

　こうした疾患は，1つの要因を除去したとしても，容易に病気の改善には至らない．治療は，環境整備，スキンケア（アトピー性皮膚炎の場合），薬物療法，ストレスマネージメントなどを，医師・看護師・心理士などがチーム医療として連携を組んで，タイミングを合わせて効果的に行っていくことが重要である．

　しかし，アレルギー疾患でしばしば問題とされるなかには，医原病に由来する要因も少なくない．アレルギーを予防するために基本的な環境整備やスキンケアの指導，薬の使い方などを説明しない医師の安易なステロイド処方によって，患者は不適切な治療を続けることになり，病気を長期化，難治化させることがある．さらにマスコミの偏った情報やアトピービジネスといわれるコントロールスタディのない民間療法などで，患者を翻弄するという社会的問題がある．こうして病気が長期化，難治化してしまった患者は，医療不信をもつばかりでなく，長期間，病気を患うことで，病状から受ける劣等感や消極性を抱くなどの心理的問題も起こる．これらに対処するためには，どのように治療したらコントロールできるのか治療に対する見通しを提示し，予後に対する不安を軽減していく必要がある．ステロイドに対する恐怖感を抱かない適切な治療と，セルフケア・セルフコントロールできる自信感，自己効力感を高めていくことが重要である．

❷ アレルギーの心理的アセスメント

　心理的ケアを行うには，患者のストレスについてアセスメントをする必要がある（図Ⅳ-14）．

図 Ⅳ-14 患者の受けるストレス（益子育代, 2000）

行動医学モデル

- **一次的ストレス**
  - 患者自身がもつ本質的な問題
    - 人間関係の葛藤
    - 悪循環的ストレス対処行動
    - 主体性の欠如
    - 依存心
  - 心理的介入
    - 本質的な問題に対して根本的解決のためにタイミングをとらえたストレスマネジメント

- **二次的ストレス**
  - 医療・治療に伴うストレス
    - 見とおしのない治療
    - 療養環境によるストレス
    - 医療関係者との人間関係
  - 医学的介入
    - 治療者との信頼関係
    - 適切な治療
    - コンプライアンス
    - セルフケアの確立

- **直接的ストレス**（生物医学モデル）
  - 症状・治療など，その病気による直接的なストレス

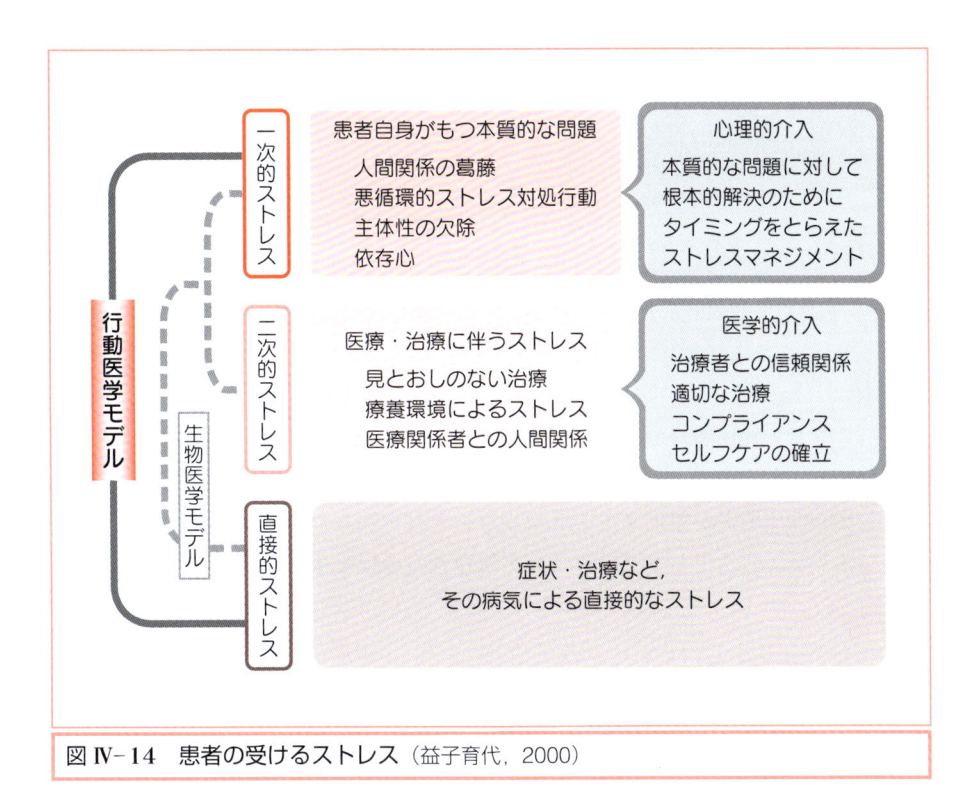

　アレルギー患者がもつストレスには，大きく2つのストレスがある．1つは，患者の主体性，自立性の欠如や自信喪失で悪循環を起こしやすいストレス対処行動など，患者自身のパーソナリティに由来する一次的ストレスがある．もう1つは，不適切な医療の提供や，医療者との人間関係の悪さなど，医原病的要因の強い二次的ストレスである．二次的ストレスの対処は，おもに病気を治療する医師と，セルフケアを確立させるように実践指導する看護師の連携である．たとえばアトピー性皮膚炎の場合，どんなに一次的ストレスの対処として心理的ケアをしたとしても，二次的ストレスとしての瘙痒感や皮疹による病気の苦痛が改善しない限り効果はない．一次的ストレスの対処は，良好な状態を維持し，悪循環を引き起こさないため，患者および家族がもつ本質的な問題に関与している認知の変容にかかわるストレスマネージメントを身につけることが不可欠となり，おもに心理士が担う役割である．

　患者が小児の場合，母親への支援は重要である．患児が重症であると，母親が医療者や周囲の家族に責められていると感じている場合が少なくない．「母親の育て方が悪いから」「母親が神経質すぎるから」と，病状の悪さを母親に原因帰属されてしまう，いわゆる母原病的な発想が，20年近く経った今も医療者に影響を与えている．患児のケアで，一番力になる，影響力があるのは母親であり，その母親が十分力を発揮しきれていないことに問題があり，母親として十分力を発揮できるように問題を解決することが医療者の役割である．チーム医療は，母親もチームメンバーのひとりなのである．

　以上のことを踏まえ，チーム医療において心理士が行う心理的介入は，心理的アセスメントの視点から情報提供，治療過程におけるタイミングを見はからった介入で，患者が主体性をもち，行動変容が起きるための支援がポイントになる．そして

医師や看護師が行う医学的介入は，治療やケアを通して医療者-患者との信頼関係を築き，症状により苦痛や治療の大変さに共感し，確実な治療的効果を提示し，動機を高め，コンプライアンスを高めることである．

Case 1　アトピー性皮膚炎患者の心理的ケア

　この症例は，アトピー性皮膚炎であるがゆえに学校でいじめを受け，症状の増悪，不登校，家庭内の過度なストレスという状況で，自信喪失していた中学生である．治療後，ストレスとなっていた学校生活に，アトピー性皮膚炎が悪化することなくコントロールしながら自信を回復していった事例である．心理的なストレスの変化とカウンセリング的介入の過程を報告する．

1. 患者背景

- 患者：14歳，中学2年生，女子
- 診断：アトピー性皮膚炎，喘息
- 家族：父52歳，母52歳，姉（大学生）と本人の4人暮らし
- 主訴：眼瞼を中心とした顔面の湿疹，および四肢関節の湿疹
- 経過：4歳のときに，頸部，四肢関節に湿疹が出現し，近医でアトピー性皮膚炎の診断がついた．その後も症状は繰り返され，漢方やステロイドの治療を受け，入退院を繰り返し，小学6年生で軽快した．それまで友達に病気のこと（とくに肌のこと）について悪口を言われ，嫌な思いをしていたが，病気の軽快とともに親友ができた．中学1年生の12月ごろよりアトピー性皮膚炎が再び悪化．学校では，ある誤解がきっかけとなっていじめをうけ，病状の悪化と重なり3学期は不登校状態となった．掻痒による睡眠不足も著明であった．他院にて治療を受けるが軽快せず，「どんなことをしても治りたい」と，患者の会より当院を紹介され，翌年3月に入院となった．

　患者およびその家族は，アトピー性皮膚炎にストレスも関与していることを知り，効果的な治療と心理的ケアを受けられる病院を探していた．家庭内では，アトピー性皮膚炎の悪化と学校でのストレスで，本人の苛立ちが強く，それを支えようとする家族の対応がかみ合わず，結果としてお互いに傷つけ合ってしまう状態に危機感を感じていた．学校で起きた誤解も，それなりに親がかりで対処はしたが，担任およびクラスメイトからの誤解は解けずに，本人は孤立していた．

　入院後，アトピー性皮膚炎に対する治療と平行して，親子のストレスマネージメントを目的としたカウンセリングを行った．
- 入院期間：平成11年4〜5月の2カ月間

2. 心理的介入

●本人から訴えられるストレス内容

　小さいときから，アトピーのことで友達に意地悪をされ，嫌な思いをしてきた．「そんなことを言わないで」と言いたいけれど，もっと仕返しをされそうで，クラスを敵に回せるほどの勇気がない．怖い．でも，小学6年生のときはじめて本当の親友ができたので，ひとりぼっちになることはないと自信がもてるようになった．

でも，今回アトピーが悪くなったときは，どんどん悪いほうに悪いほうに考えてしまい，母親に励まされてもパニックになって，感情的に母親に当たるだけだった．どうしても治したいので病院を探した．学校の友達は全体にねたみが強く，お互いに足の引っ張り合いをする．だから，なかなか人を信用することができない．アトピーを治してきれいな肌で学校に行って，友達を見返してやりたい．肌のことでいろいろ言われないようにしてやる．肌以外のことならどんなに言われても平気だけど，肌だけはだめ．だから，ストレスが関係しているならちゃんとストレスもためないようにがんばりたい．

●母親からの相談内容

姑に子供を預けていたためか，姑が私の悪口を言うたびに子供にとっての母親のイメージがゆがめられてきた気がする．私のことは好きだけど子供が不信感を訴えてくることが小さいときからあった．さらに，学校での出来事は，友達から濡れ衣をきせられ，そのことを先生に信じてもらえなかったことで，いじめのようだった．学校に行けなくなってからは，ときどきヒステリーでどなりまくるので，どうしていいのかわからなく，家族中地獄のようだった．できるだけ怒らせないように，子供に対して腫れものに触わるような思いだった．本人は，人を信じられなくなり，自信もなくなっていると思う．何事を決めるにも「どうしよう」と迷いがある．

たぶん私自身の人生を振り返らなくてはならないのだと思う．

3. 心理的アセスメントと方向性

●病気，治療に対する二次的ストレス

患者が抱える症状および治療におけるストレスは，これまでいじめの対象にされてきたアトピー性皮膚炎による皮膚に対するコンプレックスであった．アトピー性皮膚炎を徹底して治したいという希望が強かった．とくに露出部分の皮膚の色素沈着まで徹底して治したいという思いであった．しかし，アトピー性皮膚炎に対する知識，セルフケアの方法が身についていなかった．医師・看護サイドでは，以下の点が目標になった．

① 徹底した治療により，皮膚の改善が認知でき，アトピー性皮膚炎はよくなるという自信がもてること．
② アトピー性皮膚炎に対する知識，スキンケアの実施など，セルフケアを確立するための教育．

●患者が抱える本質的な問題に対する一次的ストレス

患者の中に起きている矛盾

アトピー性皮膚炎のために受けてきたいじめは，皮膚に対する劣等感，自信喪失と人に対する不信感から，上下関係の人づき合い（弱みをみせない，本音を出さない）を学習してきた．それは自信のなさから感情を抑制させてしまう一方で，表面的な強がりとして服装で目立たせる行動をとるため，周囲から誤解・偏見を受けやすく，クラスメイトとの関係を悪化させていった．

本人の中では，「人に何を言われても振り回されないような自信をつけたい，そして自分の夢をかなえていきたい」という自己成長心をもっている一方で，「人を見返してやりたい（人に振り回されてしまう）けど対抗できない怖さ，無力感」という自己防衛心とが矛盾していた．患者を支えていたものは，確固たる将来の夢を抱いていたことと，唯一信頼し合える親友の存在であった．

母親との間で起きていた問題

　病状の悪化，家庭での患者のヒステリー的な振る舞いに母親をはじめ，家族は腫れものに触わるような対応をしていた．この対応は，家庭の中でも，患者の孤独感，寂しさを助長させていた．患者は思春期で自我の確立の段階にあり，自信のなさを母親の愛情で補おうと甘える反面，現実のままならなさで家族にあたっているととれる．

　しかし，母親はこうした子供に対して，自分の育て方が悪かったと後悔と罪悪感をもち，理想の母親にならなければという反省から，子供に指導的なアドバイスをするために，子供の気持ちとはかみ合わず，互いに興奮状態になっていた．母親は，子供に対して自分の感情を抑圧させたノンアサーティブな対応であった．そのため，母親の罪悪感は，母親自身の子に対する愛情を自ら否定してしまうことになる．親の愛情が伝わらない子供は不安が強くなり，孤独感を抱きやすくなるといった，双方の間で悪循環を起こしていた．

　以上，心理的ストレスのアセスメントを関連図として図Ⅳ-15 に示した．
　ポイントは4点である．

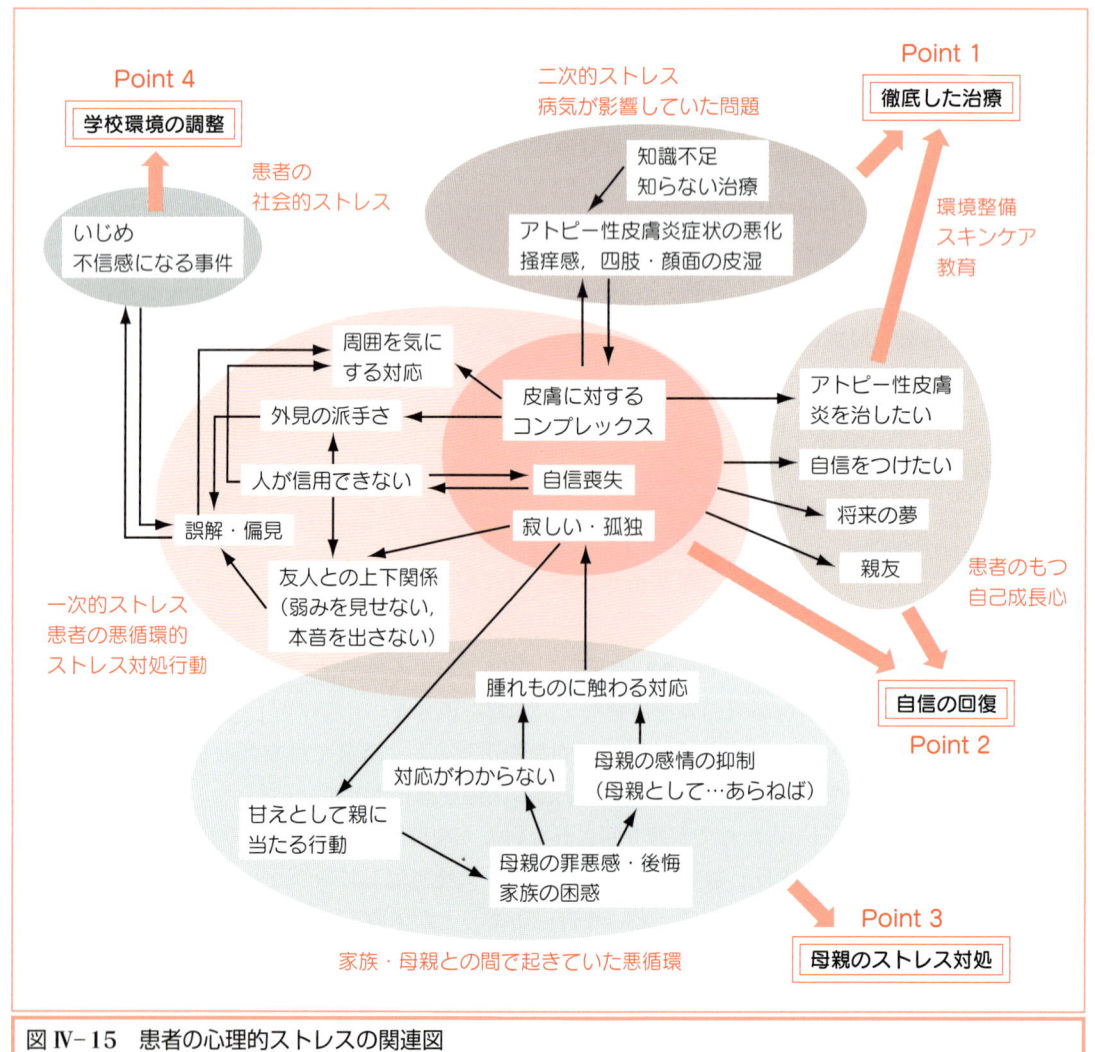

図Ⅳ-15　患者の心理的ストレスの関連図

| Point 1 | **徹底した治療**：病気に対する対応は，徹底した治療による症状の改善とセルフケアが実施できるための患者教育を医師・看護師が実施．
| Point 2 | **患者の自信の回復**：自信喪失の回復を中心としてストレスマネージメントができるための心理的介入を心理士が実施．
| Point 3 | **母親のストレス対処**：母親としての自信の回復と適切な子供の対応ができるためのカウンセリングを心理士が実施．
| Point 4 | **学校環境の調整**：退院後，いじめを受けやすい学校環境の改善を母親が担任の先生と連携．医師，心理士がサポート．

4. カウンセリングの目標

母子ともに，心理的サポートを希望しており，積極的なカウンセリングが行えた．カウンセリングの目標を以下のようにした．

① 患者が病状や周囲の対応に振り回わされないために，本人の自信の確立と対等な人間関係を築くための自己表出ができる．

② 母親の自己効力感が高まり，受容と甘えの対応を理解し，子供に対して主体性が育つ対応ができる．

5. カウンセリングの展開

●第1期

第1期は，心身の安定と問題解決のための気づきを促す段階とした（入院1カ月）．

母子ともに，これまでの闘病生活では，アトピー性皮膚炎の症状による瘙痒感とそれに伴う不眠症に，心理的なストレスが加わり，心身ともに疲労感が強かった．こうした状態に対して，入院という環境は母子分離が図れ，互いの悪循環を断ち切るうえで有効な環境となる．入院期間中に，患者の病状の徹底的な改善と母親の精神的疲労からの建て直しを図ることができる．

患者は人に対する不信感により警戒心が強く，自分の内面を話すことに戸惑いがあった．一方母親は，積極的に問題解決のために自分自身を見つめ直すことに抵抗はなかった．そのため，患者は治療を優先し，母親はカウンセリングを優先した．

患者には徹底した治療を行い，皮膚病状の改善を第1優先にし，心理面では，カウンセラーとの間で，対等の関係，信頼関係がもてることを実証していくことに重点をおいた．自己喪失感の強い場合は，自分の中の自信を見いだせることが重要である．患者のもつポジティブなエネルギーは，親友の存在と将来の夢であった．自分にとって親友の存在の意味を明確にすること，将来の夢に対するエネルギーの強さ，アトピー性皮膚炎が確実によくなっていることを意識，強化していくことにより，自信の回復へつなげた．アトピー性皮膚炎の症状の改善は著明で，「こんなにきれいな皮膚になったのは初めて」と患者の病気に対するストレスは急激に軽減していった．

そのやりとりの一部を以下にあらわす．

患者 いままで，ずっとアトピーのせいで人のことを見返してやりたいと思った．ほかのことならどんなことを言われたって，言い返せるし仕返しもできる．でも，肌のことを言われたら，もうだめ．全然自信がなくなってしまうし，言い返せなくなってしまう．どうしようもなくなって，お母さんに当たって

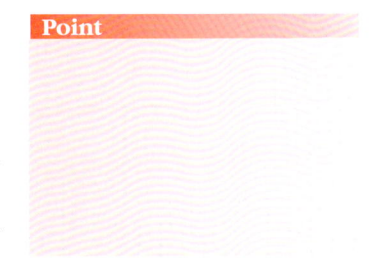

Point

しまう．

🧑カウンセラー ほかのことなら言い返せるけど，肌のことだとだめ．自信がなくなってしまうって，気持ち的にどう違うの？　〈繰り返し〉
〈感情の明確化〉

👤 うん，肌以外のことは言いがかりだったり，あげあしとりだったり，私が派手だからねたみだったりするの．それは私のせいばかりじゃない，相手が弱いからでしょ．でもね，肌は，ずっとアトピーのままできた．いつも「汚い」とか「移る」とか言われてきた．私にはどうしようもないことだった．私が悪いわけじゃないのに．だからそれを言われただけで落ち込んでしまう．自信が一挙になくなる．

🧑 そっか．アトピーの肌は自分の自信をだめにしてしまうのね．　〈確認のため要約〉

👤 そう，だから絶対私は，アトピーを治したい．

🧑 ふつうね．友達にねたまれたり，意地悪されたうえに，アトピーがひどかったりすると落ち込みっぱなしってこと多いんだよね．でも，いままで話を聞いていると，クラスメイトに何を言われたって構わない，それは相手が弱いからってはじき飛ばせる自分がいる．でも肌だけはだめ．自分は肌のことを言われると，自分が弱いわけじゃないのにって，落ち込んで自信がなくなってしまう．だからこそ，アトピーを治そう，見返してやるっていう，がんばる自分もいるよね．何がそうやってがんばらせる自分がいるんだろう．　〈自己イメージ連想法の応用〉
ポジティブな一面に視点を当てた自己イメージ連想法は，本人の自信の気づきを促すことができる．

👤 うん，それは自分に夢があるから．それは今は言えないけど，絶対なりたいって職業があるの．その夢をかなえるためにがんばれる．そして，ほかの人がなんと言っても，私の病気を理解して心配してくれる親友が一人だけいるの．だからがんばれる．

🧑 その夢っていうのは，自分のがんばるエネルギーなんだね．それから親友って？　クラスメイトとはどう違うの．　〈事柄の明確化〉

👤 何でも思ったことが言い合えるし，お互い理解し合える人．いま入院していることも心配してくれているし，退院したあと遊べることが楽しみ．

🧑 じゃあ，肌のことを言われたら落ち込んじゃう，自信がなくなるって思って，こうして絶対アトピーを治してやるって，がんばっている自分．自分には絶対なりたい職業があるからこそ，がんばっている自分．そのがんばりをわかってくれる親友をもっている自分．そして，アトピーがだんだんよくなってきた自分．そんな自分をどう思う．　〈自己イメージ連想法〉

👤 なんかすごいと思う．いままでこんなにがんばったことなかったような気がする．アトピーだってこんなによくなったことなかったし．照れちゃうけどうれしい．自信が出てきた．

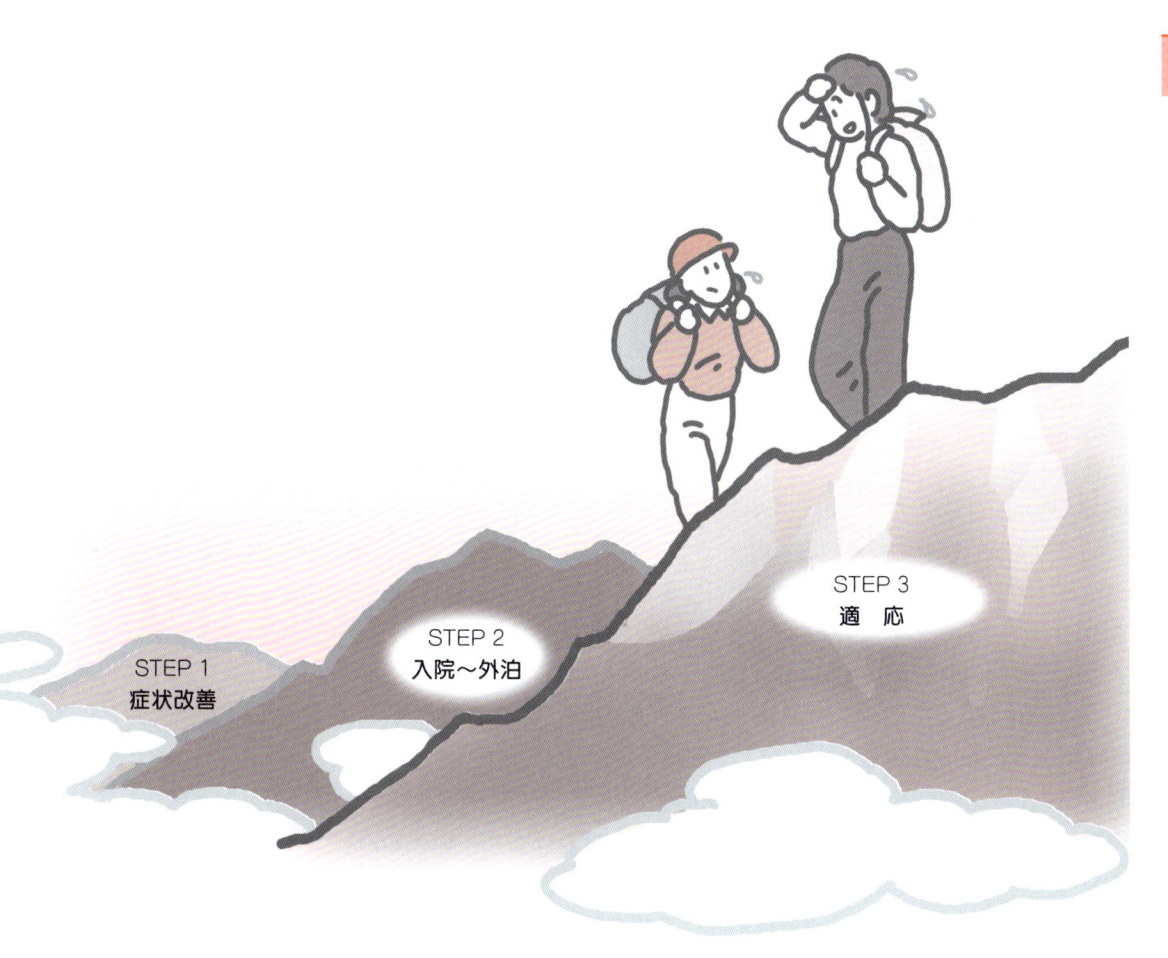

STEP 1 症状改善
STEP 2 入院〜外泊
STEP 3 適応

　また，母親には，入院しているうちに，母親自身のストレス軽減とパーソナリティ変容によるストレスマネージメントと，子供が自立していくための対応を身につけるカウンセリングを行った．母親に対しては，思春期に起きる子供の心理的発達とその子に起きている問題行動の意味についてガイダンスを行い，子供の行動を理解すると同時に，母親自身がストレスから開放され，ゆとりをもつことが母子関係を改善するための目標であることを告げ，カウンセリングを受ける同意が得られた．積極的に母親のカウンセリングを進めていった．ヘルスカウンセリングにより，これまでの姑との関係において，きちんとさせようと，子供に表現させずに自分の思いを押しつけていた．相手のことを思ってよかれと思ったことが思い込みでしかなく，相手に伝わっていなかったことに気づくようになった．

● 第2期

　第2期は，気づいたことを実行し，試行錯誤し，日常生活に適応していくための準備段階である（入院2カ月後から退院まで）．

　病状の改善と親子のストレスの軽減で，アトピー性皮膚炎がコントロールできるための試験外泊が開始された．外泊は日常生活における親子のストレスに対処するための訓練ができる．この段階のカウンセリングでは，気づきによる行動に変化していく段階であり，その変化がどんな効果を出しているのか意味づけをし，自己効力感をあげていった．行動に変化が起きる段階である．

　外泊するたびに起きる，退院後起きるであろう親子の葛藤について，母子の感情を聴き，整理する

ことにより，双方のズレを修正していくことである．第1期より行動パターンが変化しているために，これまで起きていた悪循環に至らないことを実証していく．子供にとっては母親がこれまでのように抑圧する対応でないこと，そのように努力していることが感じられるようになった．

母親は外泊の回数を重ねることにより，しつけとわがままの違いを理解した．子供の要求を受け入れることが受容だと対応してしまうと，子供の要求は何でものむことになり，わがままにさせてしまう．子供の要求したい気持ちを理解しても，必ずしもその要求を通す必要がない．母親はそれを納得し，子供に対応ができるようになった．結果として，患者が自分の行動に責任をもてるような対応ができるようになった．親子でコミュニケーションがうまくとれ，患者から母親に対する不満もなくなり，母親が精神的に"楽"と感じられるようになった．

●第3期

第3期は，日常生活，とくに学校に適応していく段階でもある（退院後）．

いじめと不登校があるこの患者にとっての目標は学校適応である．学校適応がうまくいかない場合は，再びアトピー性皮膚炎の増悪も予測できる．入院したまま，外泊して通学することを提案したが，割り切ったほうが登校できると退院となった．学校復帰に対して，具体的な不安の対処をリハーサルした．しかし，退院直後学校復帰の緊張も加わり，喘息発作を起こしている．

この段階では，入院中に学習したセルフケア行動を日常生活にうまく導入していく段階である．学校生活上のストレス負荷があっても，スキンケアが継続され，アトピー性皮膚炎が改善された状態を自分自身でコントロールできるように支援していくことが重要である．

患者は，学校生活でストレスを感じた場面と，その後のアトピー性皮膚炎の症状の変化とそのときとった対処方法について，どういう意味があったのか認識すると同時に，うまくできた行動に対して自己効力があがるカウンセリングを行い，強化していった．クラスメイトからそれなりの嫌がらせはあったが，それに反発する行動をとらなくなった．一人しかいなかった親友は，複数人に増えてきている．アトピー性皮膚炎が悪化しかけても，改善させる対処ができ，コントロールできるようになった．患者は，やりこなせてきたことに「すごい，やればできる」，昔の自分とは違う，多少嫌なことがあってもいい方向に考えられる自分に自信がもてることに気づいた．また，首筋などの目立つ部分にある皮膚病変を髪で隠すことなく，目立たない，しかもかわいい髪形の工夫などを一緒に考えることは，皮膚に劣等感を感じている患者にとっては重要なことであった．

母親は，無理に学校に行かせようとするこれまでの対応をやめ，こんな状態でもよくがんばっていると患者のペースを理解した．スキンケアに対しても「またやらないとだめになる」という不安から，口うるさくなっていたが，言わなくてもやると子供を信じる態度がとれ，ゆとりがもてるようになった．

2学期は患者と話し合い，学校行事に合わせ，とくにストレス負荷が強いと思われる時期にカウンセリングの計画をしたが，ストレスが高くなるような事件に遭遇しながらも，カウンセリングを受けることなく，やりこなせるようになってきた．その中には1年前と同じような誤解を受ける事件もあったが，そこでは「私はしていない」と自己主張できるようになった．クラスの意地悪に対しては担任に自分から援助要請できるようになった．それらは，すべて母親の効果的なアドバイスによるものである．母親がよきカウンセラーになってきているのである．

❸ ストレス対処にカウンセリングが果たす役割

　ストレスを強くもちやすい思春期にアトピー性皮膚炎が再燃，増悪する患者は多い．症状が皮膚という容姿に影響する部位であることがいじめや不登校の問題と併発しやすいこと，親子の葛藤がストレスを助長しやすいことが，病気を難治化，複雑化させていると思われる．ストレスの対処は皮膚の掻爬であり，いっそう瘙痒感を増し，それがさらに掻爬行為を引き起こし，増悪の方向に向かう．こうした状態に親，とくに母親は，自分を責め，医療者が指摘することで，悪循環に拍車をかけてしまっている場合もある．

　重要なことは，医療者はまず親子を苦しめている症状そのものからの開放と，思春期に起こっている問題行動が成長の過程であることを理解して，母親自身がもつ罪悪感から開放し，親が子供のサポートを十分発揮できるようにしていくことである．心理的ストレスの改善だけ，あるいは病状の改善だけでは根本的な治療とはいえない．医療におけるカウンセリングの役割は，病気の治療過程をとおして，その人の生活が充実していくためにセルフコントロールできる力を支援していくことではないだろうか．

　追記：報告することを許可してくれた患者さんと家族に感謝いたします．

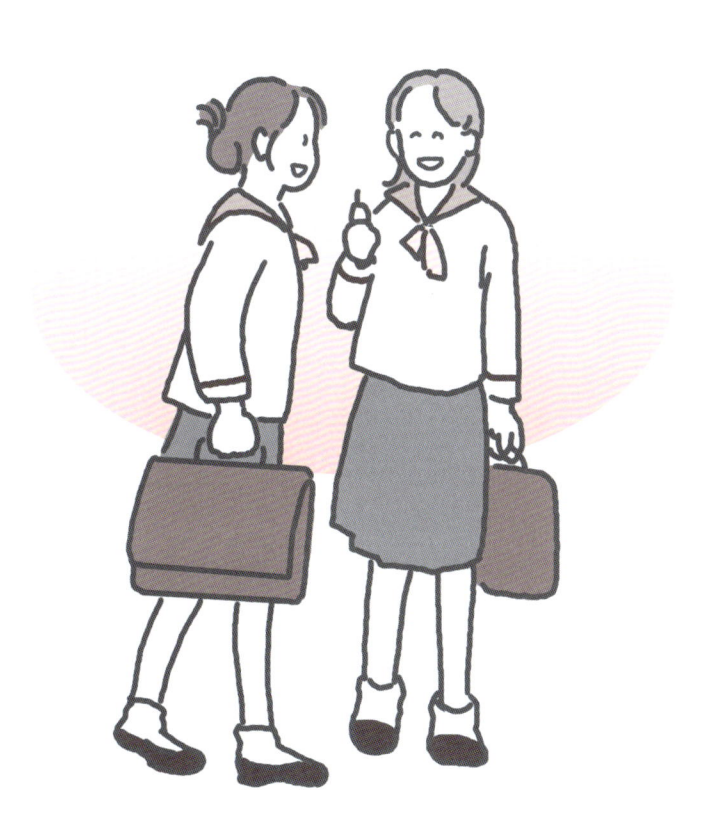

IV 事例
CASE PRESENTATION

9. うつ病患者への
ヘルスカウンセリング

　うつ傾向のあるクライアントに対し，私たち医療者はどのようなかかわりをしているだろうか？　うつ病とまでの診断をされなくても，長い間患っていれば誰でも気分は沈みがちになったり，人とのかかわりをもちたくなくなったり，食事をとることすら面倒になってくることもあるだろう．このようなとき，医療現場でよく見る光景は，「大丈夫ですよ．いつか，きっとよくなりますよ」とか，「元気だしてがんばってください」と慰めたり，励ましたりする姿である．ともすれば栄養指導をする場合，食事の大切さを一生懸命になって説明したりすることもあるだろう．しかし，このようなかかわり方があまり効果を生まないことに気づかれている読者も少なくないであろう．

　ヘルスカウンセリングは，感情の明確化，心傷風景連想法，癒しの技法などさまざまな技法を使いながら，このようなクライアントの心に添うことをとおして，クライアント自らがもっている生きる力が回復することをサポートすることができる．

　今回は，クライアントが勇気をもって自らと向き合い，そして，自分自身を取り戻していった例を紹介する．

Case 1　　　　　　　　　　若い女性のうつ病患者

- クライアント：Yさん，20歳代，女性．約1カ月引きこもり，何もする気がしない，誰とも話したくない，食事もしたくない，仕事も辞めてしまった．このような状況のなか，カウンセリングと薬物治療を開始する．

1. 自分がわからない （面接時間：約1時間）

　初めて会ったときのYさんの表情は暗く，まるで何か大切なものを守っているかのように固かった．その足取りは重く少しうつむきかげんで猫背で歩く姿は，彼女の抱えている問題の重さを物語っているようにすら感じられた．

　初回の面接では，クライアントにカウンセリングに対する理解を促すことと，カウンセリングを受ける心の準備ができるようサポートしていくことを重視している．それは，それらのことが整ってい

るかどうかでクライアントが安心してカウンセリングを受けられたり，またその後，クライアント自身の気づきの深さに大きな影響を与えるからである．そのため，「いままでにどこかでカウンセリングを受けたことがあるか？」とか，あるとすれば「それはどんなカウンセリングだったのか？」また，ないとすれば「カウンセリングに対してどんなイメージをもっているか？」などを共感的に聴いたうえで，こちらの行おうとしているカウンセリングについて説明をしていく．そして，わからないことに答えることをとおして，クライアントにカウンセリングに対してのイメージをもってもらう．その後，カウンセリングを受ける意思があるかどうかの確認をとる．

　Yさんの場合，カウンセリングを受けるのは初めてだった．しかし，カウンセリングに対し，別にこれといったイメージもなく，こちらの説明に対してもあまり反応がなかった．ただ，自分の問題が薬だけで解決できるものではないということだけは，本人の意思でカウンセリングを受けたいということがカルテに書いてあったことで推測された．

　そこで，話しやすい雰囲気をつくって，これから自分の気持ちを見つめていこうとしていることを感覚的につかんでもらうことにした．

> 🎵 **カウンセラー**　それではYさん，お話を伺ってもいいですか？
> 🎵 **クライアント**　（うなずく）
> 🎵 今，どんな状態なのかな？（間）どんなことで困っているんですか？
> 🎵 ……何から話していいのかわからない．自分が……よくわからない．
> 🎵 そうですか．何から話していいのかわからないんですね．
> 🎵 （うなずく）
> 🎵 思いつくところから何でも話してもらっていいですよ．きちんと話さなくてもいいし，話がバラバラになっても大丈夫ですよ．
> 🎵 （うなずく）……
> 🎵 自分がよくわからないってどういうこと？
> 🎵 気持ちが行動についていかない．気持ちがたまってる．どこから手をつけていいのかわからない．また，同じことをしてるって思ってしまう．
> 🎵 さっき，気持ちが行動についていかないって話してくれたけど，行動っていうのはたとえばどんなこと？
> 🎵 嫌われないように……嫌われないようにどんどん行動してしまって，自分の気持ちがついていかない．
> 🎵 うん．嫌われないようにどんどん行動してしまって自分の気持ちがついていかなくなってるんだね．
> 　たとえば，どんなときによく感じるの？
> （うつ傾向の強い人は自分の気持ちや感情を抑えすぎているため，ここですぐに感情の明確化に入らず，場面を具体的に聞いていくことでクライアントが感情を感じやすくなるようサポートする）
> 🎵 仕事…仕事を抱え込みすぎて……でも，なんとかこなしちゃおうと思う．一つのことに集中すればいいのにいろんなことが気

Point

〈閉じた質問〉
ゆっくり質問する．
〈開いた質問〉
クライアントのテンポに合わせ，間をとる．

〈共感的繰り返し〉
初めてクライアントが発した言葉をしっかりと受けとめる．いきなり促しをしない方が効果的．
〈促し〉
〈事柄の明確化〉
事柄を明確にすることによって，クライアントもカウンセラーも，話の内容をイメージしやすくなる．
〈事柄の明確化〉

〈共感的繰り返し〉

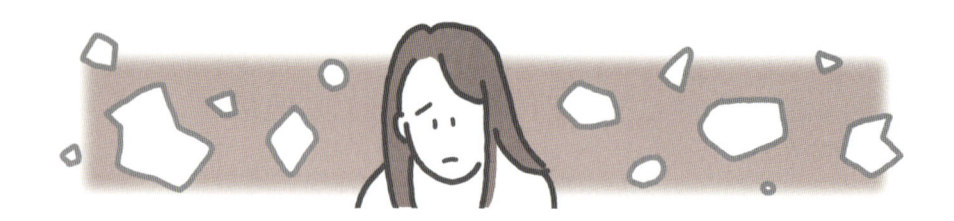

になって，優先順位がポンポン変わる．そして，結果が出ないからつらい．	
🧑 そうか．仕事を抱え込みすぎて，でも何とかこなしちゃおうと思う．一つのことに集中すればいいのにいろんなことが気になって優先順位がポンポン変わって，そして結果が出なくてつらいんだね．	〈共感的繰り返し〉
ところで，結果って何？　どんな結果？	〈事柄の明確化〉
👩 えっ，どんなって？	何を期待しているのかを明らかにする．
👩 うーん，そうだねえ．たとえば……自分が失敗したからつらいとか……．	
👩 ううん．（首を横に振る） 自分の気持ちを抑えてでも一生懸命やってるのに通じなかったときつらい．（口調が強くなる）	
🧑 あーそうか．自分の気持ちを抑えてでも一生懸命やっているのに通じなかったときつらい思いをしてるんだね．	〈共感的繰り返し〉 同じように，強い口調で．
👩 そう，そう．でも……．	
🧑 でもなあに？	〈促し〉
👩 うーん，……この前は……．（言いにくそうにうつむく）	
🧑 この前は何があったの？	〈促し〉
👩 うーん，自分の気持ちがコントロールできなくて攻撃的になってしまった．自分でも信じられない．周りの空気を大切に思ってる私としては，「なんでこうなるの」ってすごい自己嫌悪．	
🧑 この前は，自分の気持ちをコントロールできなくて攻撃的になったんだね．周りの空気を大切に思ってる私としては，「なんでこうなるの」ってすごい自己嫌悪になっちゃうんだね．	〈共感的繰り返し〉
👩 そう，自分はどこが足りないんだろう，どこがいけないんだろうっていつもいつも目がいってしまう……．（考えてる様子．カウンセラーは待つ） そんなことがあったから本当に自分がよくわからなくなって…．	
🧑 自分がよくわからなくなって，どんな気持ちになるの？	〈感情の明確化，多段階還元法〉
👩 どうやって人とコミュニケーションをとっていいかわからない．	
🧑 どうやって人とコミュニケーションとっていいかわからなくなると，どんな感情がわいてくる？	〈感情の明確化，多段階還元法〉
👩 うーん，不安．	

🗣 不安を感じてるということは，何かこうだったらいいのになぁっていうことがそうならないかもしれないって感じてるでしょう？　コミュニケーションのとり方がわからないことでどんなことがうまくいかない気がする？　　〈感情の意味の明確化〉

🗣 自分を表現できてないし，相手に伝わってない．自分の弱音を言える場所がつくれなかった．ふと気がついたら，どこから出していいのかわからなくて<u>パニック</u>になってしまう．

（中省略）

🗣 そろそろ時間がきたんだけど，ここまで話して今どんな感じ？

🗣 思ったより話せた．わかってくれそうだし，わかってもらいたいとも思うし，もっと自分を表現したいと思った．あっという間に時間がきた感じ．　　〈フィードバック〉

　うつ傾向の強い人は，なかなか話をしたがらなかったり何を話したらいいのかわからないことが多いが，クライアントの話を共感的に繰り返したり，事柄の明確化をしていくことでクライアントが自分の話を聴いてもらえると感じることができ安心して話をすることができたり，話す意欲が湧いてくる．クライアントの話す意欲が感じられたころから，感情の明確化や感情の意味の明確化をしていくとカウンセリングに対する抵抗が少なくてすむ．「自分をもっと表現したい」というフィードバックにより，次回のカウンセリングで抵抗の感じられない範囲で次のステップに進むこととする．

2. おまえを守ってあげてるんだよ （面接時間：約1時間）

　2回目のカウンセリングに訪れたときのYさんの表情は少し柔らかくなり，時折笑顔もみられた．チェックリストの説明の後，カウンセリングに入る．

Point

🗣 **カウンセラー**　その後は，いかがですか？　　〈開いた質問〉

🗣 **クライアント**　もっとカウンセリングを早めればよかった．1週間がすごく長かった．会社を辞めたから，不安な気持ちをどうにかしたい．

🗣 会社を辞めたから不安な気持ちをどうにかしたいというのはどんな気持ちなの？　　〈感情の明確化，多段階還元法〉

🗣 まだ，ほかに行く気もないし，気分が晴れたとしても一時的なものだろうと思うと，気持ちのもって行き場がない．

🗣 まだ，ほかに行く気もないし，気分が晴れたとしても一時的なものだろうと思うと，気持ちのもって行き場がない．　　〈共感的繰り返し〉
　そのね，気持ちのもって行き場がないとどんな感情がわいてくる？　　〈感情の明確化，多段階還元法〉

🗣 重くなる．（身体姿勢がうつむいてくる）

🗣 重くなる．重くなるっていうのはどんな感情があるのかな？　無力な感じかな？　それとも寂しいのかな？　　〈感情の明確化，例示法〉

🗣 うーん，わかんない．何かやりたいと思っても……身体が動かない．ダラーとしてグニャーとした感じ．

🧑 何かやりたいと思っても身体が動かなくて，ダラーとしてグニャーとした感じなんだ．	
👩 そう，なんか柔らかい……人形みたい……．（身体姿勢が少し上向く）	
🧑 じゃあ，そのダラーとしてグニャーとして柔らかい，人形みたいな感じを絵に描いてみる？（イメージを共有するため絵に描いてもらう）	〈共感的繰り返し〉 クライアントは感情よりもイメージの中に入っていっているのでカウンセラーはそれをフォローする．
👩 絵に？　描けるかなあ……．	
🧑 難しいかな？　もし，難しかったらやめるけど．	
👩 ううん，描いてみる．（グレーのクレヨンを使って描き始める）なんか，面白い．こんな感じ…作りかけの人形…人間の形をした作りかけの人形．途中で放っとかれた感じ……作りかけなんだけど……放っとかれたんだね．	
🧑 ふーん，そうなんだ．作りかけなんだけど放っとかれたんだ．	
👩 うん．	
🧑 じゃあ，つぎはこの人形にね，なったつもりでこの人形が何を感じてるか味わってみてくれる？	人形を体験することで感情の明確化を促す．
👩 人形に？	
🧑 そう，この絵のように座って，この人形がどんな気持ちを感じてるのか知りたいの．	
👩 この人形が……（しばらく考えてから，椅子を部屋の中央から壁際に移動させてそこに座る．そして，うつむいてうなだれる）……なんか<u>悲しいみたい</u>．こうしてると<u>悲しい感じ</u>がしてくる．	
🧑 そう，悲しい感じがしてくる．	〈共感的繰り返し〉
👩 うん，放っとかれて悲しい感じ……．（少し涙声）	
🧑 放っとかれて悲しい感じ．	〈共感的繰り返し〉
👩 そう，なんかね…「置いていかないで」って感じがする．	
🧑 そう，「置いていかないで」って感じなんだ．いまみたいな感じでね，放っとかれて悲しくて，なんか「置いていかないで」って感じでフッと思い出すことないかな？	〈心傷風景連想法〉
👩 ……なんとなく小学生頃のような気がするんだけど，私一人，教室の隅っこに座ってて，みんながあっちのほうで楽しそうに	涙声になる強い悲しさがあるため，フラッシュバックが予

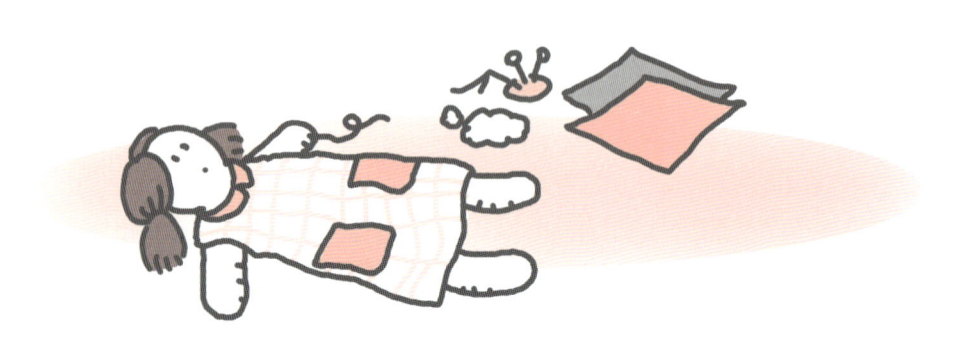

ワイワイやってるの．（涙が溢れる）私も仲間に入れてほしいの
　　に……．
🎵 仲間に入れてほしいのに入れてもらえないの？
👤 わかんないけど，自分一人取り残されたような，みんなとの距離
　　が遠い気がする．みんながいるところは遠くて明るい感じ．私
　　の存在に気づいてほしい…私に声をかけてほしい…放っとかな
　　いでほしい…置いて…いかないで……．（涙が止まらない）
🎵 一人取り残されたような，みんなのいるところは遠くて明るい
　　感じ．私の存在に気づいてほしい，私に声をかけてほしい，放
　　っとかないで，置いていかないで．
　　みんなに声をかけてもらおうか？
👤 うなずく．
🎵 みんなはどのへんにいるの？
👤 （部屋の向こう側の隅を指す）
🎵 （指された方向に移動する）Yさん，今度はこっちに来てみんな
　　になってみてくれるかな？　そして，Cちゃん（Yさんのファ
　　ーストネーム）て呼ばれてたのかな？　Cちゃんに声をかけて
　　あげて．
👤 （椅子から立ち，部屋の隅に移動する）あれ，なんであんなと
　　ころに一人でいるんだろう？　こっちに来ればいいのに．こっ
　　ちにおいでよ．おいで．（Cちゃんに声をかける．正確には，C
　　ちゃんの座っていた空椅子に声をかける）
🎵 じゃあ，今度はCちゃんの椅子に戻って，Cちゃんは何を感じ
　　てるかな？
👤 （椅子に戻る．再び，涙が溢れてくる）だめ，だって，私の周
　　りには壁がある．黒い壁に囲まれてるの．（両手を前に出して手
　　探りをしている）壁がじゃましてみんなのところへは行けない．
🎵 そう，黒い壁があるんだ．じゃあ，ちょっとその壁になってみ
　　ようか？
👤 （Cちゃんの座っていた椅子の前に両手を広げて立ちはだかる）
　　自分がどうしてそこにいるのか考えてごらん．（Cちゃんに力強
　　い声で声をかける）
🎵 Cちゃんの椅子に戻ってごらん．
👤 （椅子に戻る）わからない……．
🎵 もう一度，壁になってみようか？
👤 （立ちはだかって）私はおまえを守ってあげてるんだよ．（力強
　　い声で声をかけると同時に泣き崩れる）あー，私はこの言葉を
　　誰かに言ってほしかったんだ．ずっと，ずっと，この言葉がほ
　　しかった．そう，言ってほしかったんだ．
🎵 （間を取る．Cちゃんの椅子に戻ることをうながし，壁になっ
　　て）私はおまえを守ってあげてるんだよ．そのために，ここに

想される．
このため，心傷風景連想法に入る．

〈共感的繰り返し〉
〈癒しの技法，エンプティチェア〉

過去に起きた出来事の中でクライアントの自覚できてない感情の気づきのサポートや，求めていた心の本質的欲求の気づきあるいは充足をサポートすることにより未解決の問題を解決できるよう支援する．
この場合，クライアントに登場人物をイメージしてもらい，本人と登場人物の両方を体験することによりイメージの対話を進め，気づきを促す．

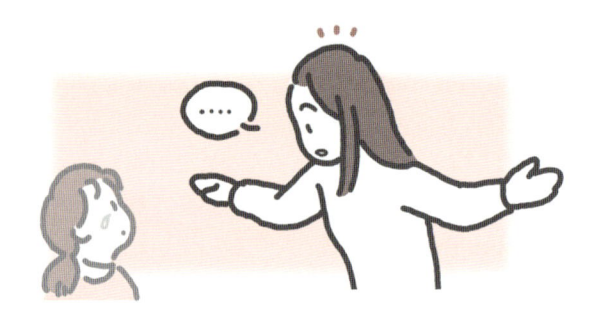

いるんだよ．
- そう…そう，この言葉が聴きたかった．そう……（うなずきながら）言ってほしかった．誰かに言ってほしかった．（嗚咽が止まらない）
- （嗚咽が止まるまで見守る）
- （恥ずかしそうに微笑んで）ありがとうございます．私，いままでこの言葉を求めて生きてきたんですね．本当にありがとうございます．肩の力が抜けました．
- そう，よかった．求めていた言葉に出会えて本当によかったね．

3. そして旅立ち

　Yさんは，自分が求めていた言葉に出会えたことで，このカウンセリング以降，薬を飲むことをやめた．

　その後のカウンセリングでYさんは，子供のころ自分で自分を守ることができなかったことや，そんなときこそ，あの黒い壁のようにお母さんに守ってほしかったこと，お母さんには，いい子にしてなくても「好き」と言って抱きしめてほしかったこと，お母さんにもっともっと甘えたかったことなどに気づいていった．そして，カウンセリングの癒しの技法でクッションを使って抱きしめた体験が，自分で自分を癒すために必要だと思い，抱きしめるのにちょうどいい大きさのぬいぐるみを3回目のカウンセリングのあと，自分で買って帰って，寂しくなったとき子供の自分を抱きしめたりしたそうだ．

　そんなYさん自身の努力の甲斐があって，いつも何かあると自分のせいじゃないかと感じて，何かしなきゃと行動していたのがなくなり，それはそれと思えるようになり，つらそうな人を見るといつも何かしてあげなきゃと思っていたのも，人はそれぞれいろいろあるのだからと思えるようになったという．仕事のほうも無理のない範囲でということで週4回の仕事をするようになった．そして，何よりなのは，自分は自分のままでいいと思えるようになったこと．他人の考え方をしなくてもいいと思えるようになって自分を好きになれたと，そして今度自分に問題が起きたときどうやって自分が問題を乗り越えていくのか楽しみだと明るく話してくれた．

　Yさんに出会って，人が立ち直っていく姿の素晴らしい体験を一緒に共有できたことがとても感動的だった．ヘルスカウンセリングの共感的繰り返しや感情の明確化，感情の意味の明確化，心傷風景連想法，癒しの技法などを使うことにより，クライアントの心に添うことができる．そのことにより，クライアント自らの力が発揮され，自分自身を取り戻していくことができるだろう．

V 手法と教材

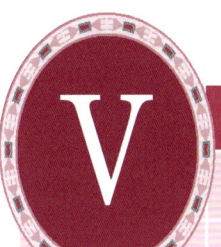

APPLICATION & MATERIALS

1. 30分の栄養指導で使える SATカウンセリングテクニック

❶ 「教える栄養指導」から「一緒に考える栄養指導」へ

　ヘルスカウンセリングの手法を現場に生かしてきて,「ここが違う」という点は, 糖尿病の食品交換表などの食事のとり方マニュアルを, そのまま教えるのではなく, どこからだったら実行可能か見つけることができる点である. ビックステップな課題ではなく, スモールステップにした課題を, クライアントの気持ちに寄り添いながら, 一緒に考えられるところにある.

　特定保健指導ではカウンセリングの手法を導入して, 受診者が行動目標を自ら決定することをサポートすることになっている. これはヘルスカウンセリングがこれまで実践してきた手法である. この手法を用いて長期に継続指導を行うことで, 従来高かった減量後のリバウンドを抑えられることが実証されるようになった.

　失敗を繰り返す一番のデメリットは, 本人の自信を削いでしまう点である. スモールステップな実行目標は, 成功する確率が高まる. そして成功するたびに, それを認めることで, クライアントが自信をもつことに結びつく.

　栄養指導室に来る方は, 多かれ少なかれ現状を変えようとする動機をもっている. それを利用して「動機があるならやりなさい」と一方的に支持するような雰囲気を与えるのではなく,「現状を変えようと思ってはいるけれど難しい」と感じていることをよく理解する姿勢が大切である. 仕事が忙しくてイライラする, どうしても口寂しくなってしまうなど, 何かしら動機を妨げる要因に, 十分理解を示すことが大切である. そうした姿勢をもつと, 何を言っても否定されない, いけないと言われないと思う安心感をクライアントに伝えられる. 安心感を与えるというのは, 大変重要なことである. 安心感を与えてはじめて, 食事が思うようにいかない本音を話してくれるからである. 本音は事実を教えてくれるので, 事実にもとづいた実行可能な対策を, 一緒に話し合うことができる.

　栄養指導は, 一般的にはあまりよい印象をもってもらえない. 栄養指導で, あれこれ食べてはいけないとは言われたくないと思いながら栄養指導室に来室することが多い. クライアントは注意されないよう, 無難に答える. 栄養士も教科書どおり義務的に教える. そうした現実と離れたところでの聞き取りやガイダンス・アドバ

イスは無意味である．気持ちが通じ合い，本音で交流し，事実にもとづいた対策を一緒に考えられる栄養指導が望ましい．

② 3つの健康

食事は，休養（心と身体）・運動・食事の3つの健康のうちの1つである．この3つは相互に関連し合っている．その関連性をみながら解決策を考えていく必要がある．

スモールステップづくりは，栄養士が食事療法の結果を出すことを焦るため，自分の思いどおりに誘導しようとしたときに失敗する．厳しく言っておかないと食事療法が進まないのではないかという不安を抱くときに起こりがちである．この姿勢をとると，クライアントはできてないところを過度に追求されている気分になる．

でも，食事だけで健康になるのではない．とくに，心の休養がとれず，ストレスがたまり，緊張していたり，寂しい思いをしていたりすると，食欲のコントロールが不良になることが多い．また，運動をしなくてはと思っても，心のゆとりがもてなければ進まないのが現状である．運動量があり，体力があれば，それだけ疲れないので，ストレスを感じにくかったりする．

このように，食事をコントロールしようとしたとき，心と体の休養や運動をいっしょに考えられなければ，本当の対策が見つけられない．休養のとり方や運動の改善もはかりながら食事の対策を考えると，自然にスモールステップな課題を見つけられる．それを，休養や運動とのかかわり合いを考えず，食事のとり方だけで勝負し，現状をよくしていこうとすると，高い目標を押しつけることとなる．休養や運動・食事のバランスについてガイダンスするだけで，クライアントは，いま自分が健康になるためには何が必要か話し出すことも多い．どうすれば健康に近づくのか，クライアントはすでに自分の中に答えをもっているのである．

そのように，自分の中にある答えに気づいてもらうために，以下にまとめたカウンセリングのテクニックが必要となる．

③ SATカウンセリング利用の方法

1. 来室の目的は，開いた質問で聴いていく

来室の目的はいろいろある．まずは，おおまかに来室目的を把握しておき，30分の指導の見通しを立ててから開始する．おもな目的にはつぎのようなことがある．
① 医師に指示を受け，食事のとり方を教わりたい（ガイダンスを受ける目的）．
② いままで自分なりの食事療法をしてきたが，うまくいかないので相談したい．
③ 医師の説明が納得できないので，話しを聴いてもらいたい．
　＊普段話す人がいないので，愚痴を聴いてもらいたいというような例もある．

栄養指導に満足してお帰りいただくためには，そうしたクライアントのニーズをつかんで，そこに焦点を当てる必要がある．

薬を飲む必要のある人が，飲みたくないので飲まないで済む食事の方法を教えてほしいなど，無茶な指導を要求される場合，よくその話しを共感的に受け止めてから，実際に食事療法で可能な範囲を提示し，「その内容でよければガイダンスしますがいかがなさいますか」と相談し，クライアントの意向を聞いてからガイダンスをするのが望ましい．

▶ 初めて来室した方には，開いた質問で，「いかがなさいましたか？」
▶ 明らかに医師の指示で来たと思うときは，「お待ちしておりました．○○の食事療法をご紹介いたしますね」と，開いた質問ではなく，察して言うほうが自然なときもある．
「とくに知りたいことや，気になることがおありでしたら，何でもおっしゃってください」と開いた質問をプラスしておくのもよい．
▶ 再来室の方には，「その後いかがですか？」というような聴き方が一般的である．

2. 食生活の内容を聴き取りながら，自然に食行動の認知を支援する

なにげなく毎日とっている食事であるが，どうしてその内容になるのか，人それぞれ訳がある．

たとえば，昼はいつもそばになるといっても，いろいろな訳がある．
① 早く食べ終わってゆっくりしたいから．
② 昼食を軽くしてダイエットしたいから．
③ 麺類が好きで，1日1回は食べたいから．
④ そこしか，近くで外食できる店がないから．

食事の内容や量を聞いていくのと同時に，①〜④のように，その内容になった訳はさまざまなので，それを聴いていく必要がある．それを聴くと，その方がそのとき何を優先して食事を決めているかが栄養士に見えてくるだけではなく，本人に認知されていく．

本人の認知を確かなものにするためには，クライアントの説明を共感的に確認したり要約したりして確認していくことが必要である．そうしているうちに，ラポールも深まっていく．

3. 食事内容を把握する

食事内容と，その食事になった訳を聴いて，その方の生活の様子を確認する．
■35歳男性
朝食：欠食▶早く会社に行き，仕事を始めたいから．
昼食：コンビニ弁当▶デスクで食事をしたほうが，電話に対応できるから安心なので買ってきて食べる．
夕食：飲み屋で一杯やって，焼きとりやお刺身，サラダや漬物をみんなでつまむ．家ではインスタントラーメンやお茶漬けをとる▶毎日残業あり，疲れる．帰りに同僚と一息ついてほっとしてから帰宅．また，帰宅後も何かもの足りなくて，簡単に食べられるものを食べる．

このように，何をどれだけ食べているかだけでなく，食事の背景がわかると，その方の様子が見えてくる．この方は，朝起きてから夕方仕事が終わるまでは，休みもない感じで仕事に没頭していることや，そのこともあって，ほっとしたい要求が強くて，一杯飲んで帰るのではないかと想像できる．想像したら，それはブロッキングかもしれないので，想像したことを伝えてみる．伝えるときには，相手の気持ちになって伝える．「そんな食べ方ではダメなのに」と思うような気持ちで確認しようとすると，ラポールが崩れる．このように何回も確認していくことで，クライアントは，毎日なんとなく食べていた行動は，自分がどのように過ごしたくて選択して決めていた行動なのかがわかってくる．自分の食事でありながら，どこか人ごとのように感じていたことがわかってくる．食事だけでなく，ストレス状況など，自分を客観的に見る目ができる．

4. 食事内容の把握は，イメージを使って行うほうが正確に把握できスピーディー

カウンセリングテクニックを導入し，ストレスマネジメントを含む栄養指導に時間を割くためには，食事内容を正確にスピーディーに聴き取ることが必要である．

一つひとつの料理の内容を，食品群別に，卵は1日何個とるかとか，野菜は何gぐらいになるかとか，食品や重量に分けて分解して聴き取っていくと，時間がかかるだけでなく，クライアントと栄養士が食事のイメージを共有しにくく，かえって正確な数量化をしにくい．大切なのは，テーブルの上に乗っている献立全体のイメージを共有し，聴くようにすることである．たとえば，自宅での夕飯の内容を把握するとき，以下のような *Sheet 1* を参考にする．あなたの夕食はどのスタイルに近いかまず聴き，どういうところが近いけど違うか，確認をとっていくのが望ましい．食器を用意しておいて，どのくらいの大きさの食器に盛りつけているか聴けば，摂取量の栄養価計算が必要な場合も簡単に重量を推察することができる．

5. ガイダンス

どういう食事の注意が必要か，どんな食事が理想的か，クライアントがガイダンスを望んでの来室の場合，食事内容がわかったところで，それに合った一般的なガイダンスを行う．このときもなるべくイメージできるように，料理の絵や写真を使って，食べ方をガイダンスする．

食品群から1日の食品構成を紹介し，献立を立てるよう指導する方法は，家で調理を担当している人なら理解できるが，作らない人には理解できない．

6. 困難だと思う点や，やってみたいと思う点など，自由に話してもらう

ここから，ヘルスカウンセリング学会認定資格研修コースのベーシックの手法が展開する．

▶ ガイダンス目的に来室された方に対しては，食事内容を聴いて，それに対するガイダンスをしてから，「ここまでご紹介したことで，難しいと思われたり，やってみたいと思われることはありますか？」と開いた質問をする．

▶ 自分から問題点を自覚して，その改善の目的で来室された方には，「いままでやってきて，難しいと思われる点はどんなことですか？」とか，「気になってい

Sheet 1　自宅での夕食・あなたはどのタイプ

あなたの1食量は多いか少ないか判断してください．

☆1回量は，1日のエネルギー量の1/3――1,800kcalなら，1,800÷3＝600kcalを目標にして，おとりください．

☆ワンポイント：**3**のタイプにし，揚げ物を週1回程度におさえましょう．
　　　　　　　主食は1回量をお守りください．
　　　　　　　魚料理と肉料理の頻度は，半々にします．

主食＝青　主菜＝赤　副菜＝緑　その他＝黒

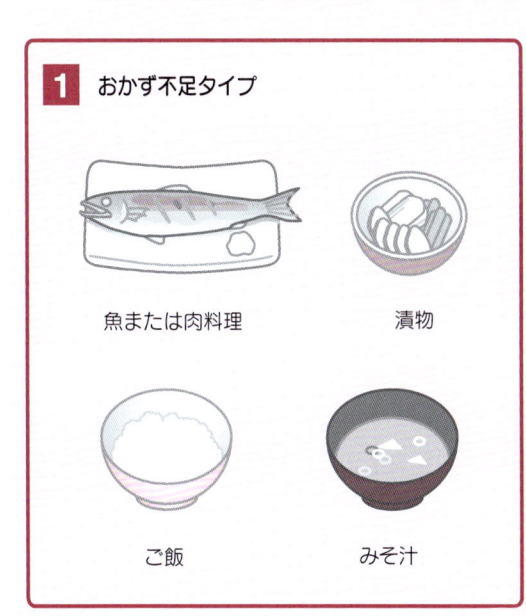

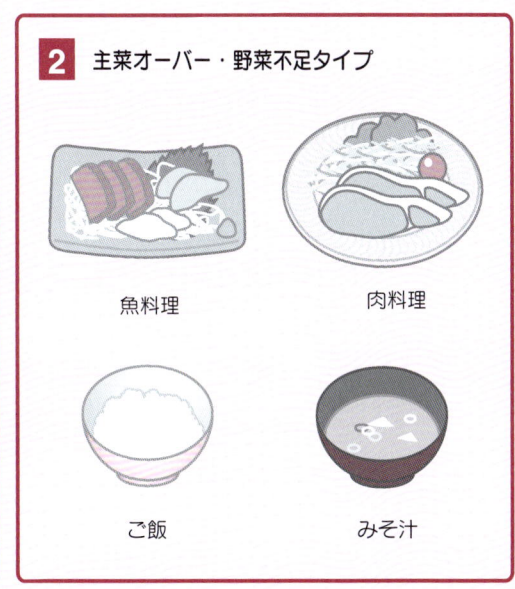

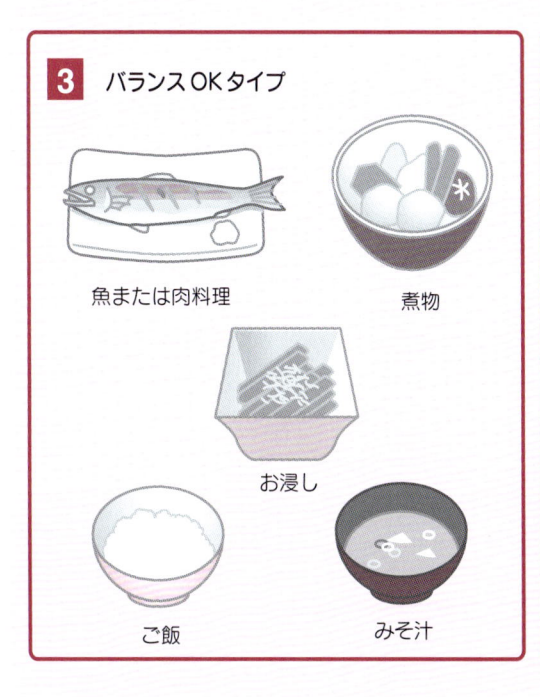

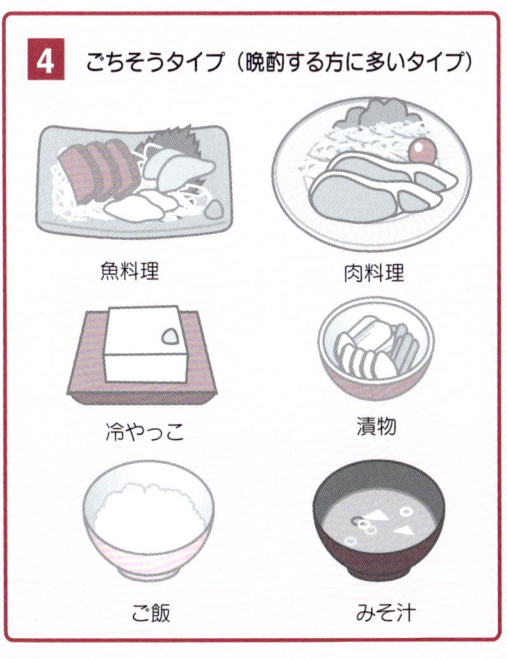

1 おかず不足タイプ
- 魚または肉料理
- 漬物
- ご飯
- みそ汁

2 主菜オーバー・野菜不足タイプ
- 魚料理
- 肉料理
- ご飯
- みそ汁

3 バランスOKタイプ
- 魚または肉料理
- 煮物
- お浸し
- ご飯
- みそ汁

4 ごちそうタイプ（晩酌する方に多いタイプ）
- 魚料理
- 肉料理
- 冷やっこ
- 漬物
- ご飯
- みそ汁

ることはどのようなことですか？」というように開いた質問をしてみる．

わざわざ質問しなくても，エネルギッシュに話し出したり，表情がさえない感じで話し出したことには，気になっていることなので，傾聴していく．

7. わかっていてもできない問題が出てくる

ここではよく出てくるような例を紹介する．
- お酒を飲む量が気になるが，コントロールが難しい．
- 果物やお菓子を食べてしまう……
    お腹がいっぱいなのに，なぜか欲しい……
    口寂しくてつい食べてしまう……
    イライラすると食べる……
- たくさん食べないと食べた気がしないが，いいのだろうか……
- 外食やコンビニ弁当で，いつも○○のようなものになるが，どうしようか……
- 宴会が多いので，コントロールが難しい．

このような訴えを聴くと，効果的でじょうずなアドバイスをすぐにしたくなるがそうせずに，内容を確認しながら気持ちに添ってじっくり付き合い，対策を一緒に考えていく姿勢をとる．

8. 一番強い思い（ポイント）を確認する

困難だと思う点や，やってみたいと思う点など，自由に話してもらったら，一番強そうな思いがありそうなところ（ポイント）を確認する．そのことで相手の気持ちを自分の中に起こすようにしていく．とくに強調して言ったり，何回も言っているところは，強い気持ちがあるので，そのままのセリフを入れて確認すると効果的である．話の後ろのほうに強い気持ちがあることが多い．クライアントの気持ちになって確認することが重要である．

クライアントの気持ちが入ったセリフは入れるとよい．
- 気持ちの入ったセリフ例
    「できるかどうかなんです」「このままじゃだめだなあ」「なんか嫌になっちゃって」などなど……
    慣れないうちは繰り返せなくても，ときどきうなずきながら，熱心に聴く姿勢をとることからはじめる．
- 確認しながら，クライアントの表情を観察する．栄養士が確認することで，「わかってもらっている」という感じでうなずいたり，明るい表情なら，確認した内容が合っているが，表情がくもったり止まったりしたら，違っている．でも「そうではないのですね？」とか，「違いますね？」というふうに言ってみると，言い直してくれるので，新しく言い始めたことについていき，繰り返すようにする．

9. 感情の明確化：一番強い思いはどのような気持ちか聴く

たとえば，「妹はね，私とまったく同じ量食べても太らないんです．どうしてでしょう？」というところに強い気持ちがありそうだなとつかんだとする．そうしたら，

「まったく同じ量食べても太らなくて、どうしてでしょうと思うと、どんな気持ちになりますか？」という具合に、「○○と思うと、どんな気持ちですか？」と気持ちを聴く．それについて話してくれることを共感的に確認する．その感情が5つの感情のうちどれに相当するか、明確にする．自然の会話のなかでは明確にできないことも多いので、自分が緊張しないで済む範囲で聴いていくとよい．明確にできないまま先に進み、つぎの隠れた思い（ニード）を聴いていく場合もある．

10. 要求の明確化：隠れた思い（ニード）を聴く

感情の意味の明確化に便利な発問方法がある．「○○という感じで、○○という気持ちになったのですね」と共感的に確認したら、続けて、「どうだったらよかったのでしょうか？」と聴く．喜びの感情以外は、共感できていれば、この聴き方でクライアントはおおむね答えてくれる．オーソドックスには、つぎの聴き方を覚えておくと比較的自然な会話になり、便利である．

▶ 5つの感情別、ニードの聴き方

喜び……「どんな思いがかなわないそうですか？」
怒り……「当然、自分は（または相手）はどうあるべきなのですか？」
不安……「どんな見通しが立たないんでしょうか？」
悲しみ…「どんなことを諦めているのですか？」
苦しみ…「どんなことが、ずーっと思いどおりにならないのですか？」

感情には、クライアントの深い思いや隠れた願いがある．この思いに共感することで、さらに深くクライアントと心がつながり、クライアントは癒される．

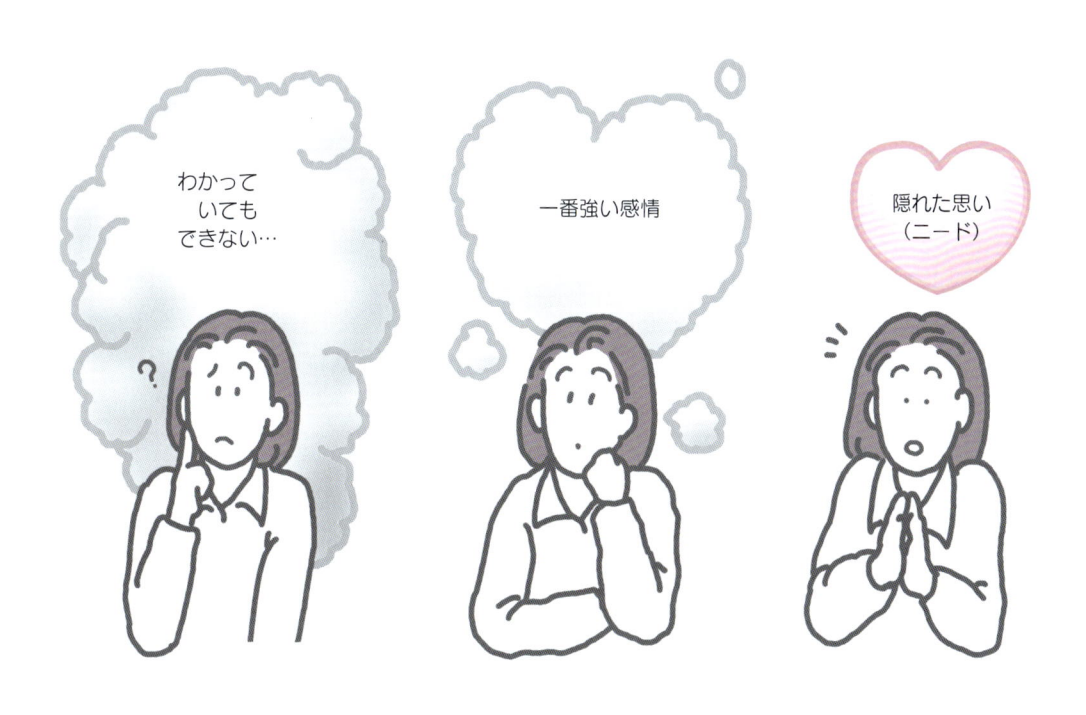

11. アクセル感情とブレーキ感情が同時にある

気になって話しているところには,「○○したい,○○できたらいい」という期待があるアクセル感情と,「○○できないんじゃないかな」と,障害になるブレーキ感情の両方が存在する.

▶ **一番強い感情がアクセル感情だったら…**

「○○したい,○○できたらいい」というところに共感してから,「できなかったとしたら,どんな気持ちになりますか?」と聴いて,ブレーキ感情を出し,どういうことでそういう感情になるか訳を聴いてから,「どうだったらよかったのでしょう?」とニードを聴いて答えてもらい,理解を示す.

▶ **一番強い感情がブレーキ感情だったら…**

直接,どういうことでそのような感情になるかというところを共感してから,「どうだったらよかったのでしょう?」とニードを聴いて,答えをもらい,そのことに理解を示す.

▶ **ブレーキ感情を聴いても出てこないとき**

気持ちや感情を聴いても,「別に」と言ってなかなか出てこない方も多い.現代社会において,気持ちや感情を感じないほうが,ストレスを感じないで日常生活を送りやすいところもある.そうして生活していると,「どんなお気持ちですか?」と聴かれても,ふっと浮かんでこないのである.また,悩んだり,感情を出すことは恥ずかしいことであるように認知している人も多い.共感的に話しを聴いていけば,そんな方でも安心感が強化されることにより,普段気がつかない気持ちや感情が出せて,自分がどんな気持ちになっているか気づくことができる.しかし,うまくいかないこともよくある.そんなときはつぎのように聴いてみる.

「ほんの少しでも期待どおりの方向へいきやすいときと,まったくできないときと差があると思いますが,その差はどこにありますか?」と言って,ほんの少しでもできているときとはどういうときか,まったくできないときはどんなときかを聴いて,それを明確にし,「本当はどうだったらいいのでしょう?」と,ニードを想起する発問に結びつける.

12. ブレーキ感情につながる心傷体験が出てきたら…

強いブレーキ感情には,本来その感情をつくった過去の心傷体験(トラウマ)がある.ヘルスカウンセリングでは,構造化連想法を使ってそのトラウマを想起し,そのときの強い感情を癒し技法によって癒し,楽な気持ちになっていただくサポー

表 V-1 アクセル感情とブレーキ感情

アクセル感情や気持ち	ブレーキ感情や気持ち
● もっとできるようになりたい期待.	● 相手への怒り,不安(怖さ),心配,寂しさ,悲しみ,諦め.
● こんな自分じゃ嫌だという自分への怒り.	● そのままだと安心.
	● まあいいんじゃないかなぁという気持ち.

トをする．栄養指導の場で安心で安全な関係づくりが深まると，技法を使わなくても，クライアントが自然に心傷体験をフィードバックさせ，話し出すこともよくある．

その場合は，じっくりその話を聴き，共感を示してから，そのときの感情がいまにどうつながっているか聴き出し，それを気づいてもらうようにすると，楽な気持ちになっていただける．

13. ストレスマネージメントをする

ブレーキ感情から，そのような気持ちを起こす日常生活のストレスに目を向けてもらい，ストレスの軽減策を一緒に考え，そのことによって，わかっているけどできない食事の問題の解決策につなげることを，よく行う．たとえば，ブレーキ感情が「寂しさ」だったとすると，「日常生活のなかで，寂しいなぁと思うことは何ですか」と聴く．そうすると，「夫がこのごろ話をしてくれなくて寂しい」とか，「仕事をがんばっても上司に認められなくて寂しい」とか，日常の問題にあたることがよくある．そのストレス問題を傾聴して，対策を一緒に考えていく．こうして聴くと，コミュニケーションの問題がストレスになっているケースによく出合う．自分の思いをその人なりの方法でじょうずに伝えたり，相手の話を聴いたりするスキルが不足して，ストレスになっている場合が多い．そんな場合は，コミュニケーションスキルをアドバイスすることもある．アドバイスする場合は慎重に，「○○の方法はどうですか？」と聴き，相手の反応をみる．できそうもないアドバイスは避け，クライアントが自然に納得できるアドバイスのみにする．無理にストレス対策をとれなくても，親身に聴くだけで楽になってもらえる場合も多い．

ストレスマネージメント的にかかわることにより，それが癒しの効果となって，食事問題のスモールステップな課題づくりを見つける，心のエネルギーを生む．

（**Sheet 2** の，わかっているけどできないことの対策を立てるシートを参照．これを使いながら，面接指導をしてもよいし，自分で書き込んでやってもよい．）

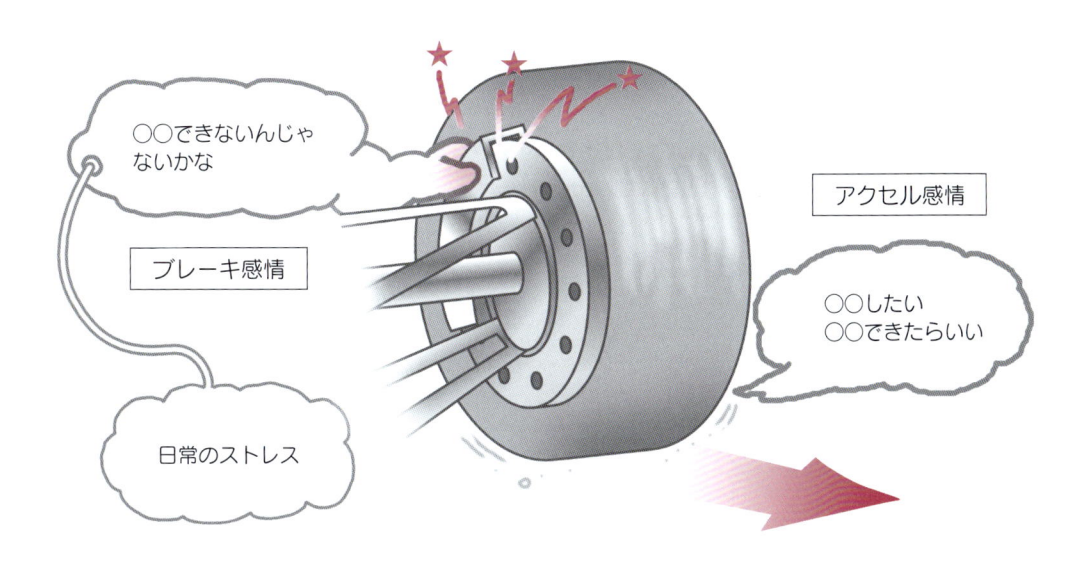

Sheet 2　わかっているけれどできないなと思うこと

(宗像恒次 1998，橋本佐由理修正 1998)

1 わかっているけど手がつけられない問題は？……まず一つ答えてみましょう．

（例）1. 朝ごはんを食べようと，わかっているけど食べられない．
　　　2. 中華や洋食は，エネルギー量が高いけど，お昼にどうしてもよく食べてしまう．
　　　3. 夕食量が多すぎるとわかっていても，減らせない．

↓

2 その問題を無理に解決しようとすると，どんな状態になってしまいますか．

（例）1. 朝がとても忙しい状態になる．
　　　2. お昼にたっぷり食べないと，午後からしっかり働けないような気分になる．
　　　3. ほっとした気分になれなくて，物足りない．

↓

3 もし，その状態になると，どんな気持ち（感情）になりますか．

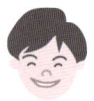

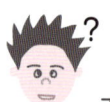

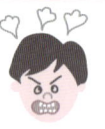

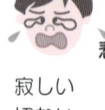

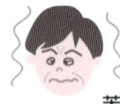

喜び	不安	怒り	悲しさ	苦しさ
うれしい	心配・焦り	不満・くやしい	寂しい	つらい
楽しい・安心	気になる	頭にくる	切ない	しんどい
ほっとした	ハラハラ	ムカつく	しょうがない	苦痛
満足・幸せ	怖い	恥ずかしい	がっかり・絶望	疲れる
希望・使命感	パニック	自己嫌悪・後悔	無力感・喪失感	

（例）1. イライラして焦る． 2. なんとなく，無力感を感じる． 3. 疲れが残ってしまう．

↓

4 3の感情は，どんな思いや願いから起きていますか？

自分がどうできたらいいなと思う思いや願いがありますか？　または，誰かがどうしてくれたらいいのになぁと思う思いや願いがありますか？

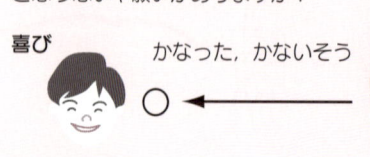

思い・願い
どうしたい
どうしてほしい

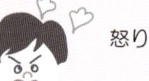

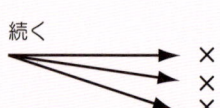

喜び　かなった，かないそう　○
不安　見とおしがつかない　？
当然！　→　×　怒り
失う・諦める　-->　×　悲しさ
続く　→　×　×　×　苦しさ

(例) 1. 会社に間に合う見通しがつかなくなる．
2. 力を発揮したいが，できなくなりそう．
3. 心からほっとしたいが，ずっとほっとできなさそう．

↓

5 その思いや願いが満たされないと，どんな自分への要求がかないませんか？
慈愛願望欲求・自己信頼欲求・慈愛欲求の3つのなかから選んでください．

慈愛願望欲求	自己信頼欲求	慈愛欲求
人から認められたい 人から大事にされたい 人からわかってもらいたい 人に期待に沿ってもらいたい	自分を認めたい 自分に自信をもちたい 自分を成長させたい 自分を信じたい	人に優しくしたい 人を愛したい 人を認めたい 人を大事にしたい

(例) 1. 遅刻をしないようにしなければ，社会人として人から認められない→慈愛願望欲求
2. 仕事に集中しなければ，自分に自信が持てない→自己信頼欲求
3. 仕事の疲れがとれてほっとできなければ，人に優しくなれない→慈愛欲求

↓

6 5までで気づいた自分は，どんな状態にいると思われましたか？ 自分の考えを少し変えて思いや願いがかなうともっと楽になれますね．そのためにはどんなことが必要だと気づかれましたか？

(例) 1. 会社の近くのファーストフードで何か食べるようにすれば，焦らなくてすむので，そこで食べよう．
人に認められたい気持ちが強いのが，焦りになっている．上司にも，周囲の人にも，まじめだということはわかってもらっているので，もう少し焦らないようにしよう．
2. 一度にいろいろなことを，集中してこなさなければ，自信が持てなかったけど，一つずつこなそうとする姿勢でも十分な気がする．そのような姿勢に変えていけば，お昼にたっぷり食べなくてもすみそう．
3. 少し無理して，人に優しくしようとしていたかなと思う．無理していると，自然に優しくなれなくてかえってよくない．無理のない範囲で，優しくするように考えれば，食べる量を少し抑えられるかもしれない．

↓

今日から始められそうな対策は，どんなことですか．

答えが出せない方は，無理をしなくて結構です．答えを出すのが難しいのはどうしてですか？
これから時間をかけて考えていきましょう．

14. 簡易的な癒し法

　　栄養指導の短い時間で心傷体験を想起させるのは危険であるし，違和感がある．そのようなカウンセリングをするなら，十分ラポールがとれた時点でその必要性を説明し，了承を得てから行う．カウンセリングはブリーフ的に，栄養指導の時間内にクイックにできる範囲で行うのが望ましい．

　　カウンセリングをせずに，ブレーキ感情を少しでも癒すためには，つぎのような簡易の癒しを行う．普段の生活のなかでもやっていることだと思うので，ご自分の得意な方法でやってみてほしい．ただし，ただ単に「とにかく弱音をはかずにがんばれ」という癒しは，心に通じないので，気をつける．

① SATカウンセリングの基本姿勢を訓練によって強化することにより共感力をつける．共感されることによる癒し効果を図る．

② 共感的励まし（その1）
　　ブレーキ感情のニードを聴いて，それに共感したのち，率直に感じたことを，「私は○○と思いました」とアイメッセージで伝える．「あなたはきっと○○でしょう」と，分析したように言うことは避ける．

③ 共感的励まし（その2）
　　その方がずーっと苦労してきたり努力してきたと思われることを，褒めたり，理解を示す．「よくここまで，やってきましたね」という具合．

④ 共感的励まし（その3）
　　できてないところばかり気になり強迫的に反省する方には，できているところに目を向けて，自信をもつことの重要性を伝える．継続的にいままで傷ついてきたことを聴き，気持ちを癒していくことを勧める．

▶ クライアントも心がジーンときて，栄養士にもそんな気持ちが起きたら，成功である．

15. 目標の明確化：スモールステップな課題を一緒に考える

　　病気に対する知識を勉強し，現状をどう認識したらよいか的確に示すことは重要である．しかし，理想と現実をどう埋めるかは，クライアントに現状や考え方などを話してもらいながら，一緒に考えなければならない．一方的にアドバイスするのではなく，「これからどうしていきたいと思われますか？」と伺いながら進めるようにする．

　　なかなか考えが浮かばなかったら，その方ができそうなことをアドバイスしてみる．しかし，自己決定を促すように，「○○という方法はいかがですか？―できそうですか？」と聞いてみる．クライアントが「それならできそうだ」と明るい表情になるまでクライアントの考えを聞き，そのことを共感的に受け止めながら，改善案を提示していく．「それならできそうです．やってみます」という明るい表情になったら，応援メッセージを伝え，指導を終わる．

16. フィードバックを求めながら，実行可能なガイダンスやアドバイス

　　スモールステップが実行しやすいような，ガイダンスやアドバイスを伝えて終わ

ることもよくある．この，スモールステップに合った，栄養の知識をガイダンスやアドバイスをすることが，とても役に立つ効率のよい方法である．

　アドバイスの場合は，「*○○がよいと思いますが，いかがですか？*」と言って，クライアントの反応をみる．「そうですね」と明るい表情ならよいが，そうではない場合，意見を聴いてから，もっとクライアントに合うアドバイス内容に変更していく．栄養士からつぎつぎとアドバイスを言わず，クライアントにも考えてもらいながら，進める．

　現状ではスモールステップに合わない，実行できないガイダンスを，お節介にも余分に伝えていることが多い．これはクライアントにとって，気分のいいものではない．

17. なかなか答えがでなかったら

　スモールステップな課題がなかなかみつからなかったら，「*では○○の方法ではいかがでしょう？*」とアドバイスしてみる．それでもみつからなかったら，どんどんスモールステップにして，できそうなことを一緒に考えていく．場合によっては，「*誰かの助けがあったら，できますか？*」と援助者を探す場合もある．人の支援を受けることが苦手なクライアントには有効である．それでもみつからなかったら，無理に結論を出さずに，続きを次回の指導で話し合うことにして，応援メッセージを伝えて終わりにする．

　目標を見つけずに終わるのでは，一見意味がなさそうであるが，普段気がつかない自分の内面への気づきをいっぱい得て帰ることに意味がある．無理に栄養士から，「こうしてください」と命令されるより，その日からどうしていったらいいのか，普段の生活の問題に目が向けられ，セルフケア行動は高まることになり，結果的に再来室を促すことにもなる．

　また，困難なケースの場合は，チーム医療の連携を活用し，焦って栄養士だけで何とかしようと抱え込まない姿勢も大切である．慢性疾患の場合，諦めずに根気よく，まずは通院を継続してもらうことが，よくはならなくても，悪化を防ぐことにつながる．

18. 手順のまとめ

1. 来室の目的を，開いた質問で聴く．
   初来室時「*いかがなさいましたか？*」
   　　　　「*気になることがおありでしたら，何でもおっしゃってください*」
   再来室時「*その後いかがですか？*」
   - 答えを共感的に要約し，確認する．
   - 安心で心理的に安全な関係づくりをする．
2. 食事内容を聴き取る．
   その食事になる訳も聞いていく．
   イメージを共有しながら，スピーディーかつ正確に行う．
   答えを確認しながら進め，食行動を認知してもらう．
3. ガイダンスを目的の来室者には，ガイダンスやアドバイスを行う．

4 食事療法が難しいと思う点や，やってみたいと思っていることを，開いた質問で，自由に話してもらう．
5 わかっていてもできない問題が出てくるので，一番強そうな思いを繰り返し，確認をとる．
6 感情の明確化法で，一番強そうな思いにある気持ちを聴く．
7 要求の明確化
深い思いや隠れた思い（ニード）を聴く
ブレーキ感情に焦点を当てて，ニードを聴いていく．
8 ストレスマネージメント的アプローチをするか，簡易的な癒しを行う．
9 スモールステップな課題を，一緒に考える．
10 スモールステップに合った，ガイダンスやアドバイスを行う．
11 応援メッセージを送る．

19. 臨機応変に使いこなす

　実際には手順どおりに進むことはあまりない．しかしこのような手順を意識し，使えるところは使って訓練をしていくことで，クライアントの①置かれている状況の把握，②考えの把握，③生活改善をする意欲と支援と，④効果的なアドバイスをクイックかつ効果的に進める「勘」が育っていく．2008年より開始した特定保健指導では，標準化された行程のなかで，決められた時間内にカウンセリングテクニックを使う必要がある．カウンセリングテクニックを使う時間を作るためには，効率よく理解しやすい情報の提供の仕方を工夫し，こうした「勘」を働かせた対応をすると現実的な対応が可能となる．

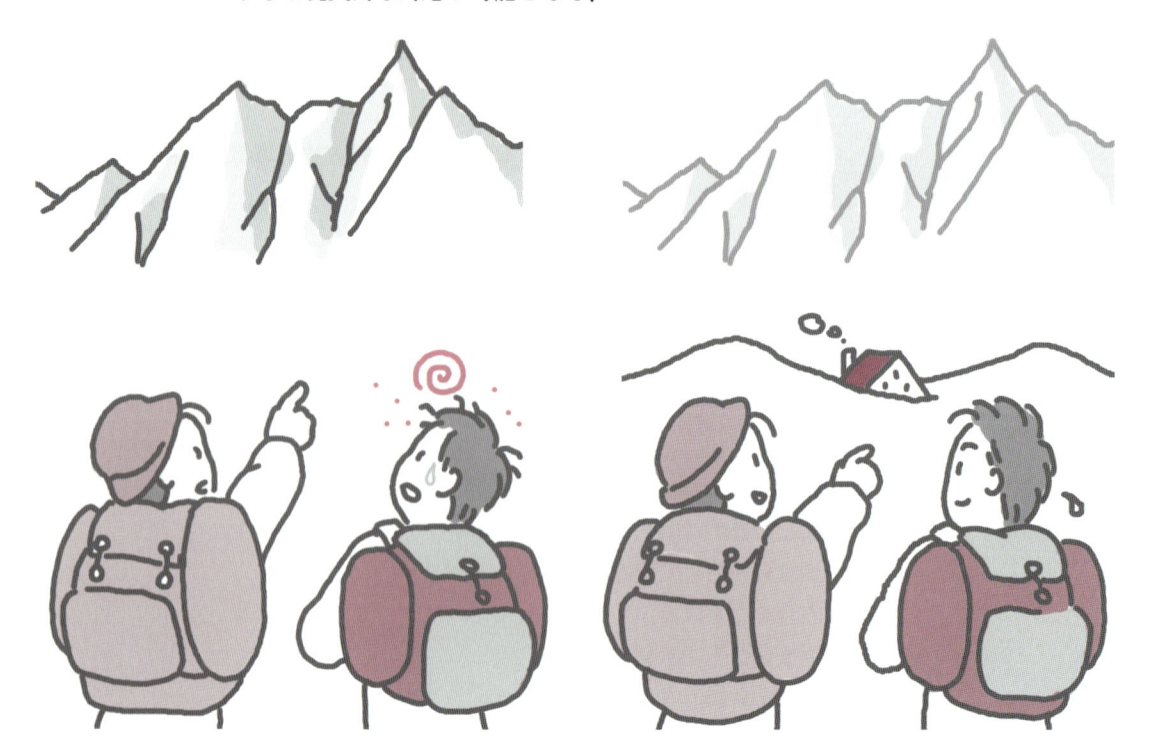

Case 1　食事療法なんかできっこないよ

　35歳，バリバリの営業マンKさんは，栄養士から注意されても，どうせ食事療法なんかできっこないと思っている．LDLコレステロール値が200 mg/dlあっても，どうってことないと思いたい．
▶やけになっている気持ちを理解し，意欲が出る方向へサポート．

Point

🗣**クライアント**　栄養士さん，LDLコレステロールが200あったって別にどおってことないでしょ．僕らの仲間みんな高いけど，別にどおってことないよ．だってさ，中華やめろとか，宴会控えろっていったって，無理だよ．仕事してるんだから……．

🗣**栄養士**　コレステロール高くったって，別にどおってことないって思うんですね．仕事してんだから，中華やめろとか，宴会控えろっていったって無理ですものね．　〈確認〉
　無理に中華やめたり，宴会やめたら，いったいどうなっちゃうんですか？　もう少し教えていただけないですか？　〈ブレーキ感情探し〉

🗣　お昼に和食食べろったってね．それじゃ，元気がでなくてね．こっちは外歩き回ってるんだからさ，ボリュームのあるもんじゃなきゃ，やってられないんだよ．

🗣　そうですか，ボリュームのあるものじゃなきゃ元気がなくなってしまうんですね．元気を出すために中華を食べてるんですね．〈確認と要求の明確化〉
　では宴会控えたらどうなっちゃうんですか？　〈ブレーキ感情探し〉

🗣　注文とれないじゃないですか．それも，自分から景気よく食べたり飲んだりしないとね，場がしらけちゃうでしょ．

🗣　自分から景気よくやらないと場がしらけちゃうんですね．　〈確認〉
　元気が出せなかったり注文とれなかったら，大変なんですね．　ブレーキ感情を察してみる．

🗣　そうですよ．みんなから置いてきぼりになってしまうよ．そうしたら，今の職場で存在価値ないからね．

🗣　置いてきぼりになって，存在価値なくなるくらい，Kさんにとっては大変なことだから，LDLコレステロール200あったって，どうってことないって思いなのですね．そうですか．　〈確認〉
　存在価値が大切なのはお察ししますが，基準値は120以下なので，200はだいぶオーバーです．今の状況では，気がつかないでしょうが，疲れやすいなど体調にも影響がでていると思われます．体調が悪ければストレスもたまりやすいです．そうすると また脂っこいものを食べて，元気をだしたくなったりするでしょう．この悪循環をなんとかする余地はないでしょうか？　〈ガイダンス〉

　〈共感的励まし〉
　フィードバックを得る．

🗣　なんか大変さをわかってもらえたら，ほっとしましたが，何をどうしたらいいかわからなくなってきました．200は高いですね．でもどうすることもできないですね．

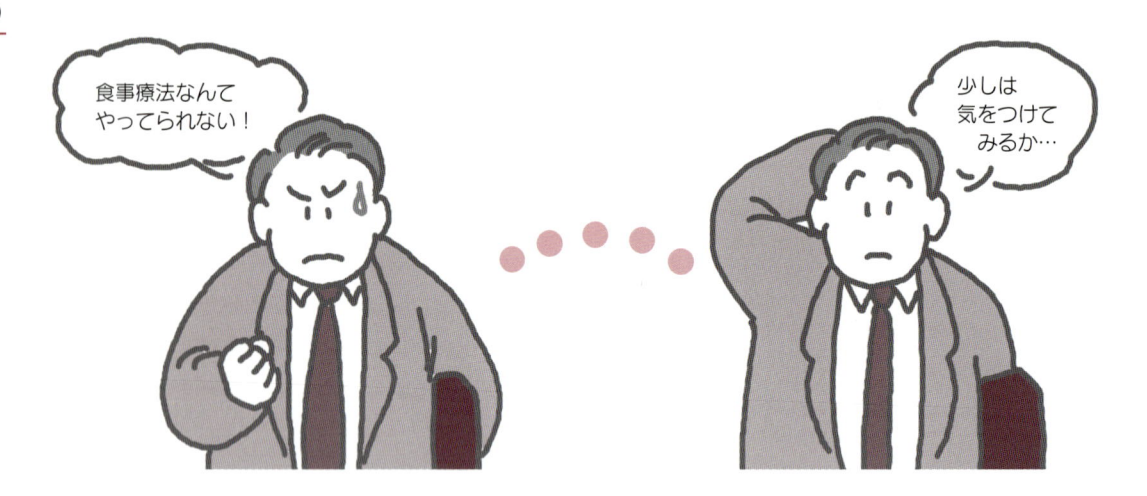

🎵 どうすることもできないとお感じなのですね．本当はどうだったらいいですか？　　〈要求の明確化〉

👩 できたら下げたいですよ．でもしょうがない．

🎵 できたら下げたいんですね．でもしょうがないと思われるんですね．できたら体をいたわりたいという気持ちを，仕事のために閉じ込めてきたんですね．大変だったですね．
じゃあ，どうしましょうか？　　〈共感および励まし〉　〈スモールステップな課題探し〉

👩 気をつけるしかないのかな……？　でも難しいな……．

🎵 そうですね，気をつけるしかないけど難しいですね．
今までは，しょうがないと諦めていらしたけど，ちょっと気にしてみませんか？　応援しますから……．　　〈共感的励まし〉
では，宴会食で，どんなものが高エネルギーか，どのへんにポイントを置いたらよいか，ご案内しようと思いますが，いかがですか？　　ガイダンスを求めてよいか確認する．

👩 はい，お願いします．

🎵（ガイダンスを行う）
2週間後にまたいらしてください．やってみて気がついたことをお話しください．そうして話し合っていくうちに，お食事が改善する糸口が見つかる方向へ向かうと思いますので……．　　今後の見通しをつける．

👩 はい，お願いします……．

解 説　食事療法なんかできっこないと怒っていたのは，元気を出して景気よく宴会でふるまって営業成績を上げないと，存在価値がなくなるという怖さが根っこにあったからである．（文中では「大変」と察しているが，見捨てられるとか，存在感がなくなるというのは，根っこにそうした怖さがあると，解釈する）

　クライアントを共感的に受け止めていくことで安心し，そんな気持ちがあることに気づき，栄養士にわかってもらうことで，やけになっていた気持ちがおさまり，なんとかしたいと思い始める．この怖さは，カウンセリングを受けないと解決しないくらい根が深いので，すぐになんとかしようとせず再来を促し，時間をかけて一緒に考えていく対策をとる．

Case 2　この前教わったとおりにやっているのにやせないんです

糖尿病の65歳の女性Mさん．3 kgの減量の指示を受けている．
▶ストレスマネージメントで，間食を減らすスモールステップを見つける．

	Point
🧑‍⚕️**栄養士**　いかがなさいましたか？	〈開いた質問〉
👩**クライアント**　この前栄養士さんに教わったとおりにしているのに，ちっともやせないんです．	
🧑‍⚕️　そうですか，ちっともやせないんですね．	〈確認〉
👩　そうなんです．食事記録を見てください．（食事記録を見せながら）この日もこの日も，ご飯1膳にしてちゃんと守ったんです．野菜も気をつけて，毎日こんなにとっているんです．	
🧑‍⚕️　ほんとですね．この日もこの日も，ご飯ちゃんと守ってますね．野菜もしっかりとってますね．よくなさってますね．	〈共感的励まし〉
👩　そうなんです．	
🧑‍⚕️　（食事記録をよく見る）おまんじゅうやおだんごを，毎日のように召し上がっていますが，どのようなときに食べますか？	〈閉じた質問〉
👩　娘の家に行くとつい食べちゃうんです．それにお友達が来ると食べちゃいます．だって自分だけお茶ってわけにはいかないでしょう？　栄養士さんはそういうときでも食べないんですか？	
🧑‍⚕️　子供やお友達と楽しむためにお菓子を食べることは，Mさんにとって大切なことだと思います．私もそういうときは食べます．だけど，ついつい食べてしまって，量が多くなるようなことはありませんか？　もしそういうときがあったら，そこからなんとかできると，だいぶ減量に効果が出ると思うのですが？	〈自己開示〉〈ガイダンス〉
👩　そういえば，なんとなく暇だなぁって思うと，ついつい食べてます．	
🧑‍⚕️　なんとなく暇だなぁと思うと食べてるんですね．そんなとき，もしお菓子を食べられなかったら，どんな気持ちになりますか？	〈確認〉〈ブレーキ感情の明確化〉
👩　なんか寂しいですね．子育ても終わったし，主人と二人っきりですしね．	
🧑‍⚕️　子育ても終わったし，ご主人と二人っきりだし，なんか寂しいんですね．そうするとついつい食べちゃうんですね．どうだったらいいですか？	〈確認〉〈要求の明確化〉
👩　なんか，やりたいことを見つけたいです．	
🧑‍⚕️　なんかやりたいことを見つけたいんですね．私はまだまだ子育	

てで忙しいですけど，そうですね，振り回される子供がもしいなくなったらと思うと，寂しいだろうなって思います．ほんと，やりたいことが見つかるといいですね．
　　どうしましょうか？

🧑 そういえば前はよく主人と散歩してましたけど，最近行かなくなってましたわ．
　　また，散歩でも始めようかしら．なんか始めたら，時間がうまく使えるような気になってきました．

🧑 それはいいアイデアですね．散歩とか，何か楽しい時間を増やすと，お菓子が減らせそうですか？

🧑 はい，スケジュールが増えると，何もすることがない時間がなくなりますからね．

🧑 そうですか，よかったですね．やりたいことでスケジュールが増えて楽しくなるのを，応援しています．歩くのは消費エネルギーが上がりますから，ダイエットにも効果的ですしね．よい方法がみつかりましたね．

🧑 はい，やってみます．（にっこり）

〈自己開示と共感的励まし〉
〈目標の明確化〉

フィードバックを得る．

〈共感的励まし〉

解説　お菓子のような嗜好品は，ストレスコントロールのために食べていることが多い．食べてはいけないというメッセージを送るのではなく，どうしても食べたい場面は大切に考え，ついつい食べてしまうような，わかっていても食べてしまうようなときに焦点をあてる．
　そして，どんなマイナス感情を満たすために食べているか明確にし，その意味を聴き，率直な感想を伝えることによって癒される．そうして，ストレス解消法を見つけることができた．

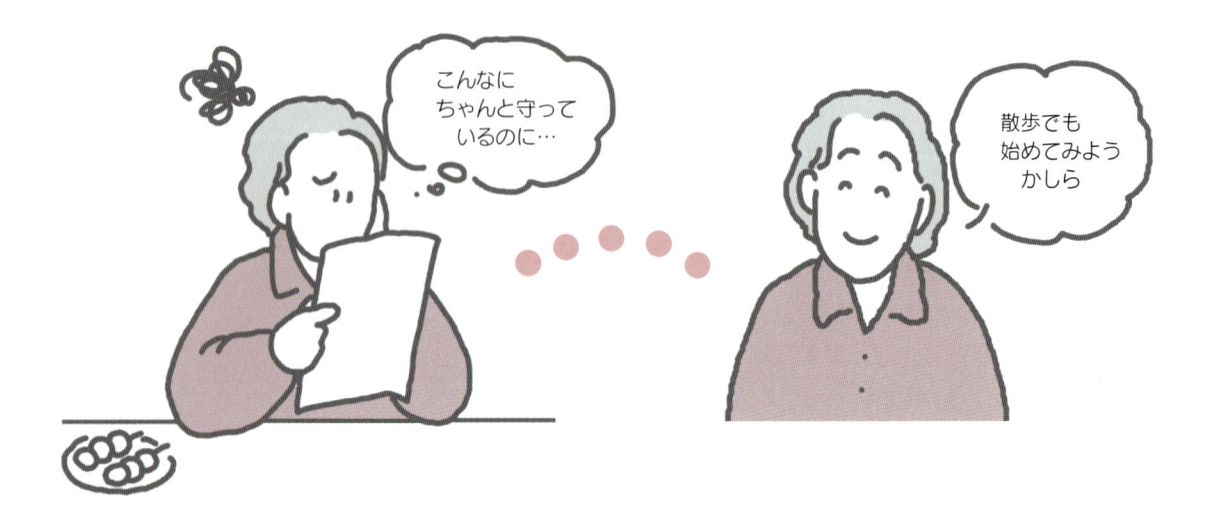

Case 3　のらりくらりと答えをはぐらかす

　まだヘモグロビンA1cが8％もあるのに，何とかしようと思わず，一人暮らしだし，そんなに長く生きたくないからなどと，のらりくらりと言って答えをはぐらかす，63歳の男性Sさん．
▶できているところや大切にしていることを認める．

	Point
栄養士　その後いかがですか？	〈開いた質問〉
クライアント　うん，まあまあだよ．そうね，8％（ヘモグロビンA1c）ぐらいかな？	
まあまあだよって感じですね．	〈確認〉
そうね．8％ぐらいじゃまだ高いって思われるんだろうけど，なにせ，一時は12％もあったんだよ．インスリンの量だって多かったから，そのときのことを考えるとずいぶん減ったなあって思うんだよ．	
そうですよね．12％もあってインスリンの量も多かったことを考えると，ずいぶん減りましたよね．よかったですね．医師は，次の目標を7％以下にと言ってますし，正直に言って私はこのままだと心配ですが，現状維持を目標としますか？	〈共感的励まし〉〈自己開示〉〈目標の明確化〉
8％だって，いま病院の食事を食べてるから保ってるんだけど，退院したらそうはいかないからね．	
退院したら，どうなるんですか？	
俺，家族いないし一人だろ．いつも行きつけの寿司屋に行って，好きなものにぎってもらって，ビール2本は飲んじゃうんだ．	
行きつけの寿司屋で，好きなものにぎってもらって，ビール2本は飲んじゃうんですね．そうするとどんな気持ちになるんですか？	〈感情の明確化〉
ほっとするな．でもさ，栄養士さん，ビールはやっぱり1本のほうがいいんだろうな．医者がそう言ってたもの．	
ビール1本以内でなければ血糖値の改善が難しいのは現実ですが，もう少しお話を聴かせていただけますか？お店に行くとほっとするとのことですが，どのような思いがかなってほっとするのですか？	〈感情の意味の明確化〉
気心知れていてさ，家に帰っていくみたいに自然に行くとこなんだよなぁ．	
なるほど，家に帰っていくみたいに自然に行くとこなんですね．そこで食べるのは，Sさんにとってほっとするためにとても大切なんですね．1日の疲れもそこだったら癒せるように感じました．	〈確認〉

👤 でもさ，また血糖値が上がってしまうに決まっていると思うんだ．それも嫌だな．

👩 じゃあ，お店で食べるにしても，少しでも病院の食事に近づく方法を考えませんか？　たとえば，野菜料理をつけてもらって，寿司の量を減らすとか……，無理でしょうかねえ．　〈スモールステップな課題探し〉

👤 気心知れていて，すごく親しいから，やってくれると思う．言ってみるよ．

👩 好きなもの，好きなだけ食べられなくても大丈夫ですか？　フィードバックを得る．

👤 大丈夫．病院の食事に慣れたし，やってみるよ．

👩 そうですか，やってみようというお気持ちになったんですね．また，うまくいかなかったら相談してくださいね．
ビールはどうしますか？　フィードバックを得る．

👤 また飲み過ぎることがあるかもしれないけど，まずは1本にしようかな？

👩 1本にしようかなって思うのですね．やってみますか？　〈共感的励まし〉

👤 ああ，そうする．

解説　HbA1cが12％から8％まで下がった．できているところをまず認めることで，退院後の食事について，対策を一緒に考える方向へ進んだ．Sさんにとって，行きつけの寿司屋で外食するのは，家に帰っていくようにほっとできること．それを大切にした対策が望ましい．

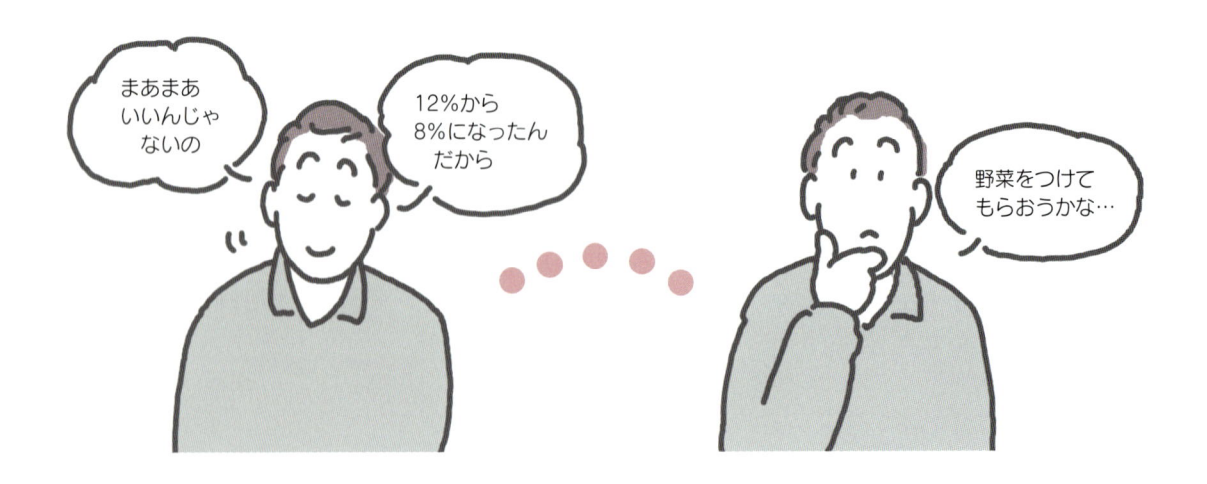

2. 栄養指導におけるセルフガイダンス法

ここに紹介するセルフカウンセリング法は，認知行動療法を用いた方法である．生活全体を継続的に効果的に，自らモニターしてもらうことで，自分の行動が認知でき，実行可能なスモールステップな目標を立てられる行動力を養うことができる．この方法を習得していくことにより，ストレスが軽減できる生活に近づき，生活行動が変えられ，リバウンドを防止する方向での改善策を見つけることができる．

① セルフモニタリング

現状況を，食事量・運動量・休養量の3方向から行動を正しくセルフモニターしてもらい，本人の認知を支援する．

② 3方向からモニターする必要性

目標摂取エネルギーは，一般的には身長・体重・年齢・生活活動強度から，栄養所要量に基づき算出する．この方法では *Sheet 3* のタイムスケジュール調査によって，さらに詳しく運動や休養の様子をセルフモニターすることにより，おおまかではあるが，実際の消費エネルギー量を算出し，消費と摂取の関係を明確にすることにより具体的な目標摂取量や行動目標が提示できる．どれだけ動いたら，どれだけ食べられるかということを，イメージしやすくするためである．運動や休養のバランスもわかりやすい．どのように休養が不足しているか，運動をするとしたらどこでできるかが明確になる．食行動のみモニターするのではなく，生活全体を認知しながら，食生活を改善していく視点を大切にできる．

簡易的計算ではあるが，摂取エネルギー量と消費エネルギー量がわかるので，それを医師にフィードバックし，医師のほうでも実態に合った指示エネルギー量に変えていける．

Sheet 1　1日の生活の様子

ご職業について……該当するものに○をつけ，お答えください．
1. 会社員　お差し支えなければ，会社名とお仕事の内容をお書きください．

　　　　　　　交代勤務や夜勤のある方は，勤務時間がどうなっているかお書きください．

2. 自営業……お差し支えなければ，会社名とお仕事の内容をお書きください．

1・2と答えた方へ伺います．
　＊普段の運動量を知りたいので，該当するものに○をつけ，お答えください．
　　(イ)．デスクワーク　ロ．立ち仕事　ハ．外回り（車で／電車と歩きで）
　　ニ．その他
　＊その他の様子
　　ホ．単身赴任　(ヘ)．共働き
　　ト．その他
3. パート……1週間に何日くらい仕事をしてますか．　　　　日
　　　　　　　1日に何時間くらい働きますか．　　　　　時間
4. 主婦………普段の生活の様子をお書きください．
　　　　例1：1歳と3歳の幼児がいる．
　　　　例2：主人が単身赴任中．
　　　　例3：寝たきりの老人をみている．

5. 無職………普段の生活の様子をお書きください．

家族構成について……該当するものに○をつけ，お答えください．
　同居している人についてお答えください．
　　本人のほかに⇒　夫・(妻)・(子供)（42歳・16歳・13歳・　歳
　　　　　　　　　　　　　　計　3　人）
　　　　　　　　　親　(父)・(母)・舅・姑）
　　　　　　　　　祖父・祖母
　　　　　　　　　孫（　歳・　歳・　歳・　歳　　　　計　人）

③ 実践手順

1　医師より必要な情報提供
- 性別・年齢・身長・体重・検査データ
- 治療の経過
- 指示エネルギー量

Sheet 2　　1日の食事や運動の様子

該当するものに○をつけ，お答えください．

朝食について
　＊朝食は食べないことがありますか．
　　1．ある　　②　ない
　　　└→ 1．ほぼ毎日　2．2日に1回位　3．3日に1回位　4．たまに
　＊朝食はどこで食べますか．
　　①　自宅　　2．外食
　　　　　　└→ どんなところで，何を食べていますか．

　　　　　　　　記入例1：コンビニでパンを買って，会社で食べている．
　　　　　　　　記入例2：立ち食いそば屋で，そばを食べている．

昼食について
　＊昼食はどこで食べますか．
　　1．自宅　　②　自宅からのお弁当　　3．会社の社員食堂　　4．会社でとる仕出し弁当
　　5．外食または店屋物　　6．コンビニなどで，買ってきて食べる

夕食について
　＊夕食は，自宅と外食・弁当の割合はどのくらいですか．
　　1週間のうち自宅　7　日・外食　0　日・コンビニなどの弁当　0　日
　＊外食は，どんなお店が多いですか．よく行くところはいくつでも○をしてください．
　　1．和食（イ．小料理屋・ロ．寿司・ハ．料亭）
　　2．中華
　　3．洋食（イ．レストラン・ロ．イタリアン・ハ．ファミリーレストラン）
　　4．飲み屋（イ．小料理屋・ロ．焼き鳥屋・ハ．おでん屋・ニ．スナック・ホ．焼肉屋）
　　5．その他（　　　　　　　　　　　　　　）

夕食後について
　＊夕食後に何か食べることがありますか．
　　1．ほとんどない　　②　1週間に　1～2　日くらいある．
　　　2．と答えた方へ．どんなときにどんなものを食べますか．
　　　　例：飲んで帰ったとき，お茶漬け／テレビを見ながらお菓子
　　　　　　お腹がすいたとき，おせんべい，スナック菓子

アルコールについて
　＊アルコールは1週間に何日くらい飲みますか．
　　1．ほとんど飲まない　　②　1　日くらい飲む
　　　　　　　　　　└→ 自宅　　日・外で　1　日

甘いものについて
　＊甘いものは，1週間に何日くらい食べますか．
　　1．ほとんど食べない　　②　2　日くらい食べる

運動について
　＊運動量を増やすために，意識してやっていることはありますか．
　　それは，週何回くらいやっていますか？
　　　例：週3回，通勤の帰りに，ひと駅多く歩く．
　　　　　週1回，スポーツクラブに通っている．
　　　　　1日おきに40～60分ウォーキングをしている．

休養について
　疲労をとるための休養と気分転換・リフレッシュのための休養に分けて，伺います．
　＊疲労をとるための休養は，どのようにとりますか．
　　　例：日曜日に貯め寝する．
　　　　　特に意識してはやっていないが，たまに貯め寝．
　＊気分転換・リフレッシュのための休養
　　　例：同僚と一杯飲む／パチンコに行く／オートキャンプに出かける．
　　　　　たまにキャンプに行く．

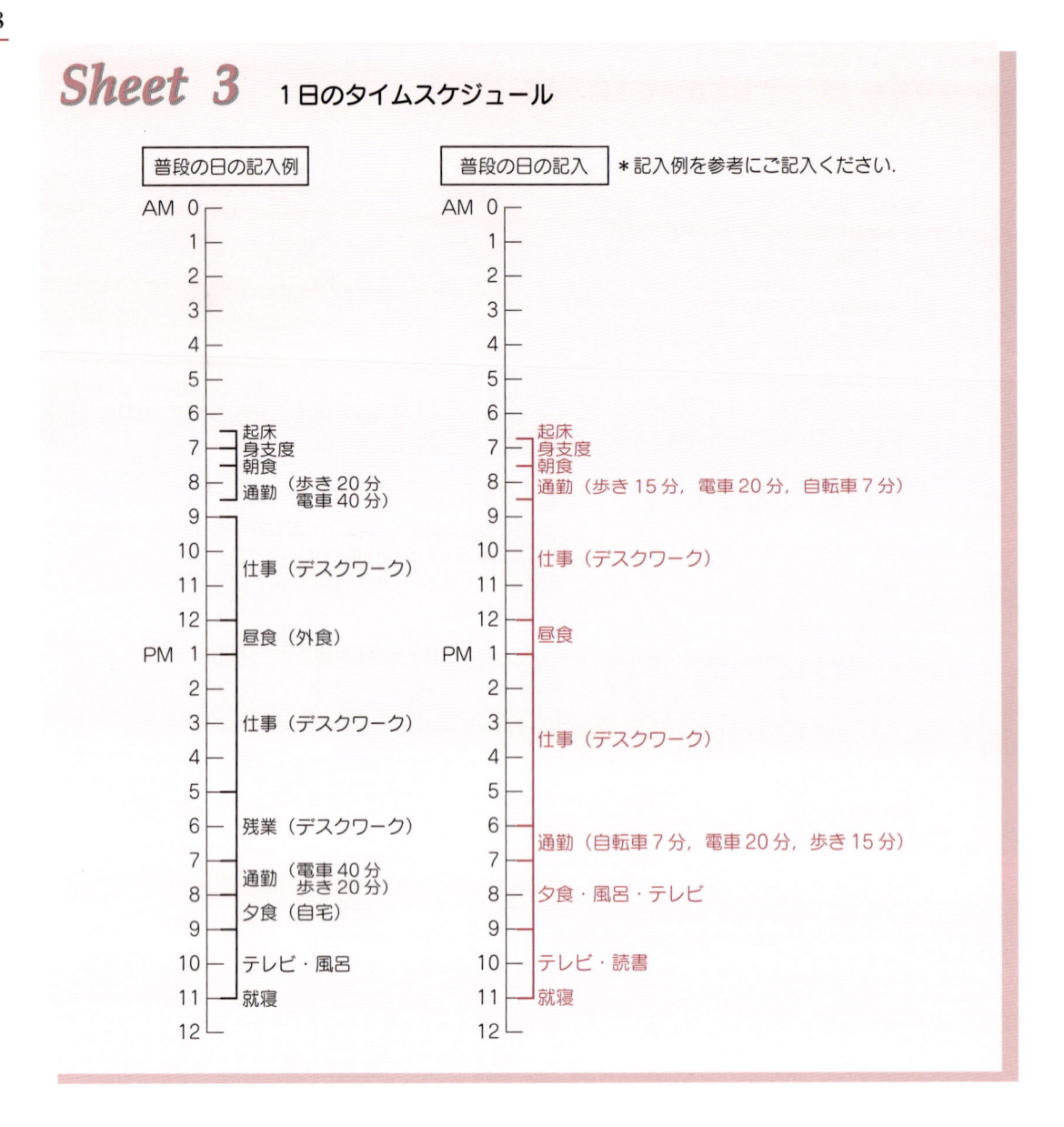

Sheet 3　1日のタイムスケジュール

普段の日の記入例

```
AM 0
   1
   2
   3
   4
   5
   6
   7  起床
      身支度
      朝食
   8  通勤（歩き20分
           電車40分）
   9
  10  仕事（デスクワーク）
  11
  12
PM 1  昼食（外食）
   2
   3  仕事（デスクワーク）
   4
   5
   6  残業（デスクワーク）
   7  通勤（電車40分
           歩き20分）
   8  夕食（自宅）
   9
  10  テレビ・風呂
  11  就寝
  12
```

普段の日の記入　＊記入例を参考にご記入ください．

```
AM 0
   1
   2
   3
   4
   5
   6
   7  起床
      身支度
      朝食
   8  通勤（歩き15分，電車20分，自転車7分）
   9
  10  仕事（デスクワーク）
  11
  12
PM 1  昼食
   2
   3  仕事（デスクワーク）
   4
   5
   6
   7  通勤（自転車7分，電車20分，歩き15分）
   8  夕食・風呂・テレビ
   9
  10  テレビ・読書
  11  就寝
  12
```

2　必要な内容をアンケート調査

Sheet 1，2の内容参照．

3　日常生活のタイムスケジュール

おおまかな消費エネルギー量の計算のため．Sheet 3調査用紙記入例参照．
1日の生活の様子，休養状態，運動状態の認知を深める支援をする．

4　3日間の食事の内容調査

いつ・どこで・誰と食べたかや，食事のときの様子や気持ちなども食事内容とともに調べ，食生活の状況がわかる形にする．Sheet 4（食事記録1日目）参照．ここから摂取エネルギー量を算出する．

▶ 食事の背景や，食べたときの気分などをつかめるような記録用紙にする．気分

Sheet 4 食事記録

1日目　<u>1</u>月<u>18</u>日<u>火</u>曜日　体調<u>良（眠い）</u>

	いつ・どこで・誰と	食事内容	そのときの様子・気持ちや気づいたこと
朝食	7：20 家族と	トースト1枚 紅茶ミルク1杯半	
昼食	12：10 自宅からのお弁当	ご飯 鮭1切れ 卵焼き1個分 切り干しだいこんの煮物 野沢菜漬け	会社のデスクで1人で 仕事が忙しく落ち着かない 気持ち
夕食	20：30 家族と	ご飯男碗1杯 金目鯛の粕漬け1切れ 水餃子6個 ほうれんそう みそ汁（もやし）1杯 いかの塩辛少々 にしんの甘露煮1切れ	空腹感が残る ちょっと寂しい
間食	10：30 デスクで 15：00 デスクで 17：00 デスクで 21：00 家で	コーヒーブラック1杯 チョコクッキー3枚 コーヒーブラック1杯 バナナ1本 まんじゅう小1個 揚げせんべい	

や気持ちには，クライアントの行動を選ぶ意図が隠れている．つぎのスモールステップな実行目標をクライアントと話し合うとき，その意図が参考になる．

▶ 正確に調査するためには，普段の正直な食事記録が本当はほしいが，それをクライアントにお願いしても難しい．食事内容をよくみせたいために，意識的だけでなく，無意識にも内容を操作させてしまうことが多いからである．なんとなく記録するのではなく，はじめから3日間の実行したい目標を自ら立ててもらい，明確にし，意識して記録してもらう（**Sheet 5**）．3日間の食事を記録したあと，自分の決めた実行目標がどのくらい達成できたかできなかったかを教えてもらい明確にする（**Sheet 6**）．そのほうが，いままでどのような食事をしていたのかが明確になる．

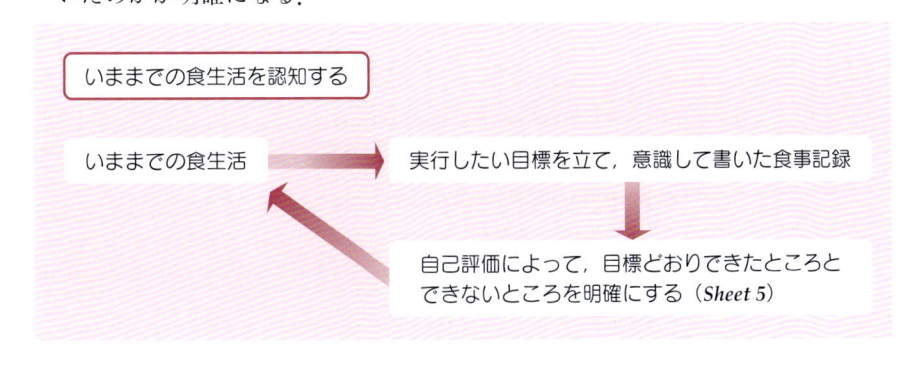

```
        ┌─ いままでの食生活を認知する ─┐
        │                              │
  いままでの食生活 ──→ 実行したい目標を立て，意識して書いた食事記録
        ↑                              │
        │                              ↓
        └──── 自己評価によって，目標どおりできたところと
              できないところを明確にする（Sheet 5）
```

Sheet 5
食事の改善目標をたてる

1. 1日の食事を振り返って，すぐにでもできそうで，ぜひやってみたいと思う改善目標を，3つ挙げてください．

   目標1　ご飯は1膳で我慢する

   目標2　夜お腹がすいたら寝るようにする

   目標3　外でお酒を飲むのは1週間に1回にする

   ☆つぎに簡単な食事記録を3日間書いてもらいますが，その際，この3つの実行目標を実行してみてください．

2. 1日の食事を振り返って，改善することが必要だろうと思われるが，実行するのは難しいだろうと思われることは，どんなことですか．

   改善したいが，難しい点

   　食べる量を減らすこと

   なぜ難しいと思いますか

   　空腹感に負けてしまうから

Sheet 6
食事記録をして気づいたこと

3日間食事を記録してみて，3つの実行可能と思われた目標についてはどうでしたか？

ほぼ実行できた目標の番号	3
半分ぐらい実行できた目標の番号	1
ほとんどできなかった目標の番号	2

今後どのようにしたいですか．
実行目標を変えたい点がありますか．

　夜，お腹がどうしてもすく．
　食べないで寝るという目標から，お茶を飲みながら少量の低エネルギークラッカーを少々とることに目標を変える．

いまのお気持ちをひと言お願いします．
　記入例
　「どんなことになるか，楽しみだ」
　「問題点は多いけど，とにかくがんばってみよう」
　「やる気がいまひとつ出ず，やっていけるか不安」

　　いまのお気持ちはどうですか？

　　　やせるのはほんとうに難しい．

3日間の食事記録をしたところで，現在の体重を計っておきましょう．

　　　　　現在　　　　kg

▶ スモールステップな実行目標を一緒に考える．

　まずは，Sheet 1〜3でつかんだ情報を確認をしていく．Sheet 3 と Sheet 4 の結果を Sheet 7 のように示して，また，この結果も踏まえ，面接指導により下記の4点について，それぞれのスモールステップな課題を話し合う．

| 食　事 | 運　動 | 休　養 | その他（アルコールか甘いもの） |

それを Sheet 8 のようにまとめる．

5　2週間のセルフモニタリング（Sheet 9）

　食事・運動・休養・その他（アルコールまたは甘いもの）の実行目標を立て，○△×の3段階で自己評価を行う．

Sheet 7
あなたの消費エネルギー量と摂取エネルギー量

1日の目標エネルギー量
　　　2,150 kcal

あなたの消費エネルギー量
＊1日のタイムスケジュール表より計算しました．
普段の日　2,964 kcal　　休日　2,609 kcal

食事の摂取エネルギー量
＊食事記録より計算しました．
1日目　1,967 kcal
2日目　1,983 kcal　　3日間平均　2,013 kcal
3日目　2,091 kcal

今後の食事計画と運動計画
＊アドバイザーのアドバイスを参考にし，とりあえずの計画を立てましょう．

運動量は……①　現状維持
　　　　　　2．増やしてみる　　　kcal くらい
　　　　　　　↓
　　　　　　方法はドリルを読んで検討する．

食事量は……①　現状維持
　　　　　　2．減らしてみる　　　kcal くらい
　　　　　　具体的にはどんなところですか？

　　　　　　3．2以外に改善したい点

Sheet 8
行動目標を立て直そう

いままで実践してきた反省と，アドバイザーのアドバイスを参考に，行動目標を立て直します．

食事の目標
夕食のご飯を1膳にする．

この目標にした訳をお書きください．
あまり無理なく実行できる範囲で計画．

運動の目標
1〜2日に1回のウォーキング，
休日は1時間程度のウォーキング．
この目標にした訳をお書きください．
おおむね実行でき，自分に合っている運動量と思えるため．休日のウォーキングで多摩川の土手を歩くと気分も爽快になるから．

休養
睡眠時間をとるため，11時には寝るようにする．

この目標にした訳をお書きください．
寝ることくらいしか思いつかなかった．
休日は昼寝をすることを目標とする．

上記以外にやってみたいこと
＊ありましたらお書きください．

その他の目標
家ではアルコールを飲まない．外では週1回にする．
この目標にした訳をお書きください．
アルコールを飲むと食事量が多くなるので．

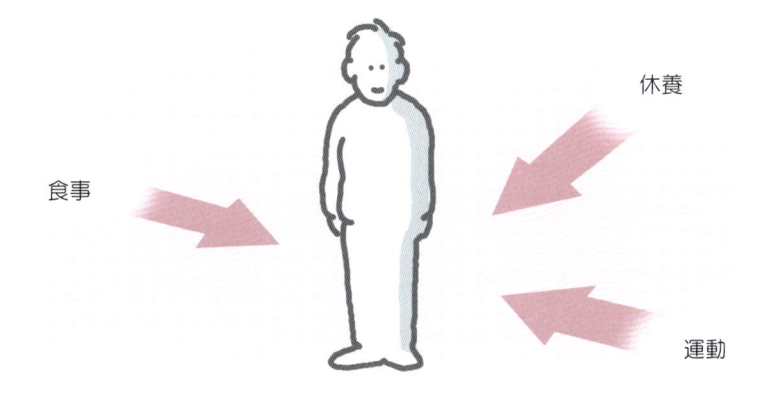

食事　　休養　　運動

Sheet 9 2週間の行動をチェックしてみよう

* Sheet 8 で立てた行動目標を 2 週間記録してみます．記録は○△×で行います．
  ○：ほぼできた　△：半分くらいできた　×：ほとんどできなかった

行動チェック表

月/日	2/7	2/8	2/9	2/10	2/11	2/12	2/13	2/14	2/15	2/16	2/17	2/18	2/19	2/20
食事	○	△	○	○	×	×	×	○	○	○	×	○	○	○
運動	○	○	×	○	○	△	○	○	○	○	△	○	○	○
休養	×	×	×	×	○	×	△	○	×	×	×	×	×	×
その他	○	○	○	○	○	×	×	○	○	○	×	○	○	○
体重 kg	81.5	81.3	81.0	80.7	81.0	81.2	81.3	81.5	80.7	81.4	81.3	80.0	81.3	80.0

	○の数	△の数	×の数
食事	9	1	4
運動	11	2	1
休養	2	1	11
その他	11	0	3

6 結果の自己評価（Sheet 10）

まずは，できているところを認める作業（Sheet 11）．これを先にすることによって，はじめて反省点に目が向けられる．

7 実行目標の見直し，感想

Sheet 12 参照．

8 Sheet 9〜11 を参考に，面接指導

つぎの実行目標を話し合う．
▶ 平均すると○なら，もっと高い実行目標にする．
▶ 平均が△なら，再度同じ実行目標で行う．
▶ 平均して×なら，実行目標をもっと下げる．
その結果を Sheet 12 にまとめる．

9 まとめ

以上のことを繰り返し，自ら実行可能なスモールステップな課題つくりができるように訓練するのをサポートする．

Sheet 10

行動チェックの振り返り

＊どんな日が実行しやすく，
　どんな日が実行しにくかったでしょうか．

食事目標

実行しやすかった日	実行しにくかった日
月〜水曜日まで	週末，休日

運動目標

実行しやすかった日	実行しにくかった日
早く帰れた日 忙しくなかった日	疲れた日

休養目標

実行しやすかった日	実行しにくかった日
休日	ウィークデー

その他の目標

実行しやすかった日	実行しにくかった日
残業が少ない日	残業して遅く帰った日

Sheet 11

ここまできた自分を褒めてあげましょう

＊ここまでのチェック，お疲れさまでした．ここまできて，自分だったら「これならできる」というところが見えてきたと思います．苦手なことより得意なことのほうが，やりやすく近道です．「反省は言いやすいけど，自慢はしにくい」という方も多いと思いますが，思い切って自慢し，自分を褒めて労ってください．

食事の修正が得意な点

ごはんを1膳にできること．
空腹感が残ったら牛乳を1杯飲めばだいじょうぶであった．

運動量を増やしやすい点

前はジョギングをしていたが，ウォーキングのほうが気楽な気持ちでスタートできることがわかった．体が温まってくると調子よくなって歩ける．

休養をとるのが得意な点

休日のお昼寝

自分が得意なのは，食事の修正・運動・休養のうち，どれですか？

食事制限はかなりきついときもあるが，ウォーキングは続けられそう．

これから特に取り組みを強化したい目標は？

これまではお天気に恵まれたが，これからは雨も降るだろうからカッパを着て歩くか，自宅で運動して運動量を落とさないよう心がける．

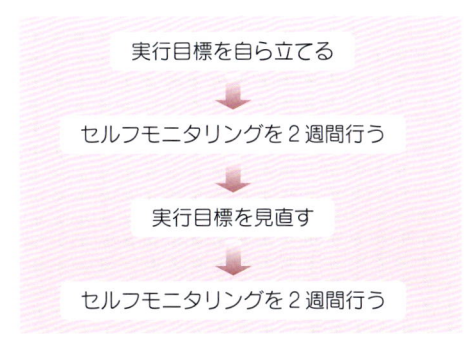

実行目標を自ら立てる
↓
セルフモニタリングを2週間行う
↓
実行目標を見直す
↓
セルフモニタリングを2週間行う

以上を繰り返すことにより，効果的な実行目標が立てられるようになる．

▶ **高すぎる実行目標を立てるタイプ**

　　人から認められるために，世間の評価に合わせた，高すぎる実行目標を立て

Sheet 12

もう一歩すすめてみましょう

＊これまで行動を見直してくると，生活改善をもっと進めたいけれど，うまくいかないことに，気づいていらしたと思います．
ここで，そのことをまとめてみましょう．

食事の改善が難しいと感じていること
お腹いっぱい食べたいという気持ちを抑えると，週末ぐらいは制限を解除しないとストレスがたまる．

運動の改善が難しいと感じていること
仕事が忙しく，帰りが遅い日が多くなると難しい．

休養の改善が難しいと感じていること
何とか休日にリフレッシュして，月曜日を良い気分で迎えたいと思うが，疲れが残ってしまう．

その他の改善が難しいと感じていること
このまま，食事も運動もずっと継続していくこと．

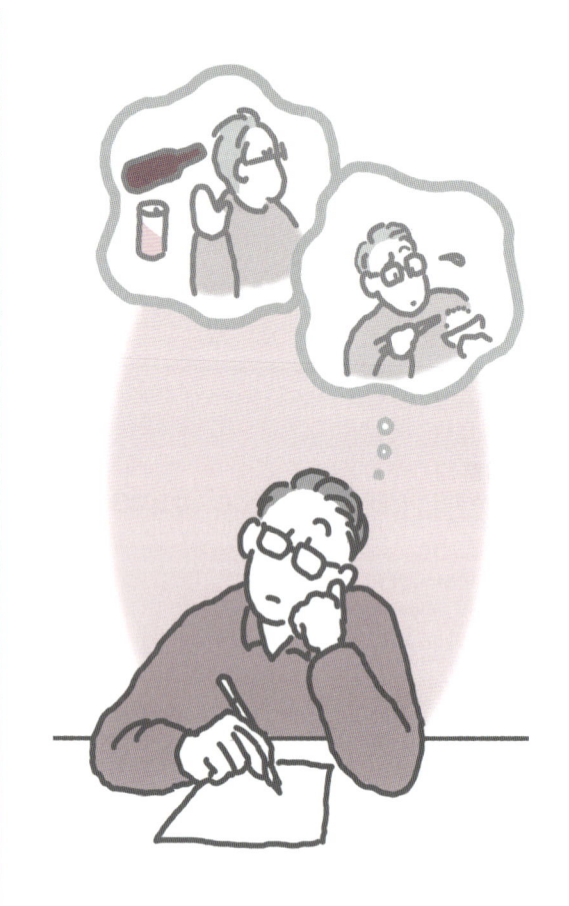

やすい．自分自身を大切にできず，心と体の行動エネルギーが持続しない．一時期実行できてもリバウンドしやすい．

▶ **低い実行目標を立てるタイプ**

自らの力を諦めているところがあり，現実的な問題解決能力が低く，問題回避行動がある．自分らしさを認知でき，認められるようなサポートが必要な段階である．

▶ **実際的な利用方法**

それだけのプログラムを実行しようとすると，指導者もクライアントも相当な労力を要する．実際の栄養相談では，Sheet 1～3までは，問診で聴き取る．そして，Sheet 4食事記録やSheet 9の行動チェック表は，クライアントが記入できる範囲でつけてもらう．Sheet 7のエネルギー計算は，与えられた情報のなかで，栄養士が概算をする．それ以外のSheet 5・6・8・10・11・12に当たる部分は，継続指導のなかで何回かに分けて，クライアントから聴きだし，明確にしていくようにする．

3. 運動指導におけるセルフガイダンス法とSATカウンセリング法

1 運動行動の現状

　近年のスポーツライフに関する調査によれば，アクティブスポーツ人口といわれる週に2回以上，1回30分以上，運動強度は「ややきつい」以上という運動習慣をもっているものは，男性18.6％，女性16.6％であり，国際的に比較しても実施状況が低い現状がある．ここに週に2回以上，1回30分以上の継続した運動時間で運動を行っているというレベルの者を加えても15％程度増えるだけであり，運動行動は他の保健行動（朝食摂取行動，ブラッシング行動など）と比較して実行されにくい保健行動といえる．運動不足病ともいえる生活習慣病が多いことを考えると，運動は必要であるにもかかわらず実行されにくいという特徴をもつ保健行動なのである．

2 運動行動の実行や継続にかかわる要因

　運動行動の実行や継続にかかわる運動行動動機と運動行動負担について説明してみよう．運動行動動機とは，運動は健康によいという信念，自分は運動をしないでいると太りやすい体質だという信念，最近スカートがきつくなったという自覚症状，階段の上り下りに息がきれるという自覚症状，健康診断で数値が悪かったという身体的症状など，これらは運動行動を志向する動機である．それに対して，運動行動負担とは，運動をすると疲労がたまったり，筋肉痛になるという身体的負担，スポーツにはお金がかかるという経済的負担，汗をかくことは気持ちが悪い，運動はめんどうくさい，つまらないといった心理的負担，運動をするには時間がとられるという実存的負担などの，運動行動の実行を妨げようとしている動機のことをいう．保健行動のシーソーモデル（14頁参照）のように，運動行動動機が負担よりも強くあればシーソーは左へ傾き，運動行動が実行されやすい．しかし，負担のほうが強く存在するときには，運動行動は実行されずに，運動行動をしたいという行動の準備段階はあるものの，行動自体は潜在化してしまう．また，このモデルでは，社会

的資源を活用しながらの本人の自己決定能力による支点の移動に着目し，それによって動機と負担が調節できると考えている点に特徴がある．

健康行動科学では，人は本来，自らの健康の増進や回復のために何らかの行動をとると考えている．その本人を援助者がどのように支援するかが問題となるが，運動行動を支援する際にも大切なことは，本人が自らのシーソーの支点を動かし，運動行動動機を強め，負担を軽減する力をもっていると信じて支援していくことである．

❸ セルフケア行動を支援する

保健行動の実行や継続は，本人が日常生活のなかで，セルフケア行動として実行できるようになる必要がある．したがって，体力増進や回復，骨粗鬆症の予防，肥満の予防，高血圧の予防，腰痛予防などの目的のための運動指導の実施による最終目的は，各自が自分で適度な運動を定期的に継続的に実行できるというセルフケア行動をとれるようになることである．

1. 体操教室参加者の3つのタイプ

筆者はこれまでに，中高年者の定期的な運動指導を数カ所で14年間にわたってしてきたが，過去に受講者に尋ねたところ，講座に参加したときしか運動ができないという者が多かった．講座の運動指導だけではセルフケア行動としての運動行動の支援にはあまり効果が芳ばしくないとわかり，その原因の手がかりを得るために調査を行ったことがある．

中高年者の健康体操教室の参加者（調査協力者159名，平均年齢67.4歳）の調査結果から，参加者は3タイプに分けられることがわかった．一つは，自立的で運動を継続することにも自信をもっている"高自信独立型"で，教室でも仲間を励ましたり，他の趣味のサークルやボランティア活動などを積極的にしているタイプである．二つ目のタイプは，自立的だが運動に関する自信感が低い"低自信独立型"である．自立的なので，身体のためにいいからと自ら判断し，義務的ながら運動には

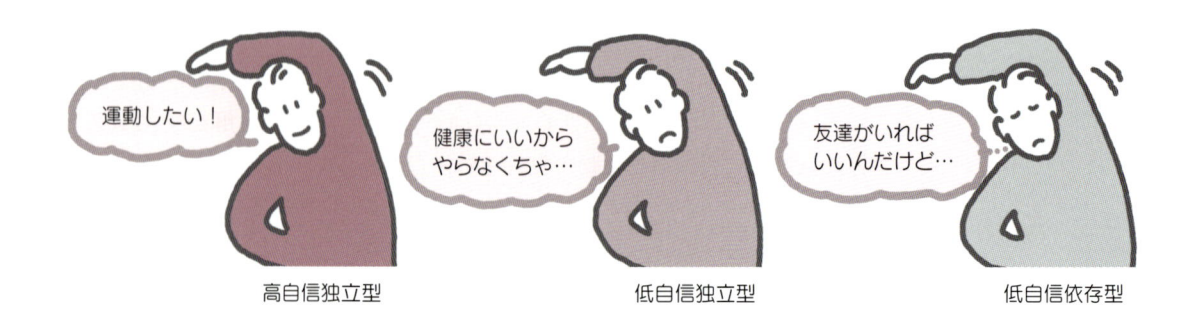

高自信独立型　　　　低自信独立型　　　　低自信依存型

参加している傾向がある．そして，もうひとつは，依存心が強く運動に関する自信も低い"低自信依存型"のタイプである．このタイプは，自己決定が苦手で，指導者からアドバイスをもらいたかったり，友人がいないと教室に参加できなかったりと，周りの人に左右されやすい傾向がある．本教室の参加者では，それぞれ24.4％，64.2％，11.4％みられた．日本人の約9割が依存型の行動特性を持ち合わせていることを考えると，"低自信依存型"の割合が少なかったが，このタイプは積極的に外に出て体操教室などに参加することのない人々と考えられ，運動習慣がないという人を対象に含めて調査をすれば，水面下には大勢いると推察できる．

運動が必要であるのに，専門家が促したり教室を開くなどの働きかけをしても，行動に移されることがなく，運動習慣もない人々の健康増進行動や予防的保健行動としての運動行動変容を支援していくことは今後の大きな課題である．残念ながら，この水面下の人々の行動変容を狙った実践研究は，まだなされていないといってよい．

2. タイプごとの支援法

これらの結果と講座での参与観察から考えてみると，タイプごとに行動変容のための支援法を変えたほうが効果的である．

"高自信独立型"は，自己決定できる能力があるうえ，運動の継続に関する自信も高いので，セルフケア行動が可能で，本人が自ら必要な情報を得ながら行動していくことのできるタイプの人である．本人が積極的，効果的に社会的資源や社会的支援を活用できる人々といえよう．

"低自信独立型"は，運動に関する知識や方法，運動の効果などをガイダンス（運動指導法）し，本人のニーズを把握したうえで的確なアドバイス（運動相談法）をすることも効果がある．独立的なタイプなので，セルフガイダンス法により自らが自らをガイドし，自己決定していく方法などは向いている．

"低自信依存型"タイプの，自己決定が苦手で，運動が必要なのにできないという人々には，運動をすることを妨げている無自覚な隠れた感情やイメージに対してのアプローチが必要なので，行動変容支援の運動カウンセリング法が効果を発揮する．

4 セルフガイダンス法とは

さて，ここでセルフガイダンス法について簡単にまとめておこう．それは認知行動療法の一つであり，人を認知や情動，行動面などから総合的に理解して，認知的，情動的，行動的な技法を広く用いて問題解決をしようというものである．セルフガイダンス法は援助者が，さまざまなパーソナリティや行動特性をもつ個人を支援するための個別支援法である．さまざまな保健行動や生活行動の変容や実行，継続を目的として，自らにガイダンスするために特定の教材に応答しながら，自らをガイドする方法である．本人が自分で行動に対する動機を強め，行動に伴う負担感を軽

減し，行動の実行と継続への自信を高めていくのに有効である．それは，本人の気づきを促すセルフチェックリスト方式やセルフモニタリング方式の教材を提供し，それに応答してもらうなかで行われる．対象者の自己決断能力を信じ，本人の自己決定を重視した方法なので，依存心が強い人には不向きだが，自立的で根気強い人には向いている．

　行動変容を左右する動機強化，負担軽減，自己決定能力向上に働きかけるような教材を開発し，提供していく．動機強化法（保健行動や生活行動の実行理由の確認法，行動の効果の確認法，生きがい連結法，自己賞罰法，サポートネットワーク法など），負担軽減法（代替法，環境改善法，見通し管理法，自己改善法，積極的気分転換法など），自信強化法（積極的学習法，セルフモニタリング日誌法，スモールステップ法，自信度チェックリスト法，ポジティブセルフトーク法など）のそれぞれに適した教材を，対象者が変容あるいは実行，継続すべき保健行動や生活行動に応じて工夫して開発するのである．たとえばそのときに，一口に保健行動といっても，本人がその保健行動に対して，いま関心をもっている程度の段階なのか，実行中なのかといった，どの段階にあるのかが問題である．したがって，対象の行動段階を考慮し，行動段階ごとのさまざまな行動科学的アプローチを提供することも大切である．無関心期あるいは関心期には，キャンペーン法や行動の理由の確認法や効果の確認法といった方法が有効である．向こう1カ月以内には実行する予定という準備期になると，行動変容支援のカウンセリング法が非常に効果的である．また，動機を強化するために自己観察法や生きがい連結法，情緒的支援法などがあげられる．実行期には，負担を軽減し，動機を強めるために効果的，積極的なストレスマネジメント法が必要となる．とくに負担軽減のための代替法や環境改善法，自己改善法などが有効であろう．継続期には，自信を高めることが必要である．自己決定能力を高めるためのヘルスカウンセリング法，スモールステップ法，自信度チェックリスト法などが有効である．

❺ 運動指導におけるセルフガイダンス法

　セルフケア行動を支援するために，セルフガイダンス法は効果的である．教材の記入をとおして，本人が気づきや行動変容，自己決断でき，援助者も本人の気づきや決定を支援することができる．依存心が強い人には不向きだという教材の弱点をカバーするためには，仲間を得たり，援助者としてフォローをすることができるように，運動教室を実施しながら教材を活用していくと効果的である．実際に筆者が運動教室を開催し，運動セルフガイダンス法の教材を活用しながらの運動指導を行ったので，教材開発法や教材活用法，運動教室実施結果を紹介しよう．また，教室終了後の運動の継続状況を知るための1年後の追跡調査の結果も併せて紹介する．

1. 運動セルフガイダンス法の教材開発法

　まず，援助をしようとする対象者について，その背景や運動行動に関する行動段

階などを知る必要がある．また，先行研究について文献を検討することも大切である．これまでの研究結果を参考にすることで，運動行動にはどのような支援をもっとも必要とするのかを知ることができる．

たとえば，筆者が1995年に女子大学生と中高年者に対して行った調査（n = 3,209）によれば，運動行動は，健康のためにというのはもちろんのこと，気分転換や楽しみ，体力の維持向上，美容やダイエットのためなどに実行されることも多い．対象者の現在の運動の状況についての満足度は，非常に満足な者はわずかに5.2％であり，まあ満足25.9％，やや不満49.0％，非常に不満20.5％であった．また，運動意欲は，ぜひしたい者は54.6％，ややしたい38.5％，したくないという者は4.1％，わからない者が2.8％であった．これらの結果から言えば，運動に関して関心が高く，運動を実行，継続したいと考えている者が非常に多いが，実際の最近1年間の運動頻度は，ジョギングやラジオ体操，サイクリング，運動としての散歩までを含めて，週に3日以上した者は20.3％である．運動はしない，あるいは年に数回という者は27.2％であり，実行への意欲はあっても実行されていない．運動をしない人の運動をしない理由を尋ねると，一番の理由は，時間がないということであった．このような負担を軽減しない限り運動行動の実行には至らない．そのためには，自己改善法により，生活時間の見直しやタイムマネージメントを行うことで，本人の気づきを促すことができる教材が必要であろう．

また，運動の継続年数は，運動の情緒的な支援ネットワークがあること（r = 0.42, $p < 0.01$），運動の自信感が高いこと（r = 0.45, $p < 0.01$），運動を促すような行動感覚を持ち合わせていること（r = 0.30, $p < 0.01$）と関連が強いことがわかった．この結果から，運動行動継続の支援には，サポートネットワーク法や自信度チェックリスト法などの教材が効果的であることがわかる．

このようにして対象に応じて，どのようなアプローチによる教材が有効なのかを見いだしたうえで，教材開発をする．そのときに，机上のデータだけではなく，現場での臨床経験からつかんでいるものが役立つことはいうまでもない．これまでの先行研究に照らし合わせ，自分の経験や参与観察により集積した対象者からの生きた声を十分に活用するとよい．

2. 運動セルフガイダンス法の教材

具体的な教材を紹介しよう．健康のために医者や家族から運動を勧められたとしても，なかなか実行できない人は多い．たとえば，運動行動変容の教材として，「運動のための目標行動と戦略」の記録は，どんなときに運動をする気をなくすかを書き出し，各々に対して，自己賞罰法（1カ月間のバス代をためて温泉へ，さぼった日はビールはなし），自己改善法（早起きをして朝駅まで歩く，テレビを見ながらストレッチをする），ポジティブセルフトーク法（疲れたからやめよう→疲れをとるために軽く運動しよう，汗をかくのは気持ち悪い→汗をかいて新陳代謝を活発にしよう）などのその人独自の戦略を立てるもので，負担軽減の効果をもつ．その日の気分や感じたこと，行動したこと，学んだことや気づいたことを記録する「運動のセルフモニタリング日誌」は，気づきが生じ，自信が高まる効果がある．また，自信度を得点で記録する「運動自信度チェックリスト」は，徐々に100点に近づいてい

Sheet 1　運動セルフガイダンス法のマテリアル例（マテリアル1〜8）

〈マテリアル1〉 運動をする理由のチェックリスト　記録日　年　月　日

運動をする理由

右の「運動をする理由」を参考にして、あなたが思いつく理由を、いくつでもあなたの優先順位の強いものから順に書いてください。

- 優先順位 1.
- 優先順位 2.
- 優先順位 3.
- 優先順位 4.
- 優先順位 5.
- 優先順位 6.
- 優先順位 7.
- 優先順位 8.
- 優先順位 9.
- 優先順位 10.
- 優先順位 11.
- 優先順位 12.
- 優先順位 13.
- 優先順位 14.

運動をする理由リスト

- 健康のため
- 体力の維持や増進のため
- 運動不足解消のため
- 主治医にいわれたので
- リハビリのため
- 気分転換に
- ストレス解消のため
- 楽しみのため
- 精神力を養うため
- 自信や決断力を養うため
- 老化を防ぐため
- 友達をつくるため
- 美容のため
- 姿勢が良くなるため
- やせるため
- 身体を動かすのが好きだから
- 生きがいだから
- 技能向上のため
- 趣味だから
- その他（　　　　　）

〈マテリアル2〉 気分や状態の変化による運動効果の自己観察チェックリスト

あなたは、運動をしたことで以下のような効果がどの程度あったと思いますか。「全くそう思わない」を0点とし、5点を「非常にそう思う」として、0〜5点で記録しましょう。

強度　0　1　2　3　4　5
全くそう思わない　　　　　非常にそう思う

	例	月日	月日	月日	月日	月日
1）肩，腰，膝の痛みが減った	2					
2）身体が引き締まった	2					
3）階段の昇降が楽になった	2					
4）運動不足が解消された	4					
5）体力がついてきた	2					
6）食事がおいしい	3					
7）よく眠れる	4					
8）体調が良くなった	3					
9）姿勢が良くなった	2					
10）新しい友人ができた	5					
11）心身がスッキリしている	2					
12）楽しくなる	1					
13）健康感がある	3					
14）気分転換になった	5					
15）仕事や家事の能率が上がったと思う	1					

〈マテリアル3〉 サポートネットワーク法

次のような人があなたのまわりにいますか。あてはまる番号に○をつけてください。

	家族の中で	運動仲間の中で
1. あなたが運動することを励ましてくれる人	（1. いる　2. いない）	（1. いる　2. いない）
2. あなたの健康を心配してくれる人	（1. いる　2. いない）	（1. いる　2. いない）
3. あなたが運動することを喜んでくれる人	（1. いる　2. いない）	（1. いる　2. いない）
4. あなたが運動することに賛成し，支持してくれる人	（1. いる　2. いない）	（1. いる　2. いない）
5. あなたの運動の成果を評価し，認めてくれる人	（1. いる　2. いない）	（1. いる　2. いない）
6. 気持ちが通じ合う人	（1. いる　2. いない）	（1. いる　2. いない）
7. あなたと一緒に楽しく運動をしてくれる人	（1. いる　2. いない）	（1. いる　2. いない）
8. 一緒にいると活力のわいてくる人	（1. いる　2. いない）	（1. いる　2. いない）
9. 一緒にいるといやなことを忘れてしまう人	（1. いる　2. いない）	（1. いる　2. いない）
10. 運動についてわからないことを教えてくれる人	（1. いる　2. いない）	（1. いる　2. いない）

　　　　　　　　　家族の中で　　運動仲間の中で
　月　日　得点　　　　点　　　　　　点
　月　日　得点　　　　点　　　　　　点

〈マテリアル4〉 生きがいと運動

1. あなたがいま生きがいとしていることは何ですか。
次の生きがいの凡例を参考にして、優先順位をつけて3つまで具体的にお書きください。

- 優先順位 1.
- 優先順位 2.
- 優先順位 3.

凡例：
- 配偶者や家族とのつながり
- 子どもの育児教育
- 友人とのつきあい
- 職場あるいは学校の仲間との付き合い
- 仕事あるいは勉強
- 趣味やスポーツ
- 宗教
- さまざまな団体活動への参加
- ボランティア活動

2. 運動することが上に挙げたあなたの生きがいとすることに、好ましい影響と好ましくない影響があればそれぞれすべてあげてください。

好ましい影響

好ましくない影響

3. 次にそれらの影響について自分で考えたり、家族や友人と話したりして、考えが変わったり、気がついたことがあれば書いてください。

〈マテリアル5〉 日常生活活動＆運動のエネルギー消費量と運動日誌

年　月　日

1. 生活時間

例を参考にして、1日の生活時間を記入してみましょう。なるべく細かく（分単位で）記入をすることで、正確なエネルギー消費量を知ることができます。

0:00　　1:00　　2:00　　3:00

4:00　　5:00　　6:00　　7:00

8:00　　9:00　　10:00　　11:00

12:00　　13:00　　14:00　　15:00

16:00　　17:00　　18:00　　19:00

手法と教材 運動指導におけるセルフガイダンス法とSATカウンセリング法

2. 日常生活活動と運動の消費エネルギー量の計算

自分で計算をする時には、この下の表にそれぞれの時間を記入して計算します。

日常生活&運動	kcal/kg/分×時間(分) = kcal/kg
睡眠	0.0170 × =
食事	0.0269 × =
身支度	0.0287 × =
歩行(普通)	0.0570 × =
散歩	0.0464 × =
階段(のぼる)	0.1349 × =
階段(おりる)	0.0658 × =
乗り物(電車バス立位)	0.0375 × =
自転車(普通)	0.0658 × =
自動車運転	0.0287 × =
休息・談話・ラジオ	0.0233 × =
入浴	0.0606 × =
炊事(準備・かたづけ)	0.0481 × =
掃除(はく、ふく)	0.0676 × =
掃除(掃除機)	0.0499 × =
洗濯(手洗い)	0.0587 × =
洗濯(干す・取り込み)	0.0587 × =
洗濯(アイロンかけ)	0.0464 × =
ふとんの上げ下ろし	0.0818 × =
裁縫	0.0287 × =
教養(新聞・読書など)	0.0233 × =
趣味娯楽(将棋など)	0.0287 × =
机上事務	0.0304 × =
立ち仕事	0.0375 × =
買物	0.0481 × =
草むしり	0.0552 × =
その他( )	× =
( )	× =
合計	1440分 kcal/kg

日常生活時の
kcal/kg 体重 エネルギー消費量
     ×   kg =   kcal

まず、全消費エネルギー量の10%〜20%を運動量の目標とするのが良いでしょう。運動の種目ごとに、計算のための係数がちがいます。どのような運動を何分行ったかにより、運動によるおおよその消費エネルギーを知ることができます。

例えば、体重60kgの人が、卓球の練習を30分行ったとします。

卓球の係数は、時間が、体重が、
0.1490 × 30(分)× 60(kg) = 268.2 kcal
のエネルギーを消費しました。

運動種目別のエネルギー消費量 (kcal/kg/分)

散歩 (0.0464)　　　軽いジョギング (0.1384)　　リズム体操 (0.1472)
1分間に60mの歩行 (0.0534)　強いジョギング (0.1561)　ジャズダンス (0.1517)
1分間に70mの歩行 (0.0623)　遊泳クロール (0.3738)　軽い体操 (0.0552)
1分間に80mの歩行 (0.0747)　遊泳平泳ぎ (0.1968)　強め体操 (0.0906)
1分間に90mの歩行 (0.0906)　遊泳横泳ぎ (0.1614)　ダンス (0.0578)
1分間に100mの歩行 (0.1083)　自転車平地10km/時 (0.0800)　ゴルフ (0.0835)
卓球練習 (0.1490)　自転車平地15km/時 (0.1207)　スケート練習 (0.1437)
バドミントン練習 (0.1508)　自転車登坂10km/時 (0.1472)　テニス練習 (0.1437)
スカッシュ練習 (0.1615)　自転車登坂15km/時 (0.2602)　階段昇降 (0.1004)
剣道かかりげいこ (0.5631)　自転車降坂 (0.0269)　バット素振り (0.2641)
ラジオ体操 (0.0552〜0.1083)

(資料:日本体育協会スポーツ科学委員会)

3. 運動日誌

毎日の運動を例に習って、得点にして記録しましょう。
1点は約40キロカロリーのエネルギー消費量です。体重の少ない人は、時間を少し長くやってください。これから運動を始める人の目安としては、1日5点です。

1点 = 散歩ならば15分位　　　1分間に70メートルの歩行ならば10分位
　　　ラジオ体操ならば10分位　平地の自転車ならば10分位
　　　軽いジョギングならば5分位　普通の強さのリズム体操ならば5分位

その他の運動をした場合には、何を何分したかを記録しましょう。

例	月	火	水	木	金	土	日	合計
準1週目	5点	3点 テニス 40分	3点	6点	3点	3点	2点	33点

0.1437 × 40分 × 60kg = 344.88kcal (約8点)

運動日誌

	月	火	水	木	金	土
第1週目	点	点	点	点	点	点
第2週目	点	点	点	点	点	点
第3週目	点	点	点	点	点	点
第4週目	点	点	点	点	点	点
第5週目	点	点	点	点	点	点
第6週目	点	点	点	点	点	点
第7週目	点	点	点	点	点	点
第8週目	点	点	点	点	点	点
第9週目	点	点	点	点	点	点
第10週目	点	点	点	点	点	点
第11週目	点	点	点	点	点	点

〈マテリアル6〉運動に伴う負担感の自己観察チェックリスト

あなたは、運動をすることに伴い以下のような負担をどのくらい感じていますか。
0〜5点で記録しましょう。

負担度評価 0　1　2　3　4　5
　　　　　全くそう　　　　　非常に
　　　　　思わない　　　　　そう思う

	例	月日
1) 運動するのがめんどうくさい	3	
2) つまらない	0	
3) 気力がない	2	
4) 苦しい	3	
5) 運動は苦手だ	2	
6) 運動は身体に悪い気がする	0	
7) 怪我をしそうで心配だ	1	
8) 仕事や家事で十分だ	1	
9) 汗をかくのがいやだ	0	
10) 身体を動かすのが嫌い	0	
11) 身体が重い	3	
12) 身体が痛い	2	
13) 身体が疲れる	3	
14) 時間がない	1	
15) 仲間がいない	0	

〈マテリアル7〉運動継続のための自己観察日誌(セルフモニタリング日誌)

例を参考にして、記録しましょう。

	主な気分や状態	思ったことや感じたこと	行動したこと	学んだことや気づいたこと
例	運動をした次の日は何もする気がしない。つまらない。	この調子では続かないなあ。	週に2回だった運動を4回にして1回の運動量を減らした。	無理に頑張っても無理だ。仲間を見つける必要がある。
月 日				
月 日				
月 日				
月 日				

〈マテリアル8〉運動自信度チェックリストと運動自信度グラフ

あなたは、次のように運動をすることにどのくらい自信がありますか。「全然自信がない」を0点とし、100点を「絶対の自信がある」とした以下のような尺度で、あなたは何点くらいの自信がありますか。

0点　　　20点　　　40点　　　60点　　　80点　　　100点
全然　　　あまり　　　少し　　　まあ　　　かなり　　　絶対の
自信がない　自信がない　自信がある　自信がある　自信がある　自信がある

1. 疲労をためずに運動をする……………( ) 点
2. 楽しく運動ができる……………………( ) 点
3. 無理なく運動をする……………………( ) 点
4. 日常生活の一部として運動をする……( ) 点
5. これからも運動を続ける………………( ) 点
6. 時間がないというときでも運動をする…( ) 点
7. 雨が降っている日でも運動をする……( ) 点
8. 気分がすぐれないときでも運動をする…( ) 点
9. 家族や友人に運動を勧める……………( ) 点
10. 家族や友人に運動の良さや運動の仕方を教えてあげる……( ) 点

総計　　　点÷10 =　　　点　自信度

現在　　　1カ月後　　　2カ月後　　　3カ月後
　点　→　　点　→　　点　→　　点

くことで，自らの目標の達成度が見え，自信感が高まり行動変容の成功への鍵となる．

セルフガイダンス法では，このような教材を対象に合わせて活用しながら人々の運動行動を支援しようというのである．*Sheet 1*に具体的な教材例（**マテリアル1～8**）をあげる．

3. 運動教室における教材の活用法

1996年に50代から70代の女性に対して3カ月間全6回の運動教室（1回2時間：約70分運動指導／約50分講義や教材記入）を行った際に，任意にセルフガイダンス法の教材への協力を依頼した．教材利用状況を**表V-2**に，教材の効果について**表V-3**に示した．

たとえば，まず，運動をする理由と運動による効果の確認をする教材を用いることで，運動をする理由が本人の中で確信され，身体が軽く感じられるようになったり，階段の上り下りが楽になるといった効果が確かめられることで運動行動の動機が強まる．運動をすることに協力してくれたり，一緒にやってくれるような支援者を得ることも，動機を強め，負担を軽減する．支援ネットワーク法により，支援者がいるかの確認をして，不足している場合には支援者を補足する必要があることを認識してもらう．また，運動をすることと，自分の人生での目標や生きがいとの関連を考えてもらうことにより，それぞれの動機が連結するともっとも強く動機づけられる．自分のその日の気分，感じたことや思ったこと，行動したこと，気がついたことや学んだことを記録する自己観察日誌は，気づきが高まり，自信もつく大変効果的な教材である．

運動に対する動機を強め，負担を軽減するとともに，運動行動の自信強化をする

表V-2 調査票および教材の利用状況

	利用状況	1	2	3	4	5	6	利用頻度
	運動をはじめる前に（メディカルチェック問診票）	●						はじめに1回
	対人依存行動特性尺度	●						はじめに1回
マテリアル1	運動をする理由のチェックリスト	●						はじめに1回
マテリアル2	気分や状態の変化による運動効果の自己観察チェックリスト	●	●	●	●	●	●	毎回
マテリアル3	サポートネットワーク法	●					●	1回目と6回目
マテリアル4	生きがいと運動		●	●	●	●		いつでもよい
マテリアル5	日常生活活動＆運動日誌とエネルギー消費量	●	●	●	●	●	●	エネルギー計算は1回，運動日誌は毎日記録
マテリアル6	運動に伴う負担感の自己観察チェックリスト	●	●	●	●	●	●	毎回
マテリアル7	運動継続のための自己観察日誌			●	●	●	●	毎回
マテリアル8	運動自信度チェックリスト法と運動自信度グラフ	●			●			毎月1回
	体脂肪率測定	●					●	1回目と6回目に

表 V-3 教材の利用による効果について

マテリアル1　運動をする理由のチェックリスト
- 本人が動機を確認
- 指導者が対象者のニードを確認

マテリアル2　気分や状態の変化による運動効果の自己観察チェックリスト
- 本人が得点の変化により身体心理社会的効果を確認し，動機の強化
- 指導者は具体的な運動指導内容に反映できる

マテリアル3　サポートネットワーク法
- 本人が支援をどのくらい得られているかの確認
- 指導者は指導法の工夫ができる

マテリアル4　生きがいと運動
- 本人が自分の生きがいと運動とを結びつけて考え，動機の強化
- 指導者はカウンセリング時の参考になる

マテリアル5　日常生活活動＆運動日誌とエネルギー消費量
- 本人が実際に日常生活のエネルギー消費量を知る
  運動日誌をつけ運動のエネルギー消費量を知る
- 指導者は各対象者の運動量の目安をたてられる

マテリアル6　運動に伴う負担感の自己観察チェックリスト
- 本人が自分の負担感を確認する
- 指導者は運動指導時の運動強度や量などの決定の参考とする

マテリアル7　運動継続のための自己観察日誌
- 本人が自分を振り返ることで気づきを見いだせる
  感じたことからの学びを得られる
  学びを実践して自分なりの運動継続方法を模索
- 指導者は対象者の気分や思ったこと感じたことを知ることでサポートがしやすくなる
  カウンセリングをする際の参考になる

マテリアル8　運動自信度チェックリスト法と運動自信度グラフ
- 本人は自信度の変化を実感し継続への自信につながる
- 指導者はセルフチェックリスト法や運動指導や講義，カウンセリングの効果を確認することができる

ことも重要である．運動自信度チェックリスト法により，自信度を得点でつけ，だんだんと100点に近づいていくことにより，自らの目標を達成していくことで，自信感が高まり，行動変容の成功への鍵となる．

とくに，このようなチェックリスト法に本人が行き詰まったとき，本人に希望があれば運動カウンセリング法を取り入れるのである．たとえば，支援者がいないことが認識されても，どうも自分は周りの人とうまくコミュニケーションをとったり，相互に支援し合える関係をつくることが苦手だという場合，朝は今日こそはと思うのだが，結局1日が終わってみるとまた明日がんばろうと反省することで終わってしまうことが繰り返されている場合などがある．このような場合には，何か自分がこうしようとか，こうしたいという意思とは裏腹に，無意識のうちに行動を支配し

図 V-1　事例1（Kさん,57歳）

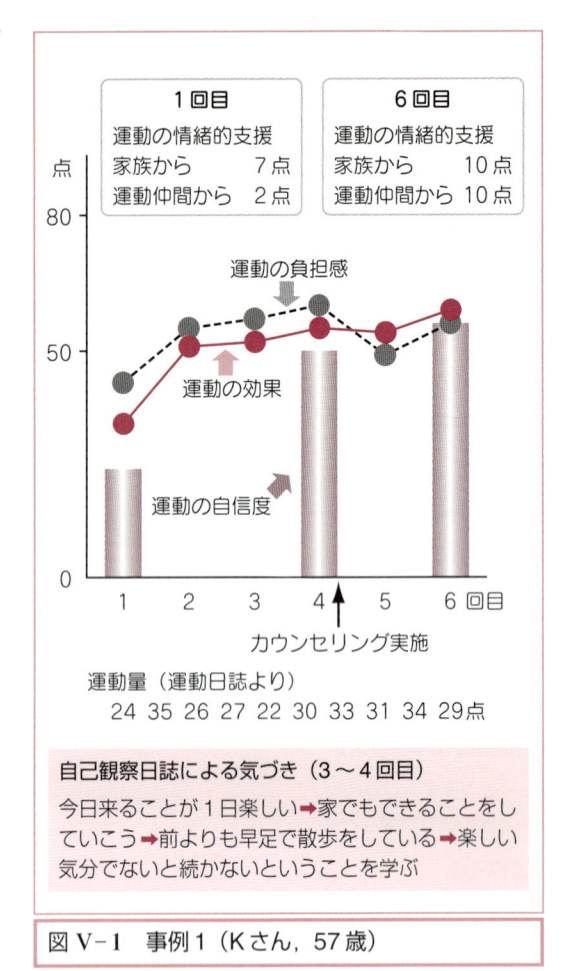

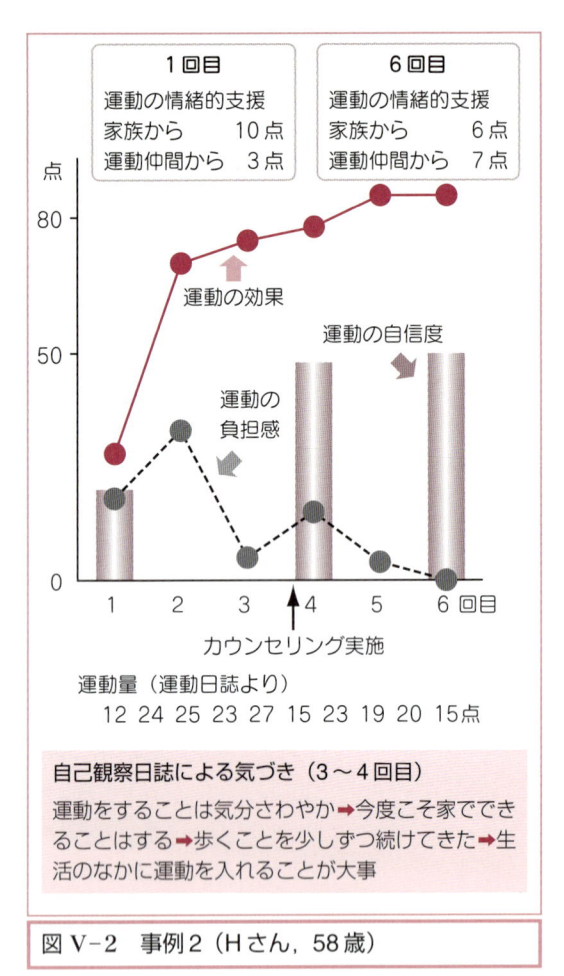

1回目
運動の情緒的支援
家族から　　　7点
運動仲間から　2点

6回目
運動の情緒的支援
家族から　　　10点
運動仲間から　10点

運動量（運動日誌より）
24 35 26 27 22 30 33 31 34 29点

自己観察日誌による気づき（3～4回目）
今日来ることが1日楽しい➡家でもできることをしていこう➡前よりも早足で散歩をしている➡楽しい気分でないと続かないということを学ぶ

図 V-2　事例2（Hさん,58歳）

1回目
運動の情緒的支援
家族から　　　10点
運動仲間から　3点

6回目
運動の情緒的支援
家族から　　　6点
運動仲間から　7点

運動量（運動日誌より）
12 24 25 23 27 15 23 19 20 15点

自己観察日誌による気づき（3～4回目）
運動をすることは気分さわやか➡今度こそ家でできることはする➡歩くことを少しずつ続けてきた➡生活のなかに運動を入れることが大事

ている隠れた意思が働いているのである．そこを支援するためには，援助者に問題解決や自己決定，自己成長を支援できるSATカウンセリング技術が不可欠といえる．

4. 教材の利用および追跡調査の結果について

　協力が得られた29名の結果は，短期間の限られた回数での調査であるため，個人差は大きいが，全体として運動仲間ができ，仲間からの情緒的なサポートネットワークが得られていた．そして，運動の効果の認知や運動の自信度が上昇していた．教材に協力を得られた対象者のうち4事例について，得点の変化を図V-1～V-4に示した．事例1は，やや心の依存心が高いタイプであり，運動教室をとおして友人が得られ，運動を継続的に実行できてはいたが，負担感を非常に強く感じていた．そこで，本人の希望によりカウンセリングを行ったところ，カウンセリング後に負担感が減少した．事例2は，非常に独立的なタイプであり，運動には効果を感じており，毎日運動のために一緒に歩く友達もできたという結果であった．しかし，運動の自信度が低かったので，本人の希望によりカウンセリングを行ったところ，自信度の上昇がみられた．事例3は，大変独立的なタイプであり，仲間が得られたことにより情緒的に助けられ，自分のペースで運動を実践していけたケースである．事例4は，やや依存心の強いタイプであるが，気づきを支援する自己観察日誌をつ

図 V-3 事例3（Nさん，65歳）

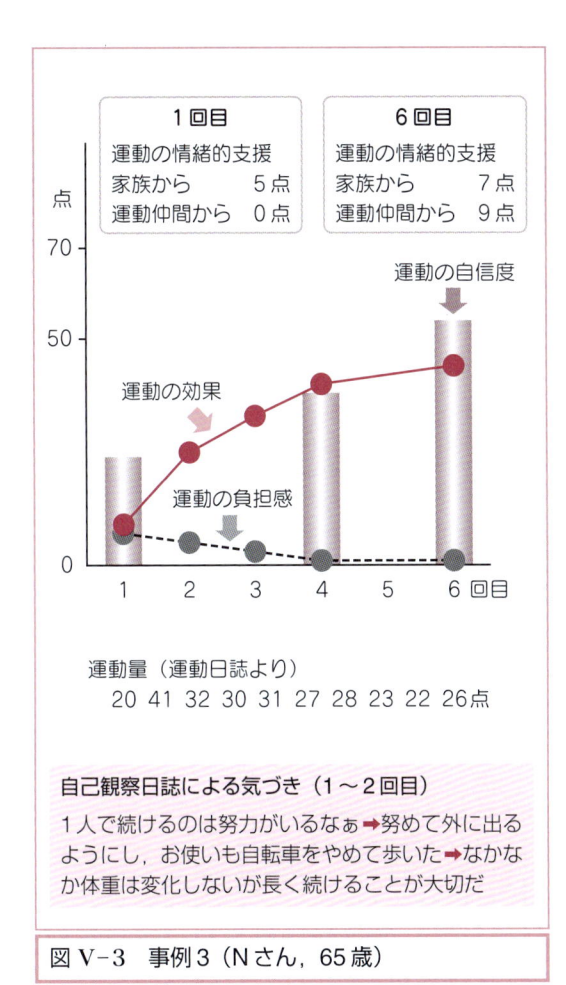

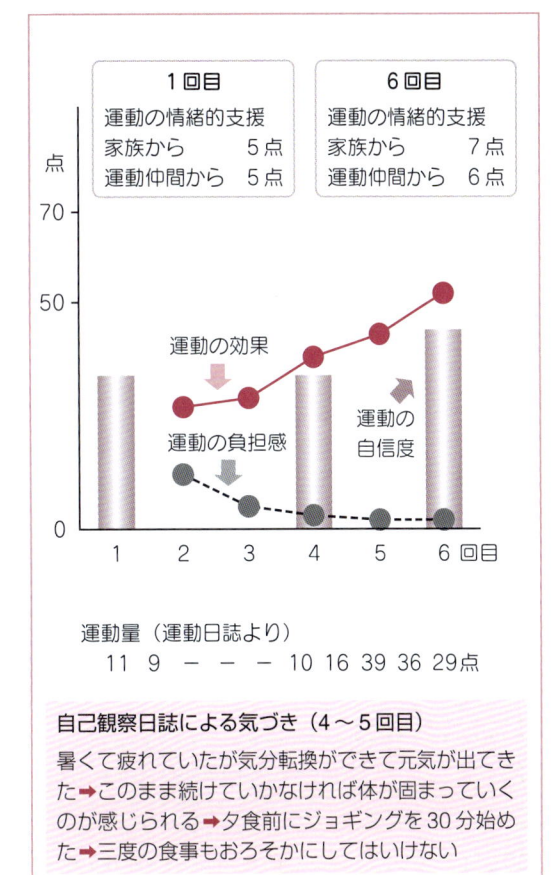

	1回目	6回目
運動の情緒的支援 家族から	5点	7点
運動仲間から	0点	9点

運動量（運動日誌より）
20 41 32 30 31 27 28 23 22 26点

自己観察日誌による気づき（1～2回目）
1人で続けるのは努力がいるなぁ➡努めて外に出るようにし，お使いも自転車をやめて歩いた➡なかなか体重は変化しないが長く続けることが大切だ

図 V-4 事例4（Sさん，61歳）

	1回目	6回目
運動の情緒的支援 家族から	5点	7点
運動仲間から	5点	6点

運動量（運動日誌より）
11 9 － － － 10 16 39 36 29点

自己観察日誌による気づき（4～5回目）
暑くて疲れていたが気分転換ができて元気が出てきた➡このまま続けていかなければ体が固まっていくのが感じられる➡夕食前にジョギングを30分始めた➡三度の食事もおろそかにしてはいけない

けることで自分の気づきを生かして実践していくことができたケースである．全体の変化に関しては，図V-5に示した．

　事例1，3，4に関しては1年後の追跡調査に協力が得られた．その結果，事例1は1年後に毎日30分程度運動を継続していること，体重が2kg減少したことがわかった．そして，家族からのサポートが9点，運動仲間からは6点と，運動仲間からの支援が4点減少していた．運動の自信度は54点であった．事例3は，「知識を得ることだけではなく，長く続けることがいかに大切かを知った」ということで，週に3回以上の運動習慣が身についていた．家族からのサポートが6点，運動仲間からは5点と，運動仲間からの支援が4点減少していた．運動の自信度は66点と，教室終了時よりさらに上昇していた．事例4は，週に1～2回の運動習慣が身についていた．家族からのサポートが5点，運動仲間からは3点と，運動仲間からの支援が半減していた．運動の自信度は40点とほぼ維持されていた．

　これらの結果から，運動教室を実施し，教材を利用することで個人個人がさまざまな気づきを得て，それぞれのペースでの運動行動変容を成功させることができているケースが多かった．教材に関しての感想として，「記録はめんどうではあったが，こんなにも自分が運動をすることについて細かく考えたことはなかったので，いろいろと気づいたことがあった」，「得点で表れると励みになる」，「運動の効果の

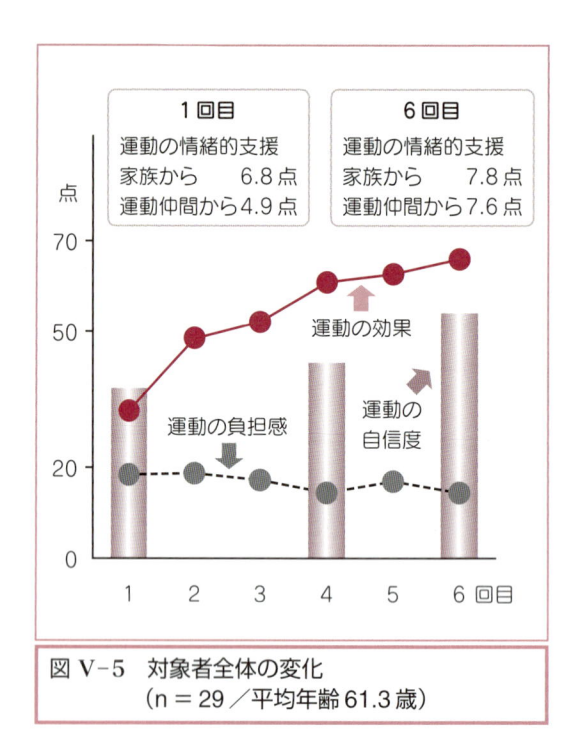

	1回目	6回目
運動の情緒的支援		
家族から	6.8点	7.8点
運動仲間から	4.9点	7.6点

図 V-5　対象者全体の変化
（n＝29／平均年齢61.3歳）

チェックリストを見ていたら，運動にはいろいろな効果があるんだなあと改めて思った」，「日記のようで結構面白かった」などといった声が聞かれた．また，事例を検討した結果，自信の回復，負担感の軽減にはカウンセリングが効果的であった．

　一昔前まで，やる気がない者はしかたがない，根性がないからだ，性格の問題だと片づけられてきた人と向かい合って，行動変容を支援していかない限り，生活習慣病も減ることはない．したがって，援助者には，本当の問題を解決し，自己成長まで支援することのできる支援法の創意工夫や支援の技術を早急に身につけていくことが求められている．

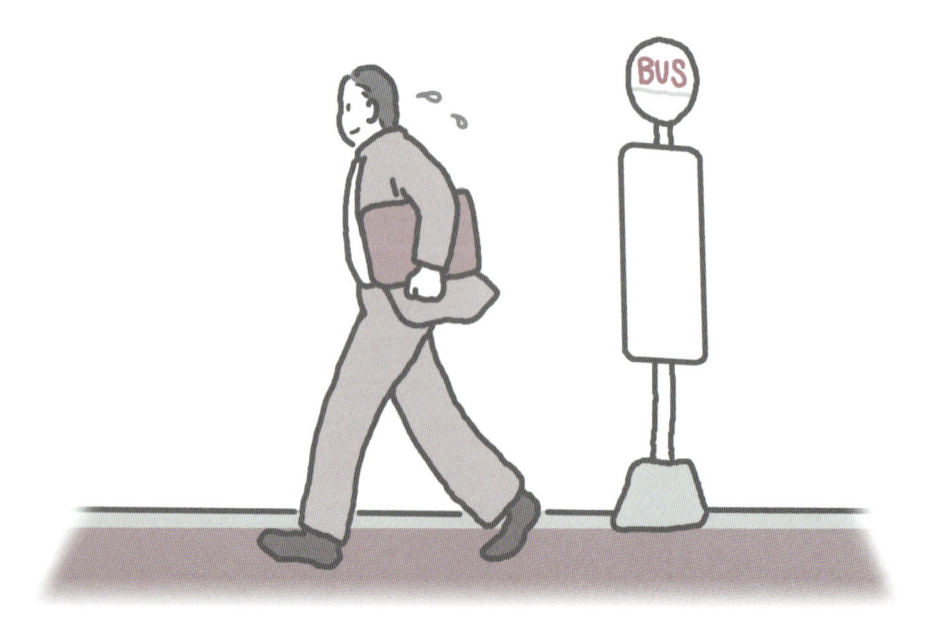

参考文献

)は引用文献

I プロローグ

1. 宗像恒次:栄養指導のためのヘルスカウンセリング,医歯薬出版,1998.
2. 宗像恒次:自己成長のためのカウンセリング入門,DANぽ,1999.

II ガイダンス

1. 宗像恒次:行動科学からみた健康と病気.メヂカルフレンド社,1987,1994改訂.
2. 宗像恒次:SATカウンセリング技法.広英社,1997.
3. ヘルスカウンセリング学会編:ヘルスカウンセリング事典,第1版,日総研出版,1999.
4. 宗像恒次監修:生活習慣病とヘルスカウンセリング.日総研,2001.
5. 宗像恒次編著:カウンセリング医療と健康,金子書房,2004.
6. 宗像恒次:SAT療法,金子書房,2006.
7. 宗像恒次:感情と行動の大法則,日総研出版,2008.

IV 事 例

1) 中尾一和,石井 均監訳:糖尿病治療のための臨牀心理ガイド,メジカルビュー社,1997.
2) 石井 均:糖尿病患者の心理・行動的問題およびQOL.日本臨牀,55(増刊号):633〜638,1997.
3) 石井 均:糖尿病,43:13〜16,2000.
4) Prochaska J. O., DiClemmente C. C., Norcross J. C.: In search of how people change; Applications to addictive behaviors. American Psychologist, 47: 1102〜1114, 1992.

1. 21世紀における国民健康づくり運動(健康日本21),厚生省,2000.
2. 平成23年度国民医療費の概況,厚生労働省,2013.
3. 山内恵子:食生活,国民栄養協会,2000.
4. 宗像恒次,小森まり子,橋本佐由理:Behavioral Science Method Structured Association Technique ヘルスカウンセリングテキスト,Vol.I・II,ヘルスカウンセリングセンターインターナショナル,2000.
5. ヘルスカウンセリング学会編:ヘルスカウンセリング事典,第1版,p.394,日総研出版,1999.
6. 宗像恒次編:ヘルスカウンセリング.現代のエスプリ379号,至文堂,1999.
7. 全国腎臓協議会:透析をはじめる人のためのガイドブック,p.34,1999.
8. わが国の慢性透析療法の現況.透析会誌,2014.
9. 出浦照國:腎不全,立風書房,1995
10. 青木久三:減塩なしで血圧は下がる,主婦の友社,1979.
11. 荒川規男:食生活,国民栄養協会,2000.
12. 日和田邦男:食生活,国民栄養協会,2000.
13. 竹原和彦:アトピービジネス,文芸春秋,2000.
14. 益子育代:支援計画を明確にする心理面のアセスメント.隔月ヘルスカウンセリング,13(1):17〜24,2000.
15. 益子育代:アトピー性皮膚炎といじめ,自信回復までのカウンセリング過程.隔月ヘルスカウンセリング,13:25〜32,2000.
16. 益子育代,大矢幸弘ほか:思春期アトピー性皮膚炎の行動医学的アプローチ.第11回日本アレルギー学会春季臨床大会 口頭発表.アレルギー,48:263,1999.
17. 大矢幸弘:ストレス.小児科(宮地良樹,永倉俊和編),アトピー性皮膚炎,p.223〜230,メディカルレビュー社,2000.
18. 益子育代:病気と闘う子どもへのヘルスカウンセリング.看護に役立つヘルスカウンセリング(宗像恒次編),p.78〜84,メヂカルフレンド社,1999.

V 手法と教材

1. スポーツライフ・データ2000―スポーツライフに関する調査報告書―,SSF笹川スポーツ財団,2000.
2. 橋本佐由理:健康行動科学入門「連載第4回 保健行動変容を支援する」.ヘルスカウンセリング,1(4):81〜84,1998.
3. 橋本佐由理ほか:健康体操教室における中高年者の運動行動に関する研究.日本保健医療行動科学会年報学会年報,Vol.13,p.122〜138,1998.
4. 橋本佐由理ほか:運動行動を支えるカウンセリング法と教材開発.ヘルスカウンセリング学会年報,Vol.2,p.162〜174,1996.
5. 橋本佐由理ほか:女性中高年者の健康体操教室への継続的参加に関する研究.日本健康教育学会誌,6(1):15〜24,1998.
6. 橋本佐由理ほか:女子大学生およびその両親における運動行動と食行動に関する研究.日本保健医療行動科学会年報,Vol.14,p.190〜208,1999.

索引 INDEX

あ

アクセル感情 …………………… 20, 162
アドバンス …………………………… 42
アドバンスレベル … 68, 71, 72, 75, 105, 111, 119
アトピー性皮膚炎 ………………… 140
アレルギー疾患 …………………… 138

い

イメージ変換 ………………… 20, 24
イメージ変換法 …………… 26, 27, 39
"いまここで"感情への還元法 … 52
生きがい連結法 …………………… 188
医原病 ……………………………… 138
維持透析患者 ……………………… 91
一緒に考える栄養指導 …………… 155
癒しの技法 … 19, 24, 39, 56, 57, 118, 148, 153, 154
飲酒習慣 …………………………… 114

う

うつ病 ……………………………… 148
促し ………………………… 149, 150
裏の意思 …………………………… 9
運動 ………………………………… 116
運動カウンセリング法 …………… 193
運動セルフガイダンス法 … 189, 190
運動行動 …………………………… 185
運動行動動機 ……………………… 185
運動行動負担 ……………………… 185
運動行動変容 ……………………… 195
運動指導 …………………… 117, 185
運動自信度チェックリスト ……… 189
運動自信度チェックリスト法 … 193
運動療法 …………………………… 117

え

エンプティチェア ………………… 153
エンプティチェア法 ……………… 27

お

教える栄養指導 …………………… 155
表の意思 …………………………… 9

か

カウンセリング …………………… 12
カウンセリングマインド ………… 86
ガイダンス ………………………… 158
ガイダンス中心の指導 …………… 1
家族イメージ変換シート ………… 31
過食 ………………………… 127, 130
外部観察 …………………………… 45
鍵状況 ……………… 24, 56, 73, 76, 84
隠れた意思 ………………………… 7
確認 ………………… 35, 46, 169, 171, 173
看護者の価値観 …………………… 4
患者の価値観 ……………………… 4
感情に関するガイドライン表 … 15
感情認知困難性 …………………… 26
感情の意味の明確化 … 37, 52, 133, 134, 136, 151, 154, 173
感情の意味の明確化法 ………… 18, 38
感情の定義 ………………………… 51
感情の明確化 … 37, 51, 91, 133, 134, 136, 144, 148, 150, 151, 154, 160, 173
感情の明確化法 …………………… 18, 38
環境改善法 ………………………… 188
観察 …………………………… 33, 44, 88

き

キーメッセージ …… 33, 45, 133, 134
キーワード ………………… 33, 45, 133
基本感情 …………………………… 51
基本姿勢 …………………………… 86
逆想定法 …………………………… 52
逆流説明 …………………………… 74, 76
逆流説明法 … 106, 110, 111, 118, 122, 126
拒食 ………………………………… 127
共感 …………………………… 35, 47
共感的繰り返し … 50, 90, 134, 136, 149, 150, 151, 152, 153, 154
共感的励まし … 58, 91, 166, 169, 170, 171, 172, 173
教材開発法 ………………………… 188
禁煙 ………………………………… 116

く

クライアント中心療法 …………… 14
クレアチニンと腎機能の程度 … 99

け

傾聴 ………………… 34, 45, 88, 133
経済的負担 ………………………… 185

血圧の分類 ………………………… 114
血圧の降圧目標 …………………… 114
健康指導法 ………………………… 14
健康相談 …………………………… 12
健康相談法 ………………………… 14
言語的表現 ………………………… 128
現実感情 …………………………… 24
減塩 ………………………………… 115
減量 ………………………………… 115

こ

コンプライアンス行動 ………… 12
こだわりを解放する効果 ……… 19
交流分析療法 …………………… 14
行動修正療法 …………………… 81
行動段階 ………………………… 188
行動の効果の確認法 …………… 188
行動目標化の効果 ……………… 18
効果的沈黙 ………………… 48, 134
効果的な沈黙ゲーム …………… 48
高血圧治療ガイドライン ……… 113
高血圧症 ………………………… 113
高自信独立型 …………………… 186
高齢者 ……………………… 133, 136
構造化カウンセリング法 ……… 15
構造化連想法 …………………… 15
心の声 ……………………… 74, 76
心の声の変換 …………………… 110
心の声の変更 …………… 74, 76, 118
心の声の変更法 …… 39, 40, 41, 63
心の本質的欲求 ………… 10, 18, 53
心の本質的欲求の明確化 … 37, 38, 53
事柄の明確化 …… 134, 144, 149, 150

さ

サポートネットワーク法 … 188, 189
再誕生イメージ法 ………………… 26
再養育イメージ法 …………… 26, 27
産道期イメージ癒し法 …… 26, 129
産道期イメージ連想法 …………… 26

し

支援の言葉 ………………………… 112
自己イメージ ……………………… 125
自己イメージ連想 ………………… 91
自己イメージ連想法 … 19, 38, 55, 73, 75, 105, 111, 124, 135, 137, 144
自己開示 ………………… 171, 172, 173
自己改善法 ………………… 188, 189

索引

自己解離性 ……………………… 26
自己観察日誌 ……………… 194, 195
自己関連連想法 ………………… 55
自己決定化 ……………………… 38
自己決定能力 ………………… 20, 188
自己決定の効果 ………………… 19
自己効力化 ……………………… 39
自己効力感 …………………… 20, 132
自己効力感を高める効果 ……… 19
自己賞罰法 …………………… 188, 189
自己信頼欲求 ……………… 10, 18, 53
自己成長 ………………………… 25
自己成長化 ……………………… 40
自己成長課題 …………………… 11
自己成長心 ………… 40, 59, 60, 125
自己評価 ……………………… 182
自己防衛心 ………… 40, 59, 60, 125
自信強化法 …………………… 188
自信度チェックリスト法 … 188, 189
自由連想法 ……………………… 15
脂質異常症 …………………… 80, 83
慈愛願望欲求 ……………… 10, 18, 53
慈愛欲求 …………………… 10, 19, 53
色彩イメージ法 ……………… 127
実行目標 …………………… 182, 184
実存的負担 …………………… 185
社会死 ………………………… 121
週間体重表 ……………………… 81
重要他者 ……………………… 124
食事記録 ……………………… 179
食事療法 …………………… 72, 116
心傷イメージ連想法 …………… 39
心傷感情 …………… 10, 19, 56, 123
心傷感情の伝達 ………………… 24
心傷体験 … 10, 16, 106, 109, 119, 122, 125, 162
心傷風景 ………………………… 19
心傷風景連想法 … 19, 20, 24, 39, 56, 84, 93, 128, 131, 148, 152, 154
心理的アセスメント …………… 138
心理的負担 …………………… 185
心理パターン … 16, 17, 41, 61, 62, 71, 74, 76, 106, 112
心理パターンの自己解釈法 … 40, 41
身体死 ………………………… 121
身体的負担 …………………… 185

す

スキンケア …………………… 146
ストレス ……………………… 116
ストレス対処行動 …………… 139
ストレスマネージメント … 140, 158, 163
スモールステップ 155, 166, 174, 180
スモールステップづくり ……… 156
スモールステップ法 ………… 188
水分管理 ………………………… 89
水分管理行動 …………………… 91
水分制限 ………………………… 88
推察法 ………………………… 52

せ

セルフガイダンス法 … 175, 185, 187, 188
セルフケア行動 … 12, 14, 42, 67, 68, 100, 146, 186
セルフチェックリスト ………… 188
セルフモニター ……………… 175
セルフモニタリング … 175, 180, 183, 188
セルフモニタリング日誌法 … 188
セルフロールプレイング ……… 84
生活行動変容のカウンセリングシート ……………………… 91, 92
生活習慣病 ……………………… 67
精神死 ………………………… 121
精神分析療法 ……………… 14, 32
積極的な学習法 ……………… 188
積極的な気分転換法 ………… 188
潜在記憶 ……………………… 26
全国腎臓協議会 ………………… 88

そ

想定法 ………………………… 52
相談法 ………………………… 12

た

タイプごとの支援法 ………… 187
タイムスケジュール ………… 178
タイムスケジュール調査 …… 175
多因子性疾患 ………………… 138
多段階還元法 ……………… 52, 150
体重日記 ………………………… 81
胎児期シート ………………… 30
胎内イメージ癒し法 …… 26, 28, 129
胎内イメージの感情の明確化 … 28
胎内イメージ連想 ……………… 27
胎内イメージ連想法 …… 26, 129
代替・相補医療 ………………… 25
代替法 ………………………… 188
誕生期イメージ癒し法 …… 26, 129
誕生期イメージ連想法 ………… 26

ち

直接還元法 …………………… 52

て

テーラーリング ………………… 35
低自信依存型 ………………… 187
低自信独立型 ………………… 186

と

閉じた質問 …………… 89, 149, 171
透析患者 ……………………… 87
透析患者会が作成したガイドブック … 88
透析導入 ……………………… 102
糖尿病 …………………… 67, 136
糖尿病性腎症 ………………… 98
同居家族と家系背景シート …… 31
動機感情 ……………………… 20
動機強化法 …………………… 188
動機要因 ……………………… 14

な

亡き人再会イメージ法 …… 26, 27
内部観察 ……………………… 45

に

二次性ストレス ……………… 141
二重意思論 …………………… 9, 70
乳幼児イメージ癒し法 ………… 26

は

パーソナリティ変容 …………… 25
パターナリズム ………………… 13

ひ

非言語的表現 ………………… 128
肥満症 ………………………… 80
肥満治療 ……………………… 80
開いた質問 … 48, 90, 134, 149, 151, 157, 171, 173

ふ

フィードバック … 151, 166, 169, 174
フォローの態度 ………………… 35
フラッシュバック ……… 16, 20, 24
フラッシュバック感情 ………… 24
ブレーキ感情 ……………… 20, 162
ブレーキ感情探し …………… 169
ブレーキ感情の明確化 ……… 171
ブロッキング …………… 34, 46
ブロッキング現象 ……………… 9
負担感情 ……………………… 20

負担軽減法 …………………… 188
負担要因 ……………………… 14

へ

ヘルスガイダンス ……………… 8
ヘルスガイダンス形式 ………… 89
ヘルスカウンセリング ……… 8, 12
ヘルスカウンセリング学会方式 42
ヘルスカウンセリング形式 …… 90
ヘルスカウンセリング研修 …… 42
ヘルスカウンセリング法 ……… 14
ヘルスコンサルテーション …… 8
ヘルピング法 ………………… 14
ベーシック ……………… 42, 158
ベーシックレベル … 68, 71, 105, 117
変化ステージレベル …………… 69
変性意識 ……………………… 32
扁桃体 …………………… 20, 26

ほ

ポイント …………………… 160
ポジティブセルフトーク法 188, 189
保健医療援助法の種類 ………… 13
保健行動 …………………… 188
保健行動カウンセリングマニュアル
 … 19
保健行動シーソーモデル …… 14, 20
保健行動変容カウンセリングマニュアル ……………………… 21
保健行動や生活行動の実行理由の確認法 …………………… 188

ま

マイクロカウンセリング ……… 14
マスター ……………………… 42
マスターレベル ……… 68, 105, 120
魔法の言葉 …………………… 29
慢性糸球体腎炎 ……………… 98
慢性腎不全 …………………… 98
慢性腎不全の食事療法 ………… 99

み

3つのコミュニケーション法 …… 8
未解決な心傷感情 ……………… 24
見通し管理法 ………………… 188

む

矛盾する感情の心傷風景連想法 … 40, 61
矛盾の確認 …………………… 59

も

目標行動化 ……………… 37, 135
目標の明確化 ……… 166, 172, 173
問題回避性 …………………… 26
問題の再確認 ………………… 106

よ

4つの基本姿勢 ………… 33, 44
予期感情 ……………………… 24
予期問題 ……………………… 24
要求の明確化 ……… 161, 170, 171
要約 …………………… 50, 144

り

リハーサル …………………… 146

れ

例示法 ………………… 52, 151

欧文

Prochaska …………………… 69
S・フロイト ………………… 15
SAT ………………………… 15
SATイメージ療法 …………… 25
SATカウンセリング ……… 37, 42

【編者略歴】

宗像 恒次（むなかた つねつぐ）

1973年 東京大学大学院修了
1981年 米国カリフォルニア大学神経精神医学研究所客員研究員
1989年 米国ハーバード大学医学部客員研究員
1998年 筑波大学教授（体育科学系健康体力学分野）
2001年 筑波大学大学院人間総合科学研究科教授
2012年 筑波大学名誉教授・健康行動科学研究所（現・情動認知行動療法研究所）所長
　　　　社会学修士，保健学博士
　　　　日本精神保健社会学会会長

専門領域：ヘルスカウンセリング学，精神保健社会学，行動医学

主な著書

『栄養指導のためのヘルスカウンセリング』（医歯薬出版）
『最新行動科学からみた健康と病気』（メヂカルフレンド社）
『SATカウンセリング技法』（広英社）
『ストレス解消学』（小学館ライブラリー）
『カウンセリング医療と健康』（金子書房）
『SAT療法』（金子書房）
『感情と行動の大法則』（日総研出版）
『感情を変える技術』（SDS出版）

栄養指導と患者ケアの
実践ヘルスカウンセリング　　　ISBN978-4-263-70275-8

2001年9月1日　第1版第1刷発行
2018年1月10日　第1版第10刷発行

　　　　　　　　編　者　宗　像　恒　次
　　　　　　　　発行者　白　石　泰　夫
　　　　　　　　発行所　医歯薬出版株式会社

〒113-8612　東京都文京区本駒込1-7-10
TEL.（03）5395-7626（編集）・7616（販売）
FAX.（03）5395-7624（編集）・8563（販売）
https://www.ishiyaku.co.jp/
郵便振替番号　00190-5-13816

乱丁，落丁の際はお取り替えいたします　　　　印刷・教文堂／製本・皆川製本所

© Ishiyaku Publishers, Inc., 2001. Printed in Japan

本書の複製権・翻訳権・翻案権・上映権・譲渡権・貸与権・公衆送信権（送信可能化権を含む）・口述権は，医歯薬出版(株)が保有します．
本書を無断で複製する行為（コピー，スキャン，デジタルデータ化など）は，「私的使用のための複製」などの著作権法上の限られた例外を除き禁じられています．また私的使用に該当する場合であっても，請負業者等の第三者に依頼し上記の行為を行うことは違法となります．

JCOPY ＜(社)出版者著作権管理機構　委託出版物＞

本書をコピーやスキャン等により複製される場合は，そのつど事前に(社)出版者著作権管理機構（電話 03-3513-6969，FAX 03-3513-6979，e-mail：info@jcopy.or.jp）の許諾を得てください．